Wieder besser hören

STIFTUNG WARENTEST

verbraucherzentrale Nordrhein-Westfalen

Elke Brüser

Stiftung Warentest
ISBN 3-937880-14-3

Verbraucherzentrale Nordrhein-Westfalen
ISBN 3-938174-21-8

Zu diesem Buch

Dass Hörverluste nur „die Alten“ betreffen, ist ein weit verbreitetes, aber falsches Klischee. Viele Menschen bemerken schon mit Mitte 50, dass ihr Gehör nachlässt, wollen es aber nicht an die große Glocke hängen. Andere stört bereits mit 40, dass in der Kantine das Geschirr klappert und sie sich mit den Kollegen nicht mehr so leicht unterhalten können wie früher. Der Grund: Ihre sensorischen Filter funktionieren nicht mehr so gut. Sogar junge Leute haben heute schon Gehörschäden, weil der zunehmende Alltagslärm die Hörzellen dauernd strapaziert und viel zu laut aufgedrehte Musik ihnen schließlich „den Rest gibt“.

Wer sich dann für technische Hörhilfen entschieden hat, sollte wissen: Hörgeräte sind keine Brille, die die Sehschärfe sofort wiederherstellt. „Nun hat sie doch das Hörgerät“, meint die Tochter, „nun ist doch alles in Ordnung...“. Eben nicht: Gehör und Gehirn müssen sich erst langsam wieder an die neuen akustischen Eindrücke gewöhnen, die Hörgeräte individuell angepasst werden.

Und noch ein Missverständnis: Wenn jemand schwer hört, muss man eben laut sprechen, notfalls schreien. Das ist oft schrecklich für einen Hörgeschädigten, weil sein Gehör lauten Schall nicht mehr so effektiv zu dämpfen vermag wie ein gesundes. Da viele Betroffene darunter leiden, vermeiden wir das Wort „schwerhörig“. Dieses Buch ist – mit tatkräftiger Hilfe von Betroffenen – entstanden ...

... für alle, die ihr Gehör möglichst lange erhalten wollen. Einmal zerstörte Hörzellen sind unwiederbringlich verloren. Die Ohren vor Lärm zu schützen, ist deshalb wichtig.

... für alle, die schlecht hören können. Und dazu gehört schon jeder Vierte mit 50 und über die Hälfte der 70-Jährigen. Der Ratgeber soll helfen, im Alltag Hörhindernisse zu umschiffen und die technischen Finessen von Hörhilfen auszunutzen. Wie kommt man mit Einschränkungen besser zurecht und welche Rechte sollte man für sich einfordern? Was erleichtert die Arbeit, und wie bringt man andere dazu, erfolgreich zu kommunizieren?

... für alle, die gut hören und mit einem schlecht Hörenden zu tun haben. Was kann man tun, damit ein Hörhandicap im Familienkreis, unter Freunden oder Kollegen nicht als lästig empfunden wird? Wie lassen sich Missverständnisse und Spannungen vermeiden und deprimierende Situationen verhindern?

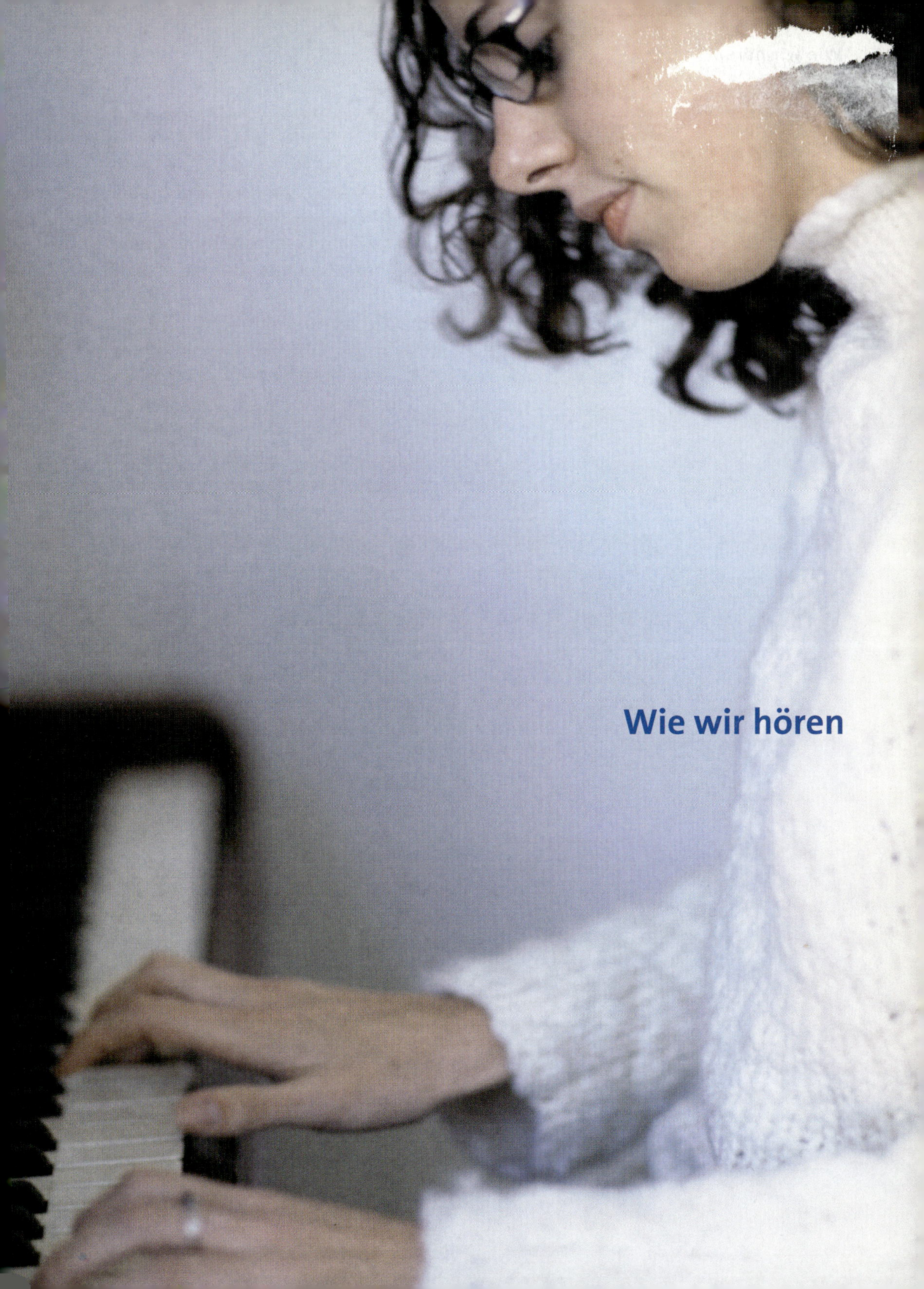

Wie wir hören

Mit einem guten Gehör vernehmen wir Vogelgesang und Hundegebell, Straßenlärm und Musik, Telefonklingeln und Blätterrauschen. Wir hören Schritte, klapperndes Geschirr, Schreien, Flüstern, Lachen und Weinen. Und wir verstehen die anderen, ob bei einem Vortrag oder vor dem Fernsehgerät, bei einer Teambesprechung oder bei einer lebhaften Diskussion mit Freunden.

Die Welt ist voller Geräusche, mit anderen Worten voller akustischer Informationen, die unsere Ohren wahrnehmen und unser Gehirn auswertet. Das Gehör ist ein Leben lang im Einsatz. Es schläft nicht, es ruht höchstens. Selbst im Schlaf hören wir den Donnerknall oder den Sohn, der zu spät von der Party nach Hause kommt. Ob und wie akustische Informationen beantwortet werden, entscheidet das Gehirn. Ständig zieht es Bilanz: Was ist wichtig oder unwichtig, was klingt schön oder unerträglich? Was erinnert, entspannt oder stört mich? Was hat mein Gesprächspartner gesagt? Was möchte mein Gegenüber wissen?

Wenn das Hörvermögen nachlässt

Ist das Gehör erkrankt, kann das verschiedene Konsequenzen haben: Für manche Betroffene klingt alles leiser. Die Anderen scheinen gedämpft zu sprechen, irgendwie verwaschen und undeutlich. Bei einigen psychischen Problemen kann das Gegenteil eintreten: Alles ist laut, zu laut, unerträglich. Und besonders oft kommt es vor, dass vieles nicht nur zu leise klingt, sondern verzerrt, unnatürlich – und falsch verstanden wird. Bestimmte Tonlagen werden in diesen Fällen nicht mehr gut gehört. Gelegentlich sind es die tiefen Töne wie das Brummen des Kühlschranks und zum Beispiel die Vokale „o" und „u". Meist aber betrifft es die hohen Töne, die für das Verstehen von Sprache sehr wichtig sind. Helle Frauenstimmen und leicht zischende Konsonanten wie „f" und „s" werden dann eventuell zum Problem (→ Abbildung, Seite 40).

Fehlt aber ein Teil der Schallinformation, werden Hören und Verstehen schwierig. Wer davon betroffen ist, ist „schwerhörig", „hörgeschädigt", „hörbehindert", vielleicht praktisch „taub" – oder nicht selten auch das Gegenteil, nämlich „geräuschüberempfindlich". Daraus ergeben sich grundsätzlich Probleme in drei Bereichen: Die zwischenmenschliche Kommunikation ist erschwert, Warnungen und andere Signale werden überhört, und oft ist die Orientierung eingeschränkt, da wir auch dafür immer akustische Reize nutzen: Nähert sich ein Fahrzeug von rechts oder links?

Oft liegt es am Gehör, wenn nicht alles verstanden wird, denn seine feinen Strukturen – im Mittelohr arbeiten die kleinsten Knöchelchen und die zartesten Muskeln des Menschen – sind hohen Belastungen ausgesetzt. Im höheren Alter kann es auch an den Gehirnzentren liegen, die den Schall verarbeiten müssen, wenn es nicht (mehr) immer gelingt, die akustischen Signale in sinnvolle Informationen umzusetzen – sie zu verstehen.

Hörverluste entstehen auf unterschiedliche Art und Weise: Manchmal verschlechtert sich das Hörvermögen von heute auf morgen (→ Hörsturz, Seite 61), manchmal ist lauter Schall die Ursache (→ Lärm, Seite 23, 57), auch die unerwünschten Wirkungen eines Medikaments (→ Seite 66) oder eine Erkrankung im Bereich des Gehörs oder der schallverarbeitenden Gehirnzentren (→ Seite 68) können die Auslöser sein.

Besonders oft steckt eine Art Abnutzungsprozess dahinter, wenn das Hören nachlässt. Dieser begleitet das Älterwerden, und die Folgen wurden früher verkürzt und unpräzise als „Altersschwerhörigkeit“ bezeichnet (→ Seite 59). Spürbare Probleme zeigen sich meist erst Mitte 60, aber ihre Ursachen liegen oft lange zurück, vor allem wenn im Beruf und in der Freizeit das Gehör stark strapaziert wurde (→ Seite 28). In der Regel wird die schleichende Hörminderung anfangs nicht bemerkt; schon gar nicht vom Betroffenen selbst.

Anzeichen einer Hörminderung

Ich war Mitte 60 und wirklich noch fit. Zuletzt eine Reise nach Mexiko, dieses Jahr stand noch Budapest auf dem Programm, und meine Post erledigte ich längst am PC. Und da sah ich eines Sonntags dieses Gesicht von meinem Sohn. „Wieso hast du denn den Untersetzer nicht mit aus der Küche gebracht?“, meckerte er mich an, die heiße Schüssel mit der Lasagne zwischen den Topflappen. „Was denn für einen Untersetzer?“, fragte ich. Und dann stellte sich heraus, dass ich seine Bitte nicht mitbekommen hatte, den Untersetzer ins Wohnzimmer zu bringen. „Na ja," sagte Frank, „es ist mir schon öfter aufgefallen, dass du nicht reagierst, wenn ich was frage. Und dass du mir und Claudia ins Wort fällst, wenn du nicht gerade neben uns stehst." Da hab' ich ihm geantwortet, dass es wohl daran liegt, dass er so nuschelt. Aber das war es nicht.

Bericht einer Betroffenen

Die Besonderheiten einer Hörminderung, die das Älterwerden begleitet und von der viele betroffen sind, führen dazu, dass dem Handicap leicht zu wenig Beachtung geschenkt wird. Meist registrieren gute Freunde oder Verwandte als erste das Problem. Die Gründe sind plausibel:

- Da die Entwicklung langsam fortschreitet, registriert der Betroffene sie anfangs gar nicht. Denn das Gehirn kann Informationen, die nur lückenhaft ankommen, oft so geschickt ergänzen, dass doch die richtige Botschaft dabei herauskommt.
- Oft wird durch ein Hördefizit von einem Teil einer Äußerung nur noch so wenig Schall registriert, dass sie gänzlich aussortiert, also überhört wird. Diesen Mechanismus gibt es auch bei bei einem völlig intakten Gehör, denn das Gehirn filtert ständig: Die Sekretärin nimmt das Rauschen des Computers nicht wahr. Die Leseratte im Liegestuhl hört nicht die singende Amsel in Nachbars Garten.
- Es fehlen in der Regel die unangenehmen Begleiterscheinungen anderer Gehörerkrankungen: Schwindel verbunden mit Übelkeit oder belastende Ohrgeräusche (Tinnitus), die nicht abzustellen sind.
- Da schlechtes Hören keine Schmerzen verursacht, lässt es sich lange überspielen und fällt nicht so auf.

Wer bemerkt, dass er „nicht mehr richtig hört", schiebt eine Überprüfung des Gehörs gern auf die lange Bank. Wer möchte schon Jahre vor der Pensionierung eine Diagnose erhalten, die ihn als „schwerhörig" oder „altersschwerhörig" bezeichnet (→ Kasten, Seite 11). Aber Experten raten: Warten Sie nicht, sondern überprüfen Sie Ihr Hörvermögen wenigstens mit einem Selbsttest (→ Seite 34). Manchmal liegt es nur an einem Pfropfen aus Ohrenschmalz, oft hilft schon ein kleiner Eingriff (→ Seite 52). Und bei

Hörverlusten ist es besser, sich früh an Hörgeräte zu gewöhnen (→ Seite 97)! Nutzen Sie den Arzt als Berater. Er wird in Ihre Ohren schauen, danach folgen einige Hörtests (→ Seite 35). Das tut alles nicht weh, Sie wissen dann Bescheid, können sich gezielt informieren und in Ruhe überlegen, was zu tun ist.

„Schwerhörigkeit" und „Altersschwerhörigkeit"

Weil beide Begriffe falsche Assoziationen wecken, vermeiden wir in diesem Ratgeber die Begriffe „schwerhörig" und „altersschwerhörig".
Eine durch Alter allein verursachte Hörschädigung („Schwerhörigkeit") gibt es nicht, sondern nur eine altersbegleitende Hörminderung und vor allem eine „Versteh"minderung, die mit den Jahren zunehmen kann (→ Seite 59).

Wer schlecht hört, ist nicht weniger fit als zum Beispiel derjenige, der nicht mehr so gut sehen kann – und wird dennoch oft als „dumm", als minderbegabt angesehen.

Wege des Schalls

Die Wege des Schalls sind kompliziert. Der Schall wird von der Luft auf Membranen, Knochen und Flüssigkeiten übertragen und dabei gedämpft beziehungsweise verstärkt. Die wichtigsten Prozesse spielen sich hinter der Kulisse des Trommelfells ab, und manche Details sind noch immer nicht geklärt. Wir selbst sehen nur die Ohrmuschel und einen kleinen Teil des Gehörgangs. Der Arzt schaut mit einem Otoskop – einem Ohrenspiegel mit Beleuchtung – bis zum Trommelfell und noch ein wenig weiter hindurch. Erst dahinter, im Innenohr, wird der Schall in einen Reiz umgewandelt, der auf Nervenbahnen bis in die Verarbeitungszentren des Gehirns gelangt. Und erst dort wird Sprache entschlüsselt, Zeitungsrascheln als – nebensächliches – Geräusch verbucht, Musik als angenehm bewertet und beim Telefonklingeln die Suche nach dem Handy in Gang gesetzt. Deshalb sind Hörtests das A und O der Diagnose. Sie lassen erkennen, auf welcher Station der Schall- beziehungsweise Informationsübertragung eine Schädigung vorliegt.

Die Hörbahn: Wege des Schalls
Der Schall gelangt vom Außenohr über das Mittelohr zum Innenohr mit der Hörschnecke. Dort entstehen Signale, die der Hörnerv zum ersten Verarbeitungszentrum im Stammhirn leitet. Anschließend zweigt sich die Hörbahn auf: Der kleinere Teil der Nervenfasern verläuft auf der Seite des Ohres zum Hörzentrum in der Hirnrinde. Der größere Teil zieht auf der anderen Seite hinauf. Zwischen den Zentren auf der linken und rechten Seite bestehen Verbindungen, sodass Informationen von beiden Ohren miteinander verrechnet werden können.

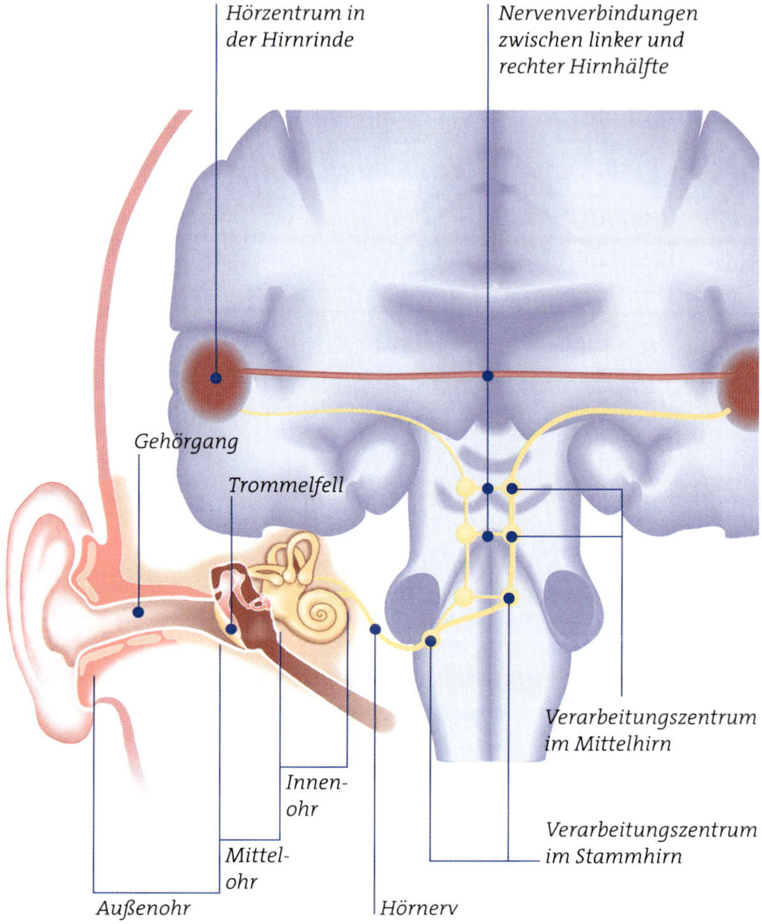

Außenohr
Luftschwingungen, die wir als Schall wahrnehmen, gelangen zunächst in das Außenohr, das aus Ohrmuschel und äußerem Gehörgang besteht (→ Abbildung, oben). Dabei wirkt die Ohrmuschel wie ein Trichter und sorgt gleichzeitig dafür, dass Wind und kleinere Luftbewegungen nicht zu sehr im Ohr rauschen. Die Fähigkeit, die Ohren anzulegen, sie zum Schall auszurichten oder zu spitzen, hat der Mensch im Laufe der Evolution zwar verloren (nur wenige können ihre Ohrmuscheln ein wenig bewegen); gewonnen hat Homo sapiens allerdings auch: Der

Gehörgang ist so gebaut, dass er den Schall durch Resonanz verstärkt, eine wichtige Voraussetzung für das Verstehen von Sprache mit ihrem besonderen Frequenzbereich.

Mittelohr

Nach seinem Weg durch den Gehörgang trifft der Schall zunächst auf das dünne Trommelfell, die Grenzfläche zum Mittelohr. Von dort wird er direkt auf die drei winzigen Gehörknöchelchen in der luftgefüllten Paukenhöhle des Mittelohrs übertragen. Die Knöchelchen-Kette aus Hammer, Amboss und Steigbügel sorgt für eine etwa 20-fache Verstärkung des Schalls und eine gute Übertragung an das Innenohr. Gefährlich laute Töne können im Mittelohr auch abgeschwächt werden, bevor sie zum Innenohr gelangen. Andere werden möglicherweise besonders verstärkt (→ Stapediusreflex, Seite 18).
Die Luftmenge in der Paukenhöhle wird durch die Ohrtrompete – auch Tube oder eustachische Röhre genannt – geregelt. Sie verbindet das Mittelohr mit dem Nasen-Rachen-Raum und

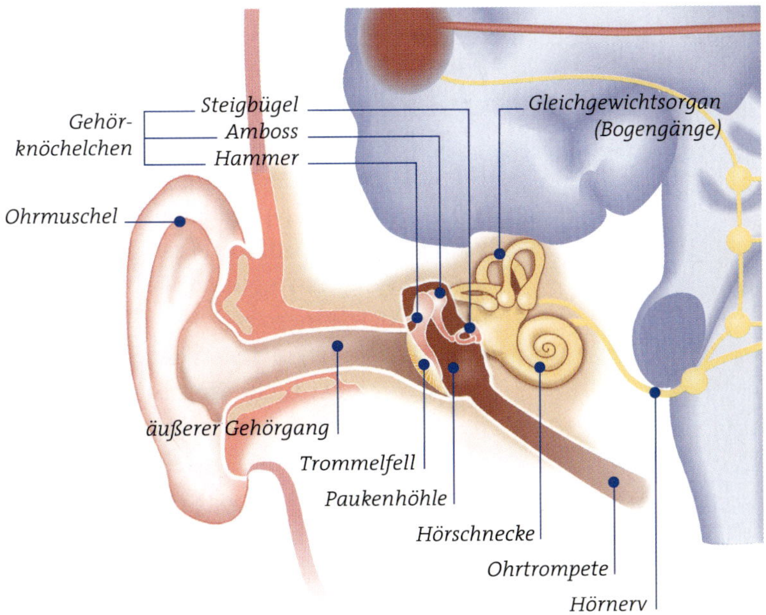

Das Gehör
Das schwingende Trommelfell überträgt den Schall auf die Gehörknöchelchen in der Paukenhöhle. Dort besteht über die Ohrtrompete eine Verbindung zum Rachenraum (nicht dargestellt).
Im Innenohr sitzt oberhalb der Hörschnecke das Gleichgewichtsorgan. Seine Nervenfasern führen gemeinsam mit dem Hörnerv ins Gehirn.

Wenn der Druckausgleich fehlt

Welche Rolle die Ohrtrompete für das Hören spielt, erleben viele Flugpassagiere immer wieder. Wenn ein Flugzeug steigt, sinkt der Druck in der Kabine und im Außenohr rascher als im Mittelohr. Wir hören schlechter und empfinden einen manchmal schmerzhaften Druck in den Ohren. Schlucken, Lutschen und Kauen helfen, diesen Überdruck im Mittelohr auszugleichen, denn dabei strömt das Zuviel an Luft durch die Ohrtrompete in den Rachen. Beim Sinkflug/Landeanflug steigt der Luftdruck in der Umgebung rascher als im Mittelohr. Der Druckausgleich erfolgt mit denselben Mitteln.

sorgt dafür, dass auf beiden Seiten des Trommelfells der Luftdruck gleich ist. Das klappt nicht immer, zum Beispiel wenn bei Schnupfen diese Tube durch Sekret verstopft ist.

Innenohr

Das Innenohr befindet sich hinter einer weiteren feinen Scheidewand. Dort, wo das letzte Gehörknöchelchen, der Steigbügel, auf diese Membran trifft, heißt sie „ovales Fenster“. Zum Innenohr gehören die Bogengänge, die für unser Gleichgewicht sorgen, und die Hörschnecke (Cochlea), die etwa erbsengroß ist und tatsächlich wie ein Schneckenhaus aussieht (→ Abbildung, Seite 13). Drei mit Flüssigkeit gefüllte Kanäle laufen parallel durch die Windungen dieses winzigen knöchernen Gebildes. Durch einen der Kanäle werden die Schallwellen – die am ovalen Fenster vom Steigbügel auf die Flüssigkeit übertragen werden und ganz kleine Wellenbewegungen auslösen – in Richtung Spitze geschickt. In einem zweiten laufen diese Wanderwellen zurück zum Mittelohr. Zwischen den beiden Kanälen liegt im dritten Kanal das eigentliche Hörorgan, das cortische Organ. Auf seinem Boden, der Basilarmembran, sitzen in vier Reihen rund 15 000 Sinneszellen. Sie alle sind mit feinen Härchen (Zilien) ausgestattet – Haarzellen werden sie daher genannt (→ Abbildung, Seite 15).

Die Haarzellen sind für das Hören verantwortlich, und dass sie in Reihen angeordnet sind, ist kein Zufall. Die Wellenbewegungen im flüssigkeitsgefüllten Innenohr verlaufen nämlich unter-

Der Schall auf dem Weg zum Hörorgan

Luftleitung (LL):

Der Schall gelangt als Luftschwingung bis an das Trommelfell. Dessen Schwingungen werden auf die Gehörknöchelchen Hammer, Amboss und Steigbügel übertragen und erreichen beim ovalen Fenster die Hörschnecke, deren Kanäle mit Flüssigkeit gefüllt sind. Die Vibrationen werden auf die Flüssigkeit übertragen und reizen schließlich die Haarzellen des Hörorgans (cortisches Organ).

Knochenleitung (KL):

Auch der Schädelknochen wird durch Schall in Schwingungen versetzt. Die Vibrationen erreichen ebenfalls das Hörorgan.

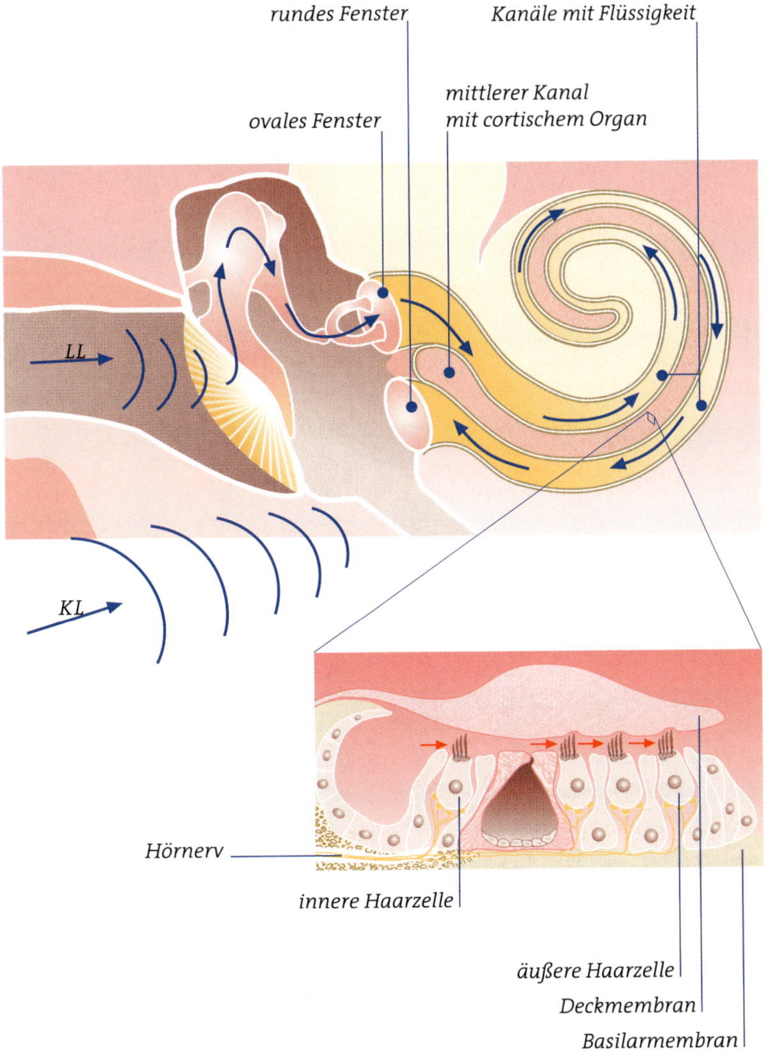

Cortisches Organ (Hörorgan)

Im mittleren Kanal der Hörschnecke, liegt das cortische Organ mit den schallregistrierenden Haarzellen. Der Querschnitt durch einen Teil des Kanals zeigt drei äußere und eine innere Haarzelle (Hörzelle). Als parallele Reihen ziehen sie vom Eingang bis zur Spitze der Schnecke. Durch Flüssigkeitsbewegungen in den Kanälen (→ Wanderwelle, Seite 16) verschieben sich die Membranen. Dadurch werden die Härchen der Haarzellen abgeknickt (rote Pfeile). Dieser Reiz erzeugt ein elektrisches Nervensignal.

Innere Haarzellen (Hörzellen)
Die Haarzellen des cortischen Organs reagieren auf mechanische Reize. Wenn ihre Härchen (Zilien) abgeknickt werden, entsteht eine Erregung, die über Kontaktstellen (Synapsen) den Hörnerv erreichen. Der Hörnerv leitet die Signale zum Stammhirn. Innere Haarzellen haben mehrere Synapsen für die Weiterleitung der Erregung zum Gehirn (aufsteigende Verbindungen) und nur wenige für absteigende Verbindungen, die vom Gehirn kommen. Bei den äußeren Haarzellen (nicht dargestellt) überwiegen die absteigenden Verbindungen. Diese wirken regulierend auf die Reizverarbeitung im Hörorgan ein.

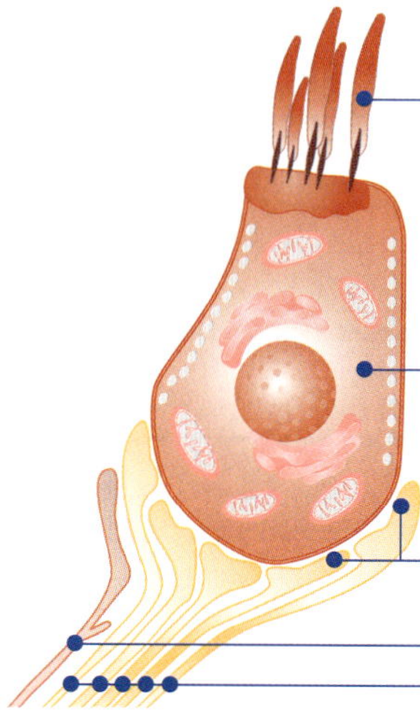

schiedlich. Jede Schallfrequenz produziert ihre eigene Wanderwelle. Das heißt, beim hohen C verläuft sie anders als beim etwas höheren hohen D. Nur dort, wo der Ausschlag der Wellenbewegung besonders stark ist, werden die Haarzellen gereizt. Die Konsequenz ist, dass bestimmte Zellen in der Reihe für bestimmte Frequenzen verantwortlich sind. Sind diese aber zerstört, kann die zugehörige Frequenz nicht mehr gehört werden. Die Töne „fallen weg". An dem speziellen Bau der Hörschnecke liegt es, dass hohe Töne die Haarzellen am Eingang reizen; je tiefer die Töne sind, desto näher zur Schneckenspitze liegen ihre Rezeptoren (→ Abbildung, Seite 24).

Reizleitung

Der Hörnerv enthält 30 000 Fasern, von denen 95 Prozent vom Ohr zum Gehirn ziehen und 5 Prozent in die entgegengesetzte Richtung – also ins Gehör. Diese absteigenden Nervenfasern sorgen dafür, dass der Höreindruck verfeinert und lauter Schall erträglich wird (solange er nicht extrem laut ist). Das Prinzip: So wie die Saite einer Violine mehr oder weniger gespannt sein kann, so können sich auch die Strukturen des Hörorgans straffen und ihre Empfindlichkeit verändern.

Was das Gehör registriert, ist zunächst bedeutungslos. Drei Stationen im Gehirn geben dem Schall so etwas wie Sinn und Verstand: Zuerst gelangen die elektrischen Nervenimpulse in

Innere Haarzellen („Hörzellen“) und äußere Haarzellen

Haarzellen sind Sinneszellen mit einem Schopf feiner Härchen, die unterschiedlich lang sind. Die „Härchen“ sind allerdings relativ steife Stäbchen und melden einen Reiz, wenn sie an ihrer Basis geknickt werden.
Es gibt zwei Sorten von Haarzellen:
Die **inneren Haarzellen** ziehen als einfache Reihe von etwa 3 000 Zellen zur Spitze der Hörschnecke. Sie sind die eigentlichen „Hörzellen“. Werden die Härchen durch einen Reiz geknickt, so leiten sie diese Information als elektrisches Signal an den Hörnerv. Flüssigkeitsbewegungen im mittleren Kanal der Hörschnecke lösen diesen Reiz aus (→ Wanderwelle, Seite 16). Die **äußeren Haarzellen** ziehen in drei parallelen Reihen zur Spitze der Hörschnecke. Ihre Haare sind mit der Deckmembran verbunden und werden gereizt, wenn sich Flüssigkeitsbewegungen durch die Deckmembran auf die Haarzellen übertragen und Scherbewegungen verursachen.
Es verschiebt sich relativ zur Deckmembran der Boden (Basilarmembran), auf dem die Zellen stehen, was ebenfalls zu einem Abknicken der „Härchen“ führt.
Auch die äußeren Haarzellen, zirka 12 000 an der Zahl, leiten Reize an den Hörnerv weiter. Doch vor allem empfangen sie Signale vom Gehirn. Man nimmt an, dass die Hauptaufgabe der äußeren Haarzellen darin besteht, mithilfe dieser absteigenden Signale die Schallempfindung zu verstärken und zu verfeinern.

den Hirnstamm. Dieser sorgt dafür, dass zum Beispiel ein schriller Schrei uns reflexartig reagieren lässt. Dann wird der Reiz auf beide Seiten des Gehirns in verschiedene Verarbeitungszentralen geschickt, die für die emotionale Bewertung zuständig sind: Die Stimmlage des Demagogen fesselt den Zuhörer, die Musik Beethovens fasziniert ihn und Meeresrauschen wirkt auf viele entspannend. Letzte Instanz ist schließlich die Hörrinde im Großhirn, wo das Gehörte verarbeitet und mit den vielen tausend akustischen Mustern verglichen wird, die wir im Laufe des Lebens wahrnehmen und abspeichern. Dort wird Sprache verstanden, dort ist gespeichert, wie eine Nachtigall flötet, wie das Signal der Feuerwehr klingt oder auf welche Weise welcher Freund am Telefon „Hallo“ sagt.

Schallinformationen wandern als elektrische Nervenimpulse nicht nur aufwärts, vom Ohr zur Hirnrinde. Es gibt – wie schon erwähnt – auch Botschaften, die vom Gehirn aus absteigen und die Arbeitsweise des Gehörs binnen weniger Millisekunden beeinflussen. Wenn es zum Beispiel besonders laut ist, können die Verbindungen zwischen den Gehörknöchelchen kurzfristig versteifen.

Dieser Vorgang, der als **Stapediusreflex** bezeichnet wird, schützt das Gehör allerdings nicht perfekt vor lauter Dauerbeschallung und den technisch erzeugten Lautstärken, die heute möglich sind. Denn der Reflex setzt mit einer minimalen Verzögerung ein, das ist seine biologische Reaktionszeit, und er ermüdet nach ein paar Minuten. Daher schützt er nicht vor einem Knall und lauter Dauerbeschallung. Auch die äußeren Haarzellen können so voreingestellt werden, dass das Hörorgan – das cortische Organ – nicht so leicht überreizt und geschädigt wird. Die Kompensationsmöglichkeiten sind aber begrenzt.

Luftleitung und Knochenleitung

Neben der Luftleitung über das Außenohr gibt es noch einen anderen Weg, auf dem Schall bis in das Innenohr gelangt: Alle Schallwellen wirken auch direkt auf unseren Schädelknochen, versetzen ihn in leichte Schwingungen und reizen – vermittelt über Flüssigkeitsbewegungen – die Haarzellen im Innenohr. Allerdings ist diese Knochenleitung längst nicht so effektiv wie die Luftleitung. Deshalb kommt uns die eigene Stimme fremd vor, wenn sie zum Beispiel vom Tonbandgerät aufgezeichnet und wieder abgespielt wird: Es fehlt der Schallanteil, den wir beim Sprechen über die Knochenleitung wahrnehmen. Der Schall muss viel stärker sein, um so gut gehört zu werden wie Schall, der über die Luft und das Trommelfell in die Cochlea gelangt. Bei einer Hörprüfung werden immer beide Schallwege überprüft und verglichen. Daraus ergeben sich Hinweise auf die Art der Erkrankung, die die Hörprobleme verursacht (→ Audiogramm, Seite 45).

Lust und Frust für die Ohren

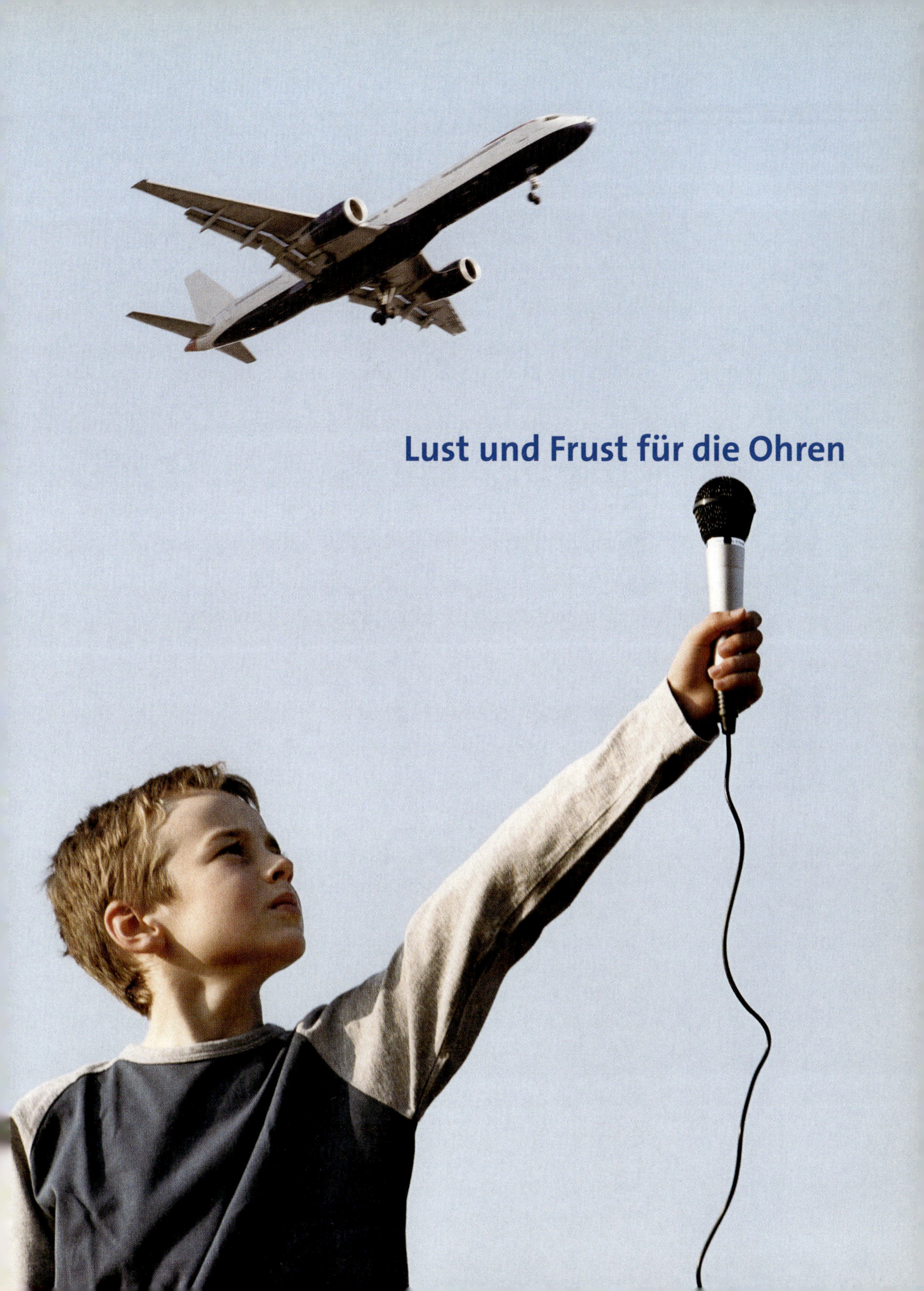

Ich bin nie ein intensiver Nutzer von Küchenmaschinen gewesen. Aber ich kann schnell analysieren, worauf es ankommt. Zum Beispiel finde ich den Lärm, den diese Dinger produzieren, abenteuerlich.
Und mein Anspruch ist, diese Maschinen leiser zu machen, ...

Konstantin Gricic, Industrie-Designer,
„Der Tagesspiegel“, 16. Januar 2005

Der Gehörsinn hat viel mit dem Geruchssinn gemein. Dem Duft von Kaffee, der durch den Raum zieht, können wir uns ebenso wenig entziehen wie dem Meeresrauschen, der Rapmusik aus den Lautsprecherboxen eines Jugendlichen oder den Betriebsgeräuschen einer Geschirrspülmaschine. Und so wie der Duft können auch Schalleindrücke starke Empfindungen auslösen. Lust und Frust liegen dabei oft nahe beieinander – nicht nur, weil den einen die Art der Musik oder eine Stimme fasziniert, die dem anderen auf die Nerven geht, sondern auch, weil manche Menschen sich von einer permanenten Geräuschkulisse gar nicht gestört fühlen, während anderen der Lärm unerträglich ist.

Was wir hören

Die Welt ist voller Geräusche. Ein gut funktionierendes Gehör vermittelt uns davon mehr als ein schlechtes. Aber selbst mit dem besten Gehör registrieren wir nur einen kleinen Ausschnitt all der Luftschwingungen, die auf unser Trommelfell treffen. Bei manchen Geräuschen spielt es eine Rolle, wie stark diese Wellen sind – wie laut also der Schall ist (→ Lautstärke, Seite 26). Aber für viele andere Luftschwingungen ist unser Gehör gar nicht ausgelegt. Wir bemerken sie nicht, auch wenn sie laut sind. Katzen und Hunde, erst recht die Fledermäuse, nehmen viel höhere Töne wahr. Sie hören „Ultraschall“, so der Fachbegriff. Wale kommunizieren darüber hinaus auch mit tieferen Tönen als wir. Wie sie diesen „Infraschall“ wahrnehmen, ist noch nicht geklärt.

Um sich den Umfang dessen, was wir hören können, vorzustellen, hilft ein Blick auf die Tastatur des Klaviers: Unser Ohr deckt den Bereich von etwa zehn Oktaven ab, aber nur siebeneinhalb umfasst ein Klavier. Wir hören also mehr. Das menschliche Gehör unterscheidet außerdem viel mehr Töne als die schwarzen und weißen Tasten auf dem Klavier umfassen, denn es kann zahlreiche Zwischentöne und Frequenzmischungen identifizieren.

Unser Hörvermögen ist nicht ein Leben lang konstant, sondern wird mit dem Alter tendenziell schlechter (→ Seite 59). Junge Menschen mit einem guten Gehör bemerken auch leise Geräusche mit einer sehr hohen Frequenz, etwa um die 20 000 Hz. Hertz ist die Maßeinheit (Hz), 1 000 Hz sind ein Kilohertz (kHz). Dabei versetzt die Schallquelle die Luft in extrem schnelle Schwingungen. Bei älteren Menschen fallen in der Regel gerade die hohen Töne weg – daher stört sie das hochfrequente Summen des Fernsehgeräts normalerweise nicht. Am besten hört der Mensch Frequenzen von 1 000 Hz bis 4 000 Hz.

Das menschliche Hörvermögen

	Infraschall ≤ 16Hz	Hörbereich	Ultraschall ≥ 20kHz
junger, sehr gut hörender Mensch		16 Hz – 20 000 Hz	
Katze		200 Hz	50 000 Hz
Hund		200 Hz	35 000 Hz
Fledermaus		50 Hz	175 000 Hz
Wal	<10 Hz		100 000 Hz

Töne, Klänge und Geräusche

Die Höhe eines Tones, seine Tonlage, entspricht der Anzahl der Schwingungen pro Sekunde. Je mehr es sind, desto „höher" der Ton. Außer bei Hörtests spielen reine Töne, die ganz gleichmäßig und nur mit einer Frequenz – zum Beispiel mit 500 Hz – schwingen, im Alltag keine Rolle.

Klänge sind aus einem Grundton und seinen Obertönen zusammengesetzt. Auch unsere Sprache beruht auf Klängen. Alle Vokale sind solche Klänge.

Außerdem basiert unsere Sprache auf verschiedenen Geräuschen, die ein Pfeifen, Zischen und Summen erzeugen und aus einem Bündel unterschiedlicher Frequenzen bestehen. Alle Konsonanten sind Geräusche. Und um Umweltgeräusche handelt es sich beim Meeresrauschen oder wenn ein Auto bremst, das Geschirr klappert oder Maschinen lärmen. Die Art von Schall, die man gern abstellen würde – aber nicht kann –, wird auch als akustische Umweltverschmutzung bezeichnet.

Alle akustischen Ereignisse in unserer Umwelt lassen sich in ein Schaubild eintragen, das die Lautstärke (→ Schalldruck und Dezibel, Seite 25) und die Tonhöhe berücksichtigt, also die Frequenz des Schalls (→ Abbildung, unten). Sie sind die zwei wesentlichen Merkmale des Schalls. Mit ganz ähnlichen Diagrammen arbeiten Ohrenärzte und Hörgeräte-Akustiker, wenn sie das Gehör überprüfen (→ Audiogramme, Seite 40, 45, 46).

Was wir hören *kann laut oder leise sein (dB), hoch oder tief (kHz) Für das Sprachverstehen ist ein bestimmter Ausschnitt (Sprachfeld) wichtig. Konsonanten sind Geräusche, Vokale sind Klänge aus Grund- und Obertönen (Formanten). Das Hören von erstem (i) (e) (u) und zweitem Formant i, e, u ist für das Sprachverstehen besonders wichtig.*

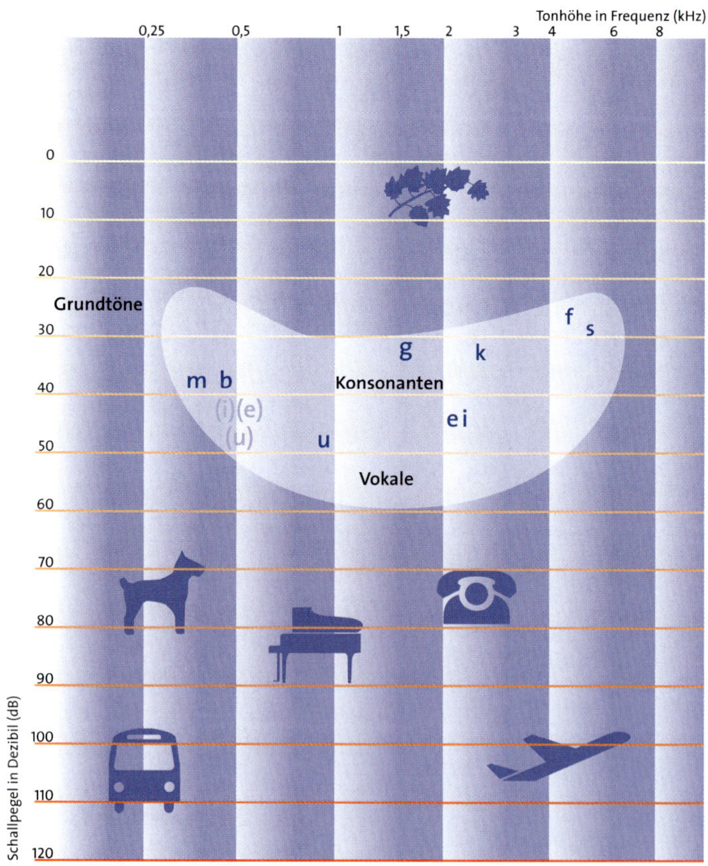

Es ist zu laut

Was wir brauchen, ist eine Hörkultur. Ich spreche immer von akustischer Umweltverschmutzung. An einer Hauptstraße zu wohnen, ist oft eine Zumutung und gesundheitsschädlich. Die lärmfreien Zeiten werden bei uns immer weiter reduziert. Ich denke da auch ans Autoradio oder an Musikuntermalung im Restaurant.

Harald Seidler, HNO-Arzt, selbst hörgeschädigt

So, wie wir heutzutage leben, überfordern wir unsere Ohren. Das Gehör muss permanent Schall verarbeiten und hat dabei oft mit Lautstärken zu tun, die in der Natur nur äußerst selten oder gar nicht vorkommen. Darauf sind unsere Ohren von der Evolution folglich nicht vorbereitet. Von übermäßiger Beschallung kann sich unser Gehör außerdem kaum einmal ausruhen. Wissenschaftler fordern mehr Ruhe für das Gehör. Es wird sogar vermutet, dass sich die feinen Haarzellen im Innenohr ein wenig regenerieren können und dann nicht so schnell „altern".

Laute Geräusche sind so ziemlich das Schlimmste, was wir unserem Ohr zumuten können. Es ist ihnen praktisch wehrlos ausgesetzt, denn weder die reflexartige Versteifung des Steigbügels (→ Stapediusreflex, Seite 18) noch die „festere Straffung" der Härchen auf den Hörzellen (→ Seite 14) können die Macht solcher Schallwellen kompensieren.

Welche Hörzellen in der Cochlea gereizt – beziehungsweise überreizt – werden, hängt vom Verlauf der Wanderwelle ab. Sie erreicht je nach Tonhöhe (Frequenz) an einer anderen Stelle der Basilarmembran (→ Seite 24) ein Maximum. Dort entsteht der Hörreiz des Hörorgans. Im Verlauf eines Lebens werden insbesondere die Haarzellen im Eingangsbereich der Schnecke zerstört, da die Wanderwellen auch für die tiefen Frequenzen diesen immer durchlaufen müssen. Das spiegelt sich bei der „altersbegleitenden Hörminderung" wider: Mit den Jahren werden hohe Frequenzen, für die Sinneszellen im Eingangsbereich der Hörschnecke zuständig sind, immer schlechter (→ Abbildung, Seite 24). Wenn hier bereits viele Haarzellen funktionsunfähig sind, muss der Schall sehr laut sein, damit er registriert wird.

Lästiger Lärm

Lärm schädigt nicht nur das Gehör, er löst auch Stressreaktionen aus, die zu hohem Blutdruck, Kopfschmerzen, Müdigkeit, Konzentrationsmangel, Depression und Magengeschwüren führen können. Vor allem aber – und lange bevor sich Krankheitszeichen zeigen – hat Lärm psychische Auswirkungen, denn Krach ist mehr als lästig. Er stört die Kommunikation, ermüdet und erschwert die Konzentration, behindert schöpferische Tätigkeiten und das Lernen (Kurzzeitgedächtnis), verursacht Stress, kann Angst hervorrufen, macht aggressiv, erschwert Erholung und Entspannung, stört den Schlaf. Mehr als lästig ist oft die Lautstärke in Klassenzimmern. Da hilft nur, konsequent den Lärmpegel zu senken und schallschluckende Maßnahmen zu installieren. Nach dem Unterricht ist für Lehrer und auch ihre Schüler entspannende Ruhe wichtig. Jungen Menschen ist dies allerdings oft schwer zu vermitteln.

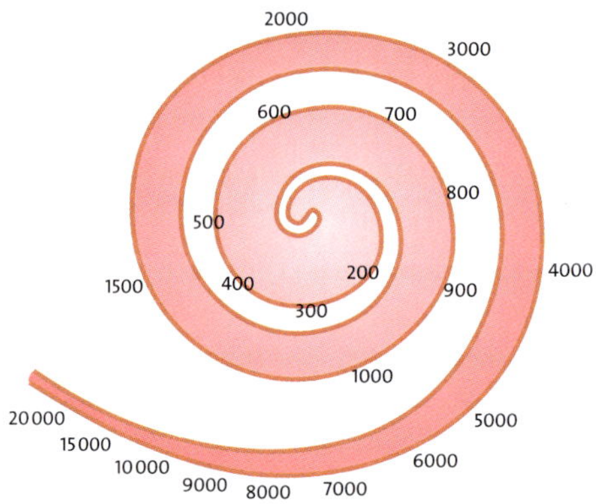

Frequenzanalyse
Die Tonhöhenempfindlichkeit des Hörorgans verändert sich vom Eingang zur Spitze der Schnecke. Jeder Klang, jedes Geräusch wird entlang der Basilarmembran in seine Frequenzen (Hz) zerlegt.

Extremer Lärm

Ein kurzer, heftiger Knall strapaziert die Strukturen des Mittelohrs – obwohl sich dort keine aktuelle Hörstörung nachweisen lässt – und die Sinneszellen im Innenohr ganz erheblich (→ Knall- und Explosionstrauma, Seite 57). Durch ihren feinen Haarfortsatz sind sie äußerst empfindlich und verlieren durch heftige Schallwellen leicht an Stabilität. Manchmal funktionieren sie schon nach einem einzigen Knall nicht mehr. Auf jeden Fall arbeiten sie in der Folge von Vielfachbelastungen immer schlechter.

Durch Lärmschäden sind insbesondere die Frequenzen um die 4 000 Hz oft schlecht zu hören. Das hat fatale Folgen: Da viele der Geräusche und Klänge, die im Alltag und für die Kommunikation ausschlaggebend sind, in diesem Bereich liegen, fehlen

Vorzeitiger Zelltod

Äußere und innere Haarzellen können regelrecht zerbrechen, verkleben oder verbacken, sodass sie Schallreize nicht an den Hörnerv weitergeben können. Was bei der Zerstörung der Sinneszellen in der Hörschnecke geschieht, ist wissenschaftlich noch nicht genau geklärt. Es gibt verschiedene Erklärungsmodelle. Besonders empfindlich sind die drei äußeren Reihen der Haarzellen. Experimente zeigen, dass sie nach starkem Lärm frühzeitig ihren Dienst aufgeben. Als Filter und raffinierter Verstärker von Schall fallen sie dann aus und erschweren das Verstehen.

Lärmgeschädigten wichtige Schallinformationen. Wird das Gehör immer wieder durch große Lautstärken strapaziert, schreitet die Zellzerstörung weiter fort, und es fallen zusätzlich benachbarte Frequenzen weg. Infolgedessen verschlechtert sich das Sprachverstehen weiter.

Dazu kommt, dass das lärmgeschädigte Ohr von einer bestimmten Lautstärke an sehr empfindlich ist, sogar empfindlicher als ein gesundes Gehör. (Der Fachbegriff dafür ist Recruitment.) Das Phänomen wird vor allem mit dem Ausfall der äußeren Haarzellen erklärt, die leisen Schall nicht mehr gut verstärken und lauten Schall nicht mehr ausreichend dämpfen können, wenn zu viele von ihnen zerstört sind. Die Folge ist, dass die normale Unbehaglichkeitsschwelle (→ Tabelle, Seite 26) erniedrigt ist. Dem lärmgeschädigten Gehör wird es leicht unangenehm laut.

Bei Hörtests und für die richtige Einstellung eines Hörgeräts wird die Unbehaglichkeitsschwelle ermittelt (→ Seite 43). Bleibt sie unberücksichtigt, kann bereits normaler Straßenlärm tatsächlich Schmerzen bereiten.

Dauerlärm

Nicht nur ein heftiger Knall oder eine Explosion nahe am Ohr vernichtet Hörzellen. Auch Bohrmaschinen, Motorsägen, Fluglärm und Musik können eine Hörschädigung hervorrufen. Viele Mitglieder von Rockbands (und ihre Fans) leiden unter Gehörschäden. Nicht besser geht es regelmäßigen Club- und Diskobesuchern und den DJs, die im Verlauf des Abends die Regler der Musikanlagen im Schnitt um zwei Dezibel pro Stunde hochfahren. Ebenfalls gefährdet sind die Musiker im Orchestergraben, denn dort unten zwischen Bühne und Publikum ist der Lärm besonders mächtig. Immer mehr tragen daher einen Gehörschutz (→ Seite 30). Zum Beispiel verwenden bei den Berliner

Philharmonikern Musiker, die vor den lauten Blechinstrumenten sitzen, Ohrstöpsel. Längst gibt es Spezialanfertigungen, die bestimmte Frequenzen stärker filtern als andere oder alle Frequenzen gleichmäßig dämpfen.

Dauerlärm kommt in vielen Berufen vor. Doch während Flughafenpersonal und Forstarbeiter üblicherweise mit Gehörschutz arbeiten, sind die Arbeiter im Baugewerbe oft nachlässiger. Und daneben gibt es Berufe, bei denen Ohrstöpsel sich nicht mit den eigentlichen Aufgaben vertragen. Dazu gehört die Arbeit in Callcentern.

Lautstärken bis zur Schmerzschwelle

Ob wir etwas hören, ist nicht nur eine Frage der Frequenz des Schalls, sondern auch seiner Lautstärke. Um sehr leise Töne zu hören, müssen wir uns konzentrieren und für Ruhe sorgen. Lärmt es im Hintergrund, muss lauter gesprochen werden,

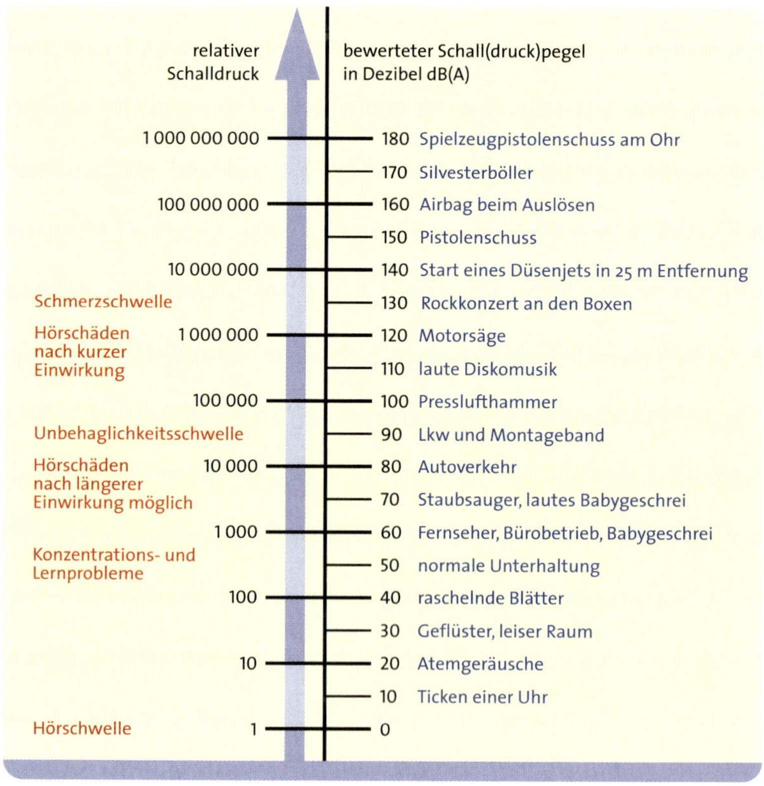

Messlatte für Lautstärke mit Hörschwelle, Unbehaglichkeitsschwelle und Schmerzschwelle

damit bei einem Gespräch alles verstanden wird.

Die empfundene Lautstärke hängt mit dem physikalischen Schalldruck zusammen. Starke Luftschwingungen mit viel Energie und einem großen Schalldruck erzeugen hohe Werte, geringe Luftschwingungen nur kleine Werte. Wie laut wir etwas hören, ist nicht nur eine Frage der Schallenergie, sondern auch unseres Hörorgans. Am sensibelsten ist es für Frequenzen zwischen 1 000 und 4 000 Hz. Damit es sehr hohe beziehungsweise tiefe Töne registrieren kann, benötigt es mehr Schallenergie. Dieses Charakteristikum des menschlichen Hörorgans wird bei den Messskalen für das Hörvermögen berücksichtigt (→ unten).

Da unser Gehör schon auf einen geringen Schalldruck reagiert, dafür bei großen Schalldrucken nicht so stark differenziert, hat man die Messlatte dem menschlichen Ohr angepasst: Für die Angabe des jeweiligen Schalldruckpegels (auch Schallpegel oder einfach Pegel genannt) wurde das Maß Dezibel (dB) eingeführt. Die Dezibelskala ist nicht linear wie ein Zentimetermaß, sondern logarithmisch. Der Wert 0 dB liegt dort, wo ein gutes Gehör

Verwirrung durch verschiedene Dezibelskalen

Es gibt mehrere Dezibelskalen, die ähnlich, aber nicht gleich sind. Logarithmisch sind sie alle.

- Die dB(A)-Skala wird bevorzugt bei Schall- und Lärmmessungen verwendet, um die Schallwirkung auf unser Gehör zu erfassen. Ein Filter (A) sorgt dafür, dass die Eigenart des menschlichen Gehörs berücksichtigt wird, tiefe und hohe Frequenzen (Tonhöhen) weniger gut wahrzunehmen als mittlere Frequenzen um etwa 1 000 bis 4 000 Hz. In der Messlatte steigen die Werte mit zunehmender Lautstärke von 0 dB(A) ausgehend noch oben an (→ Abbildung, Seite 26).
- Die dB(HL)- Skala wird im Sinne einer Hörverlust-Skala in der Audiologie, vom Ohrenarzt und vom Hörgeräte-Akustiker verwendet (→ Audiogramme, Seite 45). Dabei sind alle Schalldruckangaben in Dezibel auf die normale Hörschwelle (HL) bezogen. Diese wurde aus der Hörschwelle durchschnittlich gut hörender Personen ermittelt. Damit liegt sie (vereinbarungsgemäß) für alle Frequenzen bei 0 dB (HL), auch wenn bei 100 Hz der Schalldruck höher sein muss, um gehört zu werden, als bei 2 000 Hz. Die Dezibelwerte sind von 0 dB ausgehend nach unten abgetragen und signalisieren so, dass es sich um Hörverluste handelt.

Schall gerade eben wahrnimmt (menschliche Hörschwelle), mehr als 60 dB erreicht ein schreiendes Baby, und Motorsägen produzieren bis zu 120 dB. Das bedeutet, dass die Motorsäge nicht etwa nur doppelt so laut sägt wie das Baby schreit, sondern der relative Schalldruck 1 000-mal höher ist (→ Abbildung, Seite 26).

Der Abstand von 0 dB bis 60 dB wird vom menschlichen Gehör als ebenso „weit" empfunden wie der Abstand zwischen 60 und 120 dB. Die Macht der Luftschwingungen, die als Schallwellen auf das Trommelfell treffen, ist dann jedoch 1 000-mal so heftig. Alle 20 dB verzehnfacht sich die Energie, der relative Schalldruck.

Wenn der Schalldruckpegel steigt, kann es uns ab 60 oder 70 dB rasch zu laut werden, und zwar schon unangenehm laut. Bei den meisten Menschen liegt diese Unbehaglichkeitsschwelle bei 80 bis 90 dB. Ab 120 dB können Töne und Geräusche bereits richtig weh tun. Die Schmerzschwelle ist bei 120 bis 130 dB erreicht. In diesem Bereich ist der Schalldruck rund eine Million mal so hoch wie bei den leisesten Schallreizen.

Schutz für das Gehör

Jeder möchte ein Supergehör haben und auch im Alter ohne Hörgeräte auskommen. Dafür gibt es keine Garantie, aber Sie können einiges dafür tun, dass Sie, Ihre Kinder oder Enkel dem Gehör zusätzliche Strapazen ersparen.

In unserer Umwelt ist es oft laut. Viele bemerken das nicht und fühlen sich nicht gestört. Dass aber die akustische Dauerbelastung unser Gehör schädigt, steht für Experten außer Zweifel. Menschen, die in Abgeschiedenheit, außerhalb unserer „Lärm"-Kultur leben, haben im Alter ein viel besseres Hörvermögen. Experten kritisieren längst die akustische Verschmutzung der Umwelt („noise pollution"). Jedes Jahr werben sie im April für den „Tag der Stille" – auch „Tag gegen den Lärm" genannt – und stellen fest, dass inzwischen immer mehr Menschen eine akustische Dauerberieselung ablehnen. In Deutschland gibt es die Initiative „Lautsprecher aus!" (Adresse → Seite 200 ff.), die nach Vorbildern in den Niederlanden, Großbritannien und Kanada eine Liste von Cafés, Restaurants und Geschäften herausgibt, in

TIPPS **Strategien gegen Schäden durch Lärm**

- Gönnen Sie Ihrem Gehör immer wieder Erholungspausen. Auch das Herz-Kreislauf-System leidet unter Lärm. Gewöhnen Sie sich die ständige Berieselung mit Radio, Fernsehen oder CDs ab.
- Machen Sie bei Dauerbeschallung in Hotels, Restaurants oder beim Einkauf darauf aufmerksam, wenn Musikprogramme zu laut sind oder stören. Informationen finden Sie auf der Internetseite www.pipedown.de.
- War es laut und stressig, müssen Sie den Haarzellen im Innenohr unbedingt eine Chance geben, sich zu erholen. Andernfalls können sie verkümmern. Jede zerstörte Haarzelle ist ein Schritt in die „Schwerhörigkeit".
- Nicht immer hilft Erholung nach einem lauten Ereignis. Bedenkliche Alarmsignale sind ein Pfeifen oder eine Art Klingeln im Ohr. Häufig ist das überstrapazierte Ohr wie taub, so als habe man Watte darin. Vergeht dieses Gefühl nicht innerhalb von etwa zwölf Stunden, mindestens aber über Nacht, ist es notwendig, einen Arzt aufzusuchen.

denen nicht permanent Musik, Werbung oder Rundfunksprecher das Gehör beanspruchen. Diese Orte sind für gut Hörende und schwer Hörende ein Genuss: Weil die Hintergrundgeräusche geringer sind, können sie sich leichter unterhalten oder ungestört lesen, Hörgeräte funktionieren zudem besser und die Konzentration gelingt leichter. Halten Sie Abstand, wenn am Silvesterabend Böller oder Raketen knallen. Sie können zur Sicherheit natürlich Ohrstöpsel oder anderen Gehörschutz tragen. Eine Mütze reicht nicht. Verformbare Ohrstöpsel lassen sich individuell anpassen und sind ein guter Kompromiss zwischen Aufwand und Nutzen.

Lassen Sie Kinder nicht mit Spielzeugpistolen oder ähnlich lautem Gerät schießen. Am besten wäre ein striktes Verbot. Heimwerker, die bohren, sägen oder zum Beispiel das Parkett schleifen, sollten unbedingt ihr Gehör schützen. Ohrstöpsel gibt es schon für 50 Cent.

Wer einen Schießstand aufsucht, muss in jedem Fall Gehörschutz tragen. Auch beim Besuch eines Rockkonzerts oder einer Disko sollte man Ohrstöpsel einstecken. Wie heftig der Schall ist, hängt stark von der Position der Lautsprecherboxen ab.

Immer neue Lärmquellen

Ein relativ neues Risiko für das Gehör sind Walkman, CD- und MP3-Player mit kleinen Knopflautsprechern, die den Schall direkt ins Ohr leiten. Mittlerweile geht auch von Handys, die am Ohr plötzlich laute Melodien erzeugen oder die ständig per Headset im Ohr stecken, eine Gefährdung aus. Dass immer mehr Kinder und Jugendliche Hörprobleme haben, wird, neben lärmendem Spielzeug, häufigen Diskobesuchen und der zunehmenden Motorisierung, vor allem diesen Trends angelastet. Man kann schon von einer „technischen Epidemie" sprechen, die heute gerade jene jungen Menschen erfasst, die dank der Entwicklung der Medizin – etwa durch Impfungen gegen „Kinderkrankheiten" (zum Beispiel Masern) – vor einem Gehörverlust durch Infektionen relativ gut geschützt sind (→ Seite 68).

TIPPS Welcher Gehörschutz sinnvoll ist

- In Kaufhäusern, Baumärkten, Drogerien und Apotheken gibt es günstigen Gehörschutz, oft für weniger als einen Euro. Achten Sie darauf, dass die Stöpsel gut sitzen und sauber sind, damit es nicht zu Reizungen oder Entzündungen kommt.
- Es gibt neuerdings auch Gehörschutz (zirka drei Euro), bei dem ein Filter Sprache und normal lauten Schall durchlässt, aber plötzliche Knalle stärker dämpft.
- Ferner gibt es Gehörschutzstöpsel, die für jedes Ohr individuell angepasst werden und entsprechend teuer sind (zirka 100 Euro). Manche mindern den Schalldruck von hohen und niedrigen Tönen etwa gleich stark und eignen sich insbesondere für Piloten und für Musiker.
- Kapselgehörschutz dämmt den Schall besser als ein Stöpsel. Er lässt sich leichter auf- und absetzen und außerdem merkt man es besser, wenn der Sitz nicht stimmt. Allerdings ist Kapselgehörschutz aufgrund von Druck, Wärmeentwicklung, Schwitzen weniger komfortabel zu tragen. Ohrstöpsel sind unscheinbar, können andererseits unbemerkt herausfallen.
- Oft wird darüber berichtet, dass Antilärm das Gehör schützt. Die Idee dahinter ist, dass eine Schallwelle durch eine gegenläufige „gelöscht" wird. Aber bei Antilärm können sich gerade die schnellen Wellen (hohe Frequenzen) addieren und einen immensen Schaden im Gehör anrichten.

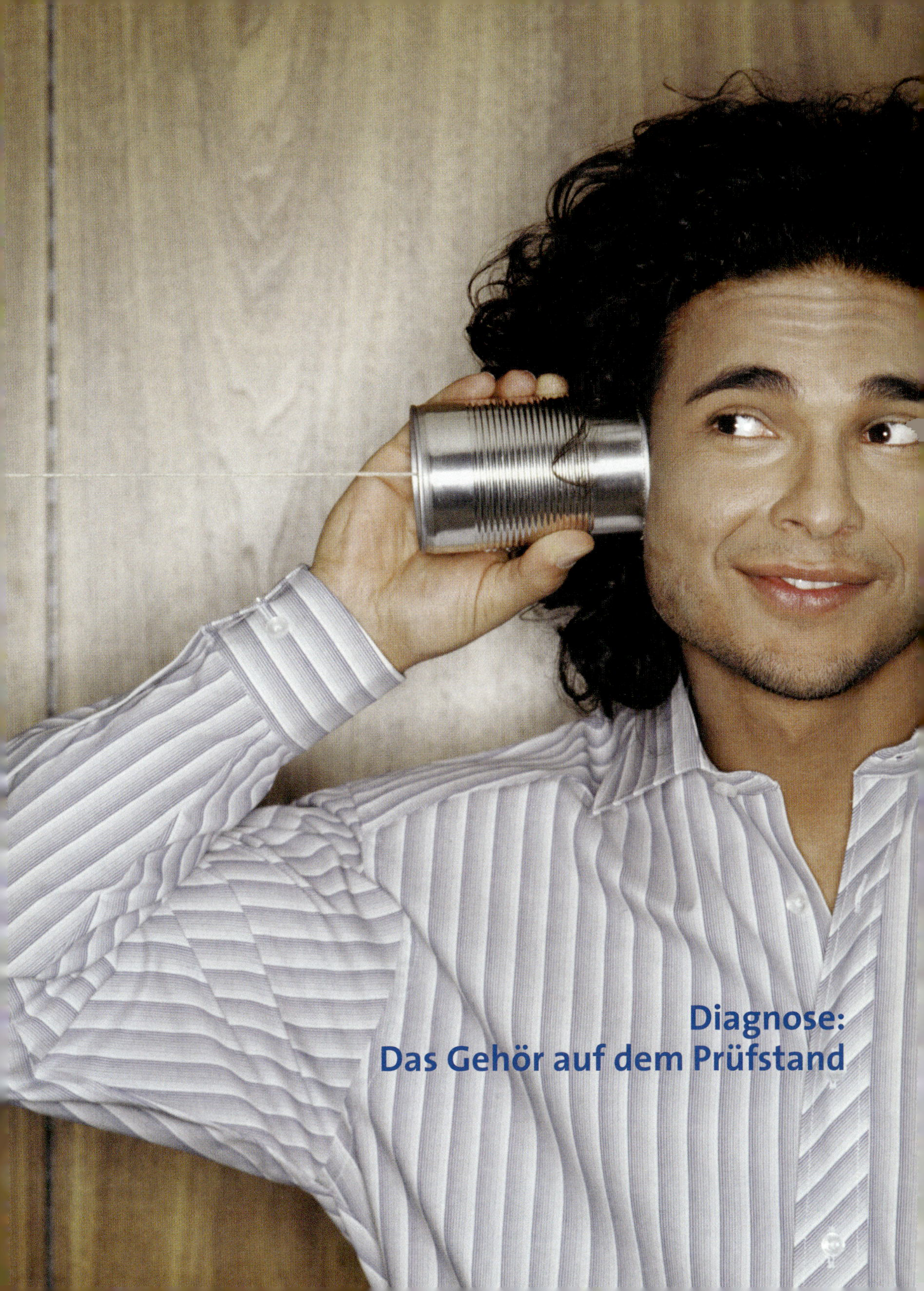

Diagnose:
Das Gehör auf dem Prüfstand

Hörschäden haben vielfältige Ursachen und unterschiedliche Auswirkungen. Und außerdem haben zwei Personen mit etwa den gleichen Ergebnissen in Hörtests nicht dieselben Probleme. Wer geistig sehr beweglich ist, kann zum Beispiel durch kombinierendes Mitdenken seine akustische Informationslücken viel leichter schließen. Wer zur Resignation und zum Grübeln neigt, wird unter Höreinbußen mehr leiden. Und wer für technische Lösungen offen ist, schafft eher Hörgeräte und andere Hilfsmittel an, die den Schall wieder hörbar machen.

Wie aber lassen sich Hörverluste, die behandelt oder durch Hörgeräte verringert werden können, erkennen? Was ermittelt der Ohrenarzt? Was macht der Hörgeräte-Akustiker? Und was bedeutet es, wenn der HNO-Arzt Ihnen eine Hörminderung um 70 Prozent auf dem linken Ohr und um 50 Prozent auf dem rechten attestiert? Eventuell wenig, denn im Hinblick auf die Lebensqualität sind nicht allein solche Prozentwerte ausschlaggebend. Aber wenn Sie einen Schwerbehindertenausweis oder Hilfen im Berufsleben beantragen, werden Sie wahrscheinlich auf Angaben in Prozent oder Grad stoßen und möchten vielleicht wissen, wie sie zustande kommen (→ Seite 196).

Selbstbeobachtung und Selbsttests

Viele Leute hören schon 10, 15 Jahre schlecht, aber sie wissen es nicht. Sie kommen dann irgendwann zu uns in die Klinik und sagen: „Seit einiger Zeit habe ich ein Problem." Und wir stellen dann oft fest, dass es bereits vor vielen Jahren ein auslösendes Ereignis gab. Ich selbst habe eine solche Biografie: Das Schießen bei der Bundeswehr mit 20 hat in meinen Ohren das bekannte Klingeln ausgelöst. Ich habe mich damals dennoch als normal hörenden Mensch empfunden. Erst als ich mit 28 Jahren in meinem Beruf angefangen habe, stellte ich meine Hörschädigung fest. Man kann also jahrelang mit dem Handicap leben, ohne dass man es weiß. Mit der Zeit ließ dann meine Fähigkeit nach, das Nichtgehörte aus dem Satzzusammenhang zu ergänzen. Mit 40 dachte ich erstmals über Hörgeräte nach, und mit 45 habe ich welche angeschafft.

Jürgen Kießling, Medizinphysiker, Audiologe und selbst hörgeschädigt

Meistens gibt es schon eine Reihe von Hinweisen auf einen Hörverlust, bevor man der Sache nachgeht. Die Anzeichen werden nicht beachtet oder verdrängt. Sie ernst zu nehmen, ist aber schon deshalb wichtig, weil einerseits der Ohrenarzt bestimmte Schäden, die zu Hörverlusten führen können, gut behandeln kann. Andererseits: Wenn irreparable Störungen vorliegen, ist es besser, sie früh durch Hörgeräte so gut wie möglich abzumildern (→ Seite 97). Warten Sie also nicht! So sorgen Sie für Lebensqualität, ersparen sich und auch Ihrem Umfeld Probleme.

Nach einem Hörsturz kommt es meist zu einem plötzlichen Verlust des Hörvermögens, den man sofort bemerkt. Das ist anders, wenn man allmählich zunehmend schlechter hört. Wer davon betroffen ist, hat normalerweise nicht das Gefühl, dass alles leiser geworden ist – zumal das Hörvermögen in den tiefen

Warum Sie die Diagnose nicht hinausschieben sollten

- Wenn Sie schlecht hören, erschweren Sie sich und anderen die Kommunikation. Denn wenn Sie häufig nachfragen müssen, unterbricht das den Fluss der Gedanken sowohl Ihrer Gesprächspartner als auch Ihren eigenen. Und trotz der Konzentration, die Sie aufbringen müssen um mitzukommen, vermitteln Sie durch das wiederholte Nachfragen den Eindruck, dass Sie nicht bei der Sache sind. Das können Sie vermeiden.
- Ihre Mitmenschen registrieren immer, ob Sie eine Frage gehört haben oder nicht. Sie selbst aber bekommen es öfter nicht mit, wenn Sie etwas überhört haben. Sie verbuchen vielmehr alle verstandenen Fragen als Beleg für Ihr gutes Hörvermögen. Das kann zu einer falschen Sicherheit führen, in der Sie sich gerade nicht wiegen sollten.
- Wenn Sie eigentlich Hörgeräte oder eine andere Hörhilfe benötigen, aber versuchen, ohne auszukommen, geraten Sie schnell in eine unglückliche Situation und verärgern womöglich andere: Denn einerseits erwarten Sie von Ihren Gesprächspartnern (unbewusst) Rücksichtnahme, andererseits kann Ihr Umfeld den Eindruck haben, dass Sie sich nicht genügend um Ihre Hörprobleme kümmern. Solche Missverständnisse sollten Sie gar nicht erst entstehen lassen.
- Ihre Mitmenschen haben es manchmal schwer, Sie anzusprechen, und müssen sich anstrengen, um Ihre Aufmerksamkeit zu erlangen. Darüber hinaus kann es sein, dass Sie andere überhören und deshalb nicht beachten. Manche fühlen sich dadurch missachtet – auch das können Sie vermeiden.

Frequenzen, die für den Lautheitseindruck zuständig sind, meist noch gut ist. Viele Hörgeschädigte merken allerdings, dass sie etwas nicht hören, was offenbar laut genug gesagt worden ist und von anderen durchaus verstanden wird. Sie haben also vor allem ein Kommunikationsproblem. Und das kann zur Qual werden, wenn man es verbergen will und nicht gezielt angeht.

Gehen Sie zum Facharzt, wenn Sie feststellen, dass Ihr Gehör nachgelassen hat oder ein Ohrgeräusch stört. Im Vorfeld können Sie sich ganz einfach selbst testen. Überprüfen Sie, ob Sie etwas Geflüstertes aus etwa zwei Metern Entfernung noch verstehen. Hilfreich sind auch einfache Selbstbefragungen (→ unten).

Was Sie sich fragen sollten

- Empfinden Sie Sprache und Geräusche zwar als laut genug, aber nicht als wirklich klar?
- Haben Sie den Eindruck, dass viele Menschen schrecklich nuscheln und undeutlich sprechen?
- Müssen Sie öfter Ihre Gesprächspartner bitten, etwas zu wiederholen?
- Haben Sie beim Telefonieren Probleme, alles zu verstehen?
- Sitzen Sie bei Vorträgen, im Kino, im Theater am liebsten möglichst weit vorn?
- Ist es für Sie in größeren Runden manchmal schwierig, dem Gespräch zu folgen?
- Ist es besonders schwierig, wenn es viele Hintergrundgeräusche gibt?
- Empfinden Sie das lockere, oberflächliche Gespräch – also den Small Talk – inzwischen gar nicht mehr als so locker, sondern vielmehr als anstrengend?
- Haben Sie den Spaß an Feiern, größeren Veranstaltungen verloren?
- Werden Sie manchmal gefragt, warum Ihr Fernseher so laut gestellt ist?
- Überhören Sie hin und wieder die Türklingel oder das Telefon?
- Kommt es Ihnen so vor, als würden im Garten oder im Wald immer weniger Vögel singen?
- Werden Sie als Fußgänger manchmal durch ein vorbei- oder heranfahrendes Fahrzeug erschreckt, weil Sie es offenbar gar nicht haben kommen hören?
- Stören Sie laute Geräusche mehr als früher?
- Bemerken Sie öfter Ohrgeräusche – nicht nur ganz selten?

Wenn Sie hier mehr als ein oder zwei Fragen bejahen, sollten Sie Ihr Gehör von einen Fachmann überprüfen lassen.

TIPPS **Telefon- und Computertest**

Wenig zeitaufwendig, aber nicht jedem möglich, sind Tests per Telefon oder am Computer. Die Ergebnisse werden für Sie sofort ausgewertet, können die Abklärung Ihres Hörproblems beim HNO-Facharzt und Hörgeräte-Akustiker allerdings nicht ersetzen.

- **Telefontest:**
  Fördergemeinschaft Gutes Hören
  01 80 - 5 32 37 54 (Die Gebühr beträgt insgesamt 0,74 Euro.)
- **Selbstbefragung per Fragebogen:**
  Fördergemeinschaft Gutes Hören:
  www.fgh-besserhoeren.de

  Hören-heute:
  www.hoeren-heute.de/hoertest.htm

  Tinnitus-Liga:
  www.tinnitus-liga.de/test.htm
  (bei Ohrgeräuschen/Tinnitus)
- **Hörtest am Computer (mit Lautsprecher oder per Kopfhörer):**

  Fördergemeinschaft Gutes Hören:
  www.fgh-besserhoeren.de
  www.fgh-gutes-hoeren.de

  Hear-it: www.german.hear-it.org
  (Hörtest durch Selbstbefragung unter der Rubrik „Dialog“)

Die ärztliche Untersuchung

Wie bei allen anderen Beschwerden, auch wird der Arzt eingangs nach Ihren Problemen fragen und Ihre Krankengeschichte aufnehmen. Dann erfolgt die Untersuchung. Meist werden zunächst mit dem Ohrenspiegel (Otoskop) – eine Art Lupe mit Beleuchtung – die Gehörgänge betrachtet, um Ohrenschmalz, eine Verengung oder einen Fremdköper zu erkennen. Es kommt gar nicht so selten vor, dass der Arzt dabei vergessenes *Ohropax* entdeckt oder sogar eine Knoblauchzehe, die manche sich als Mittel gegen Ohrenschmerzen in den Gehörgang stecken – ohne dass ein Nutzen je belegt wurde. Da das Trommelfell pergamentartig dünn ist, kann der HNO-Facharzt sogar die Gehörknöchelchen und manche Veränderungen im Mittelohr erkennen. Außerdem überprüft er, ob Nase, Nebenhöhlen oder die Ohrtrompete, die Mittelohr und Nasen-Rachen-Raum verbindet, eine Entzündung, ein Sekret oder eine Schleimhautschwellung aufweist. Denn zum Beispiel ein Schnupfen kann das Hören beträchtlich erschweren.

Anschließend wird getestet, wie laut der Schall sein muss, damit Sie ihn wahrnehmen können. Das geschieht manchmal durch eine einfache Hörweitenprüfung und durch eine Hörprüfung mit einer Stimmgabel (Abbildung → Seite 37).

Hinweise aus der Hörweite

Um eine grobe Einschätzung des Hörvermögens geht es bei der Hörweiten- oder Abstandsprüfung, die ohne Instrumente auskommt – allerdings nicht mehr ganz up to date ist: Der Arzt wird dafür sorgen, dass Sie nichts von seinen Lippen ablesen können, und sagt dann Wörter, die Sie wiederholen sollen. Mal spricht er so laut wie im Alltag, mal leise und geflüstert, er spricht aus verschiedenen Entfernungen und eventuell aus unterschiedlichen Richtungen. Damit jedes Ohr separat getestet werden kann, wird das jeweils andere mit einem Rauschen beschallt oder verschlossen.

Selbst wenn diese Abstandsprüfung in einem schallarmen Raum stattfindet, ist sie ziemlich ungenau, weil Stimmlage und Sprechtechnik des Untersuchers eine große Rolle spielen. Es entsteht nur ein erster Eindruck. Der kann aber zum Beispiel für Ihren Hausarzt Anlass sein, Sie zum Hals-Nasen-Ohren-Arzt zu überweisen.

Hörweitenprüfung [1)]

Verstanden bei einer Entfernung des Sprechers von	Hörverlust
über 4 m	nicht wahrscheinlich
zirka 4 m	gering
zwischen 1 und 4 m	mittel
unter 1 m	stark
0,25 m	an Taubheit grenzend
0 m	taub

[1)] in Umgangssprache, bei normaler Lautstärke

Hörprüfungen mit einer Stimmgabel

Es gibt zwei klassische Versuche, mit denen Ohrenärzte das Gehör mithilfe von einfachen Instrumenten testen. Bei beiden wird zunächst die Stimmgabel angeschlagen, sodass sie Schallwellen erzeugt.

Beim **Weber-Versuch** – benannt nach dem Leipziger Physiologen Ernst Weber (1785–1875) – wird die Knochenleitung (KL) geprüft. Der Arzt setzt Ihnen die Stimmgabel mitten auf den Kopf oder auf die Stirn. Wenn Sie nun den Ton nur auf einer Seite hören, deutet das auf eine einseitige Hörschädigung hin. An welcher Stelle die Schallleitung gestört ist, ist damit aber noch nicht klar. Falls Sie den Ton nur rechts hören, können das linke Innenohr, der Hörnerv oder der Hirnstamm geschädigt sein (→ Schallempfindungsschwerhörigkeit, Seite 50,51), aber durchaus auch das rechte Mittelohr. Vereinfacht gesagt, staut sich hierbei die Vibrationsenergie, die durch das defekte Mittelohr nicht abgeleitet wird, in der Hörschnecke und erzeugt einen stärkeren Reiz. Hören Sie den Ton nur links, kann das an einer Schädigung des rechten Innenohrs oder des nachgeschalteten Hörnervs oder des Hirnstamms liegen, ebenso aber auch an einem Defekt im linken Mittelohr. Auch wenn Sie auf beiden Seiten gleich „gut" hören, heißt das nicht unbedingt, dass alles in Ordnung ist. Das Gehör kann auf beiden Seiten gut oder geschädigt sein.

Der **Rinne-Versuch** – benannt nach dem Hildesheimer Psychiater Heinrich Rinne (1829–1868) – prüft, ob die Luftleitung (LL) des Schalls beeinträchtigt ist. Dazu setzt Ihnen der Arzt zunächst die angeschlagene Stimmgabel auf den Schädelknochen hinter dem Ohr (→ Mastoid, Seite 41) und, sobald Sie keinen Ton mehr vernehmen, hält er die Stimmgabel direkt vor das Ohr.

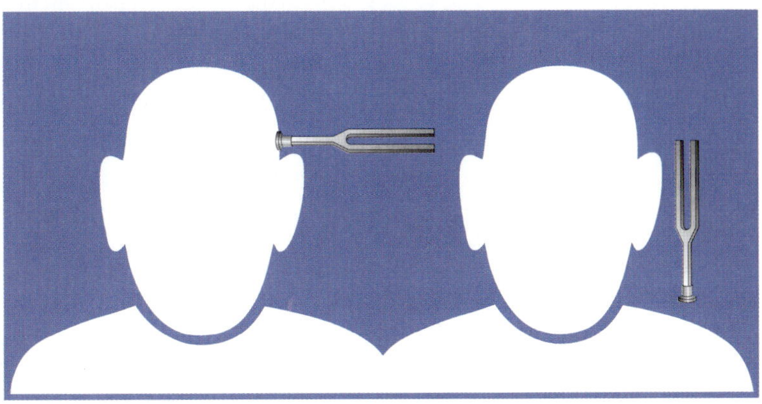

Hörprüfung mit der Stimmgabel: Rinne-Versuch
Links: Die angeschlagene Stimmgabel wird zuerst hinter dem Ohr auf den Schädelknochen, den Warzenfortsatz (Mastoid), gesetzt und so die Knochenleitung geprüft. Rechts: Sobald Sie über die Knochenleitung keinen Schall mehr wahrnehmen, wird die noch schwingende Stimmgabel vor das Ohr gehalten. Hören Sie nun den Stimmgabelton wieder, liegt die Ursache eines Hörproblems wahrscheinlich im Innenohr. Hören Sie jetzt nichts, dann ist mit einem Defekt im Außen- oder Mittelohr zu rechnen.

Eine Person mit gutem Gehör wie auch ein Mensch mit Schallempfindungsstörung nimmt jetzt den Schall wieder wahr, weil die Luftschwingungen für die Knochenleitung über den Schädel schon zu schwach sind, während die feinen Schwingungen über das Trommelfell noch weiter geleitet werden. Wenn Sie beim zweiten Teil des Versuchs nichts mehr hören, ist die Luftleitung nicht in Ordnung. Die Hörminderung rührt von Problemen im Außen- oder im Mittelohr her.

Da jede Stimmgabel nur in einer Frequenz schwingt, gilt das Ergebnis genau genommen nur für diesen Ton. Aber in der Regel ist es zu verallgemeinern. Dass Ihr Arzt mehrere Stimmgabeln mit unterschiedlicher Tonhöhe nutzt, ist unwahrscheinlich.

Tympanometrie und weitere Tests

Unter besonderen Umständen werden neben den oben genannten Prüfungen und den audiometrischen Hörtests (→ Seite 39) weitere diagnostische Mittel eingesetzt. Ob das Trommelfell (Membrana tympanica) normal schwingt und Schall an die Gehörknöchelchen weitergibt, kann der Facharzt durch eine **Tympanometrie** prüfen. Dazu wird eine Sonde, die wie ein Stöpsel den Gehörgang verschließt, in das Ohr geschoben und mithilfe von Tonreizen anschließend das Schwingen des Trommelfells registriert. Seine Beweglichkeit ist zum Beispiel eingeschränkt, wenn sich in der Paukenhöhle des Mittelohrs ein Erguss gebildet hat (→ Seite 55). Bei der Tympanometrie erhält der Arzt eine objektive Messung. Im Gegensatz zu den beschriebenen Hörtests wird sie zum Beispiel nicht vom Konzentrationsvermögen und wenig von Umweltgeräuschen beeinflusst.

Auf ähnliche Weise wird der **Stapediusreflex** geprüft, der eine gewisse Schutzfunktion für das Gehör hat (→ Seite 18). Normalerweise zieht sich der Muskel, der zum Steigbügel (Stapedius) führt, zusammen, wenn Schall 80 bis 90 Dezibel laut ist. Dadurch versteifen die Elemente der Schallleitungskette im Mittelohr. Fällt der Reflex aus oder ist die Schwelle etwa auf 100 Dezibel erhöht, kann das an einer Verknöcherung der Gehörknöchelchen liegen (→ Otosklerose, Seite 56). Manchmal ist auch eine Erkrankung des Innenohrs, des Hörnervs oder des Gehirns die Ursache. Zur genaueren Unterscheidung werden weitere Tests eingesetzt. Es ist auch möglich, die Funktion des Gehörs auf der Ebene von

Hörnerv, Hirnstamm und Hirnrinde zu prüfen. Denn die auftretenden elektrischen Erregungen (**akustisch evozierte Potentiale**) der Hörnerven können mit Elektroden von der Schädeloberfläche abgeleitet werden. Auf diese Weise lassen sich frühzeitig zum Beispiel Tumoren des Hörnervs (→ Seite 68) als Ursache einer Hörminderung entdecken. Das ist aber meistens nicht nötig.

Die Abbildung des Hörvermögens

Bei diesen Tests geht es um eine genauere Abbildung Ihres Hörvermögens und wiederum um die wichtige Frage, ob das Mittelohr oder das Innenohr geschädigt ist. Höchstens einer von fünf Hörgeschädigten hat einen Mittelohrdefekt, bei den anderen vier ist das Innenohr betroffen. Hörnerven- und Hirnstammstörungen sind die Ausnahme. Im Fall einer Mittelohrschädigung gibt es oft chirurgische Behandlungsmöglichkeiten. Rührt ein Hörhandicap vom Innenohr, bedeutet das in der Regel, dass Sie Hörgeräte benötigen. Die folgenden Tests sind dann die Grundlage für die Auswahl und Anpassung einer Hörhilfe.

Tonschwellen-Audiometrie

Die Tonschwellen-Messungen sind ein zentraler Teil der Diagnose und mitentscheidend für die Versorgung eines Ohres mit einem Hörgerät oder auch einer (teil)implantierten Hörhilfe. Dabei wird überprüft, wie laut etwas sein muss, damit Sie es hören können. Bestimmt wird also der notwendige Schallpegel. Dazu wird jedes Ohr für sich getestet. Über Kopfhörer werden einzelne Töne zugespielt, die das Ohr wahrnehmen muss; das nicht geprüfte Ohr erhält gleichzeitig ein Dauergeräusch. Diese „Vertäubung“ verhindert, dass es mithören und das Ergebnis beeinflussen kann.

Jeder Ton kommt für Sie wie aus dem Nichts, denn der Test fängt ganz leise – im unhörbaren Bereich – an. Langsam steigt die Lautstärke und Sie müssen – zum Beispiel per Tastendruck – angeben, wann Sie etwas wahrnehmen, wann also die Schwelle zum Hören bei Ihnen überschritten ist. Der Fachmann prüft hohe und tiefe Töne in einer weitgehend zufälligen Abfolge. Die Stufen sind vorgegeben, die Angabe erfolgt in Hertz (Hz):

125 / 250 / 500 / 1 000 / 2 000 / 3 000/ 4 000 / 6 000 / 8 000 oder in Kilohertz (kHz): 0,125 / 0,250 / 0,500 / 1 / 2 / 3 / 4 / 6 / 8. Der Prüfer trägt für jedes Ohr und jede getestete Tonhöhe in ein Diagramm ein, ab welcher Lautstärke Sie etwas gehört haben und verbindet die Messpunkte. Der Hörverlust ist umso größer, je größer der notwendige Schalldruckpegel in Dezibel dB (HL) ist.

Geprüft wird nicht nur die Luftleitung des Schalls, also der Weg über Trommelfell und Mittelohr, sondern auch die Knochenleitung, also der Weg über den Schädelknochen direkt in die Hörschnecke und zu den Hörzellen. (→ Abbildung, Seite 15) Für diese Messung wird ein Vibrator hinter dem Ohr auf den knöchernen Warzenfortsatz (Mastoid) gesetzt. Von hier aus werden die Schwingungen besonders gut zum Innenohr weitergeleitet.

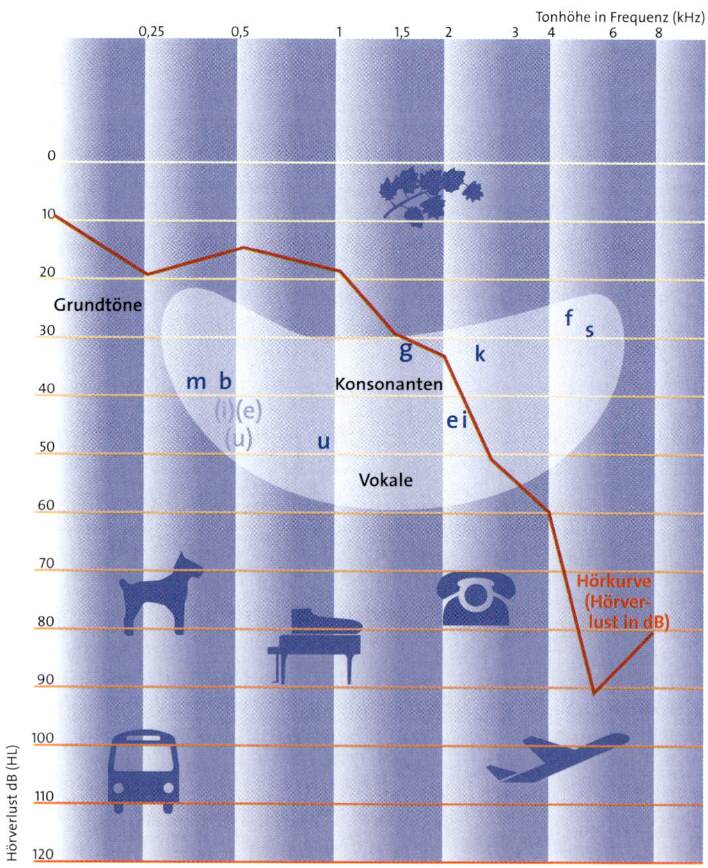

Hörverlust

Aus den einzelnen Messpunkten der Tonschwellen-Audiometrie ergibt sich eine Hörkurve (in diesem Fall ist nur die Luftleitung dargestellt). Geräusche und Klänge oberhalb der Hörkurve werden nicht gehört, etwa das Säuseln der Blätter, bestimmte Konsonanten oder Vokale (Vokale sind Klänge aus mehreren Frequenzbereichen, den Formanten. Der erste Formant ist blass (e), (i), (u) und der zweite Formant intensiver gefärbt e,i,u. Die höher gelegenen Formen sind nicht abgebildet.

Beethoven profitierte von der Knochenleitung

Das Prinzip der Knochenleitung kannten schon der stark hörgeschädigte Ludwig van Beethoven und seine Zeitgenossen, die ohne Hörgeräte auskommen mussten. Sie versuchten beispielsweise mit einem Stöckchen, das zwischen Musikinstrument und dem Mastoid eine direkte Verbindung herstellte, ihr verbliebenes Hörvermögen auszunutzen. Beethoven, der wahrscheinlich ein Mittelohrproblem hatte, konnte so noch lange Fragmente seiner Kompositionen wahrnehmen.

Wichtig für die Diagnose ist der Vergleich der Messwerte von Luft- und Knochenleitung: Ist das Ergebnis für die Knochenleitung besser als für die Luftleitung, dann hat das Hörproblem wahrscheinlich mit dem Mittelohr zu tun. Denn ein Schaden in diesem Bereich beeinflusst nur die Werte der Luftleitung. Sind die Verluste für LL und KL etwa gleich groß, und wird Luftschall wie bei gut Hörenden besser gehört als Knochenschall, spricht das für eine Innenohrschädigung oder ein Problem am Hörnerv oder am Hirnstamm. Der Schall erreicht zwar die Hörzellen, aber sie reagieren schlecht. Das heißt, erst lautere Reize führen zu einer Weiterleitung der Erregung an die schallverarbeitenden Zentren im Gehirn.

Heutzutage werden Hörtests meist mithilfe eines Computeraudiometers durchgeführt, das auch für Berechnungen, grafische Darstellungen und die Dokumentation eingerichtet ist. Die Töne werden Ihnen in einer schalldichten Kabine über Kopfhörer zugespielt oder für den Knochenleitungstest per Vibrator übermittelt. Auch bei diesem Verfahren gehen subjektive Faktoren in die ermittelten Werte ein. Wie rasch Sie einen Ton erkennen, hängt zum Beispiel von Ihrer Verfassung und Reaktionsfähigkeit ab. Falls ein Tinnitus Sie stört, kann der Fachmann das Verfahren etwas variieren.

Lassen Sie sich am Ende der Hörprüfung Ihr Audiogramm erklären, damit Sie wissen, welche Art von Hörverlust Sie haben und was die Besonderheiten Ihres Handicaps sind. Eine Lärmschädigung hat andere Auswirkungen als eine Mittelohrschwerhörigkeit oder Taubheit auf einem Ohr. Wenn Sie die Ergebnisse der Diagnose verstehen, hilft Ihnen das, Ihr Leben mit Hörgeräten besser zu managen (→ Seite 33).

TIPPS Auf den Hörtest vorbereiten

- Lassen Sie sich von der Testsituation nicht nervös machen – und in Ruhe zeigen, worin Ihre Aufgabe besteht.
- Drücken Sie zur Probe alle Tasten und Knöpfe, die Sie im Test bedienen müssen, damit Sie wissen, wie sie funktionieren.
- Achten Sie darauf, dass die Kopfhörer gut sitzen, die Brille muss abgenommen werden, und eventuell müssen Sie die Haare hinter das Ohr schieben.
- Wichtig ist auch, dass Sie entspannt sitzen können, nicht verkrampft und unbequem.
- Das Tempo, mit dem der Ton lauter wird, lässt sich drosseln. (Üblich sind zehn Dezibel pro Sekunde.) Das heißt, Sie können bei Bedarf um eine Verminderung der Geschwindigkeit bitten.
- Auch die zeitlichen Abstände zwischen einzelnen Tönen oder Wörtern, die Sie identifizieren sollen, kann der Prüfer vergrößern. Bitten Sie um größere Abstände, wenn es Ihnen zu schnell geht. Tests können durchaus wiederholt werden.
- Und: In den Kabinen ist es oft warm, kleiden Sie sich am besten so, dass Sie eine Jacke ablegen können.

Audiogramme verstehen

Ein Audiogramm hat eine Gitternetzstruktur. In der Senkrechten wird der Hörverlust erfasst. Je größer die Zahl (Dezibel = dB(HL)), desto größer der Verlust. Da der Standard – ein gutes Gehör – den Messwert 0 dB(HL) bekommen hat, geht es auf der Senkrechten nach unten, also in den Minusbereich bis 120 dB(HL) – gleichsam als Ausdruck für den Verlust. In der Waagerechten sind die getesteten Frequenzstufen angegeben. Je größer die Zahl, desto höher die Frequenz (Hz oder kHz).

Bei farbigen Diagrammen sind die Kurven für das rechte Ohr rot, für das linke blau. Bei Schwarz-Weiß-Abbildungen sind es die Symbole, die unterschiedlich sind.

Die **Luftleitungswerte** erkennen Sie an kreisförmigen Symbolen für das rechte Ohr (o-o) und gekreuzten Symbole (x-x) für das linke. Die Kurvenlinie ist durchgezogen.

Für **die Knochenleitung** sind die Symbole pfeilförmig: Für das rechte Ohr weist die Spitze nach rechts (>->), für das linke nach links (<-<). Die Kurvenlinie ist gestrichelt.

Die Nulllinie ist kein physikalischer Messwert, sie ergibt sich aus dem Test vieler sehr gut hörender Menschen und illustriert, ab welchem Schalldruck das gesunde Gehör Schall wahrnimmt. Abweichende Werte sagen daher aus, wie groß die Hörminderung im Vergleich zu sehr gut Hörenden ist. Zur Erinnerung: Dezibel ist ein Maß für den Schalldruckpegel, der in etwa der „Lautstärke" entspricht (→ Seite 26).

Wer sehr gut hört, dessen Werte liegen in der Nähe der Nulllinie. Wer nicht mehr perfekt hört, hat Werte über 20 Dezibel (dB(HL)). Die Hörschwellenwerte der meisten **normal hörenden** Menschen liegen etwa zwischen 0 und 20 dB, für manche Töne näher an der Nulllinie, für andere durchaus nahe 20 dB(HL).

Anhand der Kurvenverläufe im Audiogramm kann der Fachmann oft einkreisen, woher das Hörproblem kommt, und daraus die erforderlichen Behandlungsschritte ableiten. Vor allem erkennt er, bei welchen Tonhöhen Ihr Gehör besonders schlecht reagiert und kann Ihnen solche Hörgeräte vorschlagen, die insbesondere diese Frequenzen gut verstärken (→ Seite 92).

Auf den Tonschwellen-Audiogrammen (→ Seite 45, 46) sehen Sie jeweils die Hörkurven für die Knochen- und die Luftleitung des rechten Gehörs. Prüftöne oberhalb der Kurven kann die getestete Person nicht wahrnehmen. Gelb eingefärbt wurde der Hörbereich – genauer Frequenzbereich –, der benötigt wird und für das Sprachverstehen wichtig ist.

Was einzelne Messwerte besagen

Im Audiogramm bedeutet ein „o"-Symbol im Schnittpunkt der Linien von 3 000 Hz und 40 dB(HL), dass das rechte Ohr einen 3 000-Hz-Ton erst ab einem Pegel von 40 Dezibel über der Wahrnehmungsschwelle eines sehr gut Hörenden hört, oder anders ausgedrückt, dass der Hörverlust bei dieser Tonhöhe 40 dB(HL) beträgt. Es handelt sich sozusagen um eine Verlustmeldung – in diesem Fall bezogen auf die Luftleitung: Es sind 40 Dezibel mehr nötig als bei einem perfekt Hörenden, um auf denselben Ton aufmerksam zu werden.

Unbehaglichkeitsschwelle

Bei der Gehörprüfung wird auch festgestellt, ob Sie besonders schallempfindlich sind. Dass man einerseits schwerhörig ist und gleichzeitig unter einer Geräuschüberempfindlichkeit leidet, kommt häufig vor. Ein intaktes Gehör leitet nicht nur den Schall weiter, es selektiert und mindert auch die Reizwirkung von lauten Geräuschen. Aber ein geschädigtes Innenohr kann das nicht in dem Maße wie ein normales Gehör leisten.

Vieles ist dadurch zu leise, und was „normal" laut ist, klingt für Innenohr-Hörgeschädigte oft unerträglich laut. Es wird dadurch zur körperlichen Qual, wenn bei „Versteh"problemen plötzlich

Überempfindlich für Geräusche

Jedem Normalhörenden ist Schall ab einer bestimmten Lautstärke unangenehm. Diese Unbehaglichkeitsschwelle liegt in der Regel zwischen 90 und 100 dB. Sie ist biologisch sinnvoll: Sie schützt ein gesundes Gehör vor Schäden. Das gilt erst recht für die Schmerzschwelle oder Schmerzgrenze. Sie liegt bei zirka 130 dB(A) (→ ebefalls, Seite 26). Erhebliches Unbehagen kann bei Innenohrproblemen jedoch schon bei Werten ab etwa 80 dB auftreten. Da normales Sprechen zwischen 60 und 70 dB laut ist, führt das häufig zu Schwierigkeiten. Denn bei weniger als 60 dB versteht der Betroffene womöglich schlecht; ist es etwas lauter, kann das für ihn schon ausreichen. Beziehungsweise bei wenigen Dezibel mehr kann schon der Punkt erreicht sein, an dem er sich die Ohren zuhalten möchte.

sehr laut gesprochen oder gar geschrien wird.

Wo die Unbehaglichkeitsschwelle liegt, ist für die Einstellung der Hörgeräte wichtig. Denn sie dürfen den Schall nicht so verstärken, dass laute Geräusche wie das Knallen einer Tür oder Geschirrklappern über dieser Schwelle liegen.

Da bei hörgeschädigten Menschen der Testschall relativ laut voreingestellt werden muss, damit sie überhaupt etwas hören, wird der Reiz möglicherweise sofort unerträglich, wenn der Pegel und damit die empfundene Lautstärke nur ein wenig ansteigen. Dieser Befund spräche für einen Innenohrschaden, denn was das gute Gehör kompensieren kann, kann das geschädigte Innenohr nicht. Die Sinneszellen des cortischen Organs sorgen ja nicht nur für die Reizleitung ins Gehirn, sondern gleichen auch zu lauten Schall aus. Dafür sind die äußeren Haarzellen zuständig (→ Seite 17). Sie sind aber empfindlicher als die inneren, werden leichter zerstört und geben am ehesten ihren Dienst auf. Der sehr laute Schall, auf den die noch funktionierenden inneren Haarzellen bei hohem Schallpegel reagieren, wird dadurch leicht unangenehm laut.

Was Tonschwellen-Audiogramme verraten

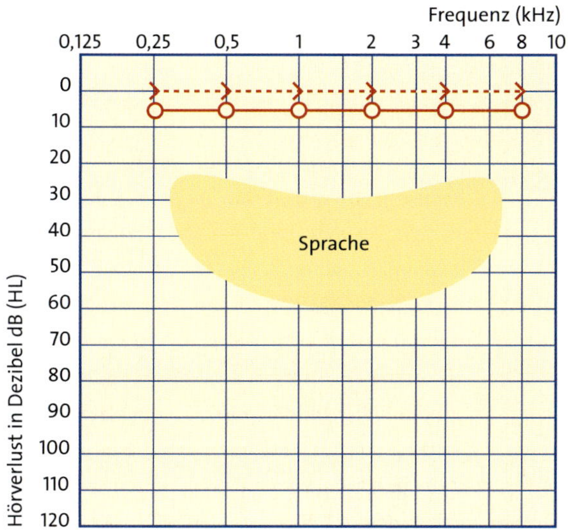

Normal funktionierendes Gehör

Bei einem guten (normalen) Gehör werden hohe und tiefe Töne, die zwischen 0 und 10 Dezibel „laut" sind, gehört (db (HL), Seite 42)

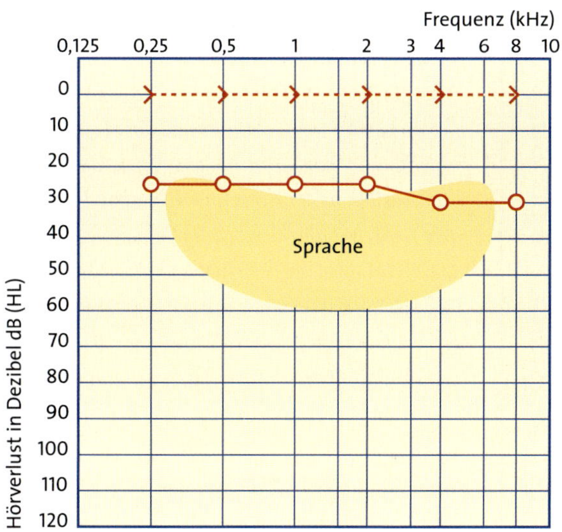

Trommelfellschaden oder Mittelohr-Hörstörung

Bei diesem Patienten funktioniert die Luftleitung via Gehörgang und Mittelohr schlecht, die Knochenleitung ist besser. Das ist für einen Trommelfellschaden oder bei einer Mittelohr-Hörstörung typisch, denn beides mindert die Knochenleitung nicht.

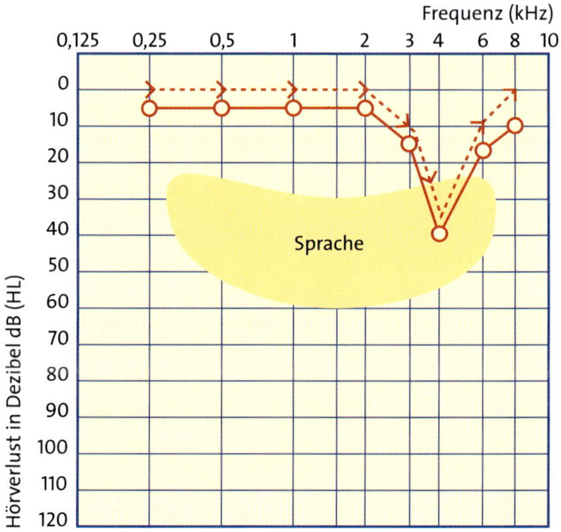

Lärmschädigung mit Hochtonsenke

In diesem Fall sind die Kurvenverläufe für Luft- und Knochenleitung gleich. Das lässt auf eine Schädigung im Innenohr (oder auf eine Störung „dahinter" – also am Hörnerv oder im Hirnstamm) schließen. In diesem Fall ist die Funktion der Hörzellen eingeschränkt. Von der Schädigung sind bestimmte höhere Frequenzen betroffen. Eine solche „Hochtonsenke" ist bei Lärmschäden häufig. Sie schränkt oft das Sprachverstehen deutlich ein.

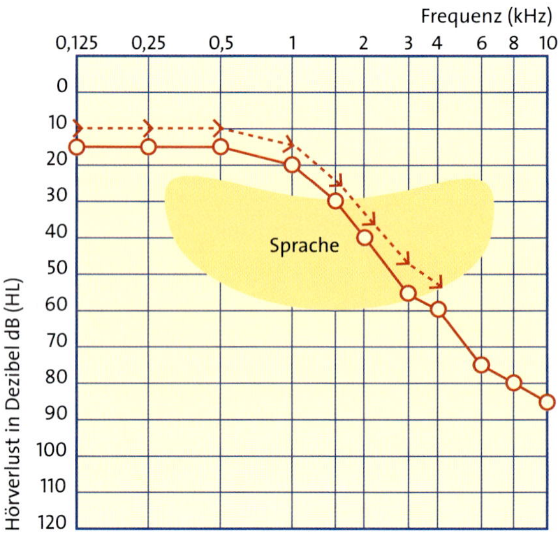

Altersbegleitende Hörminderung, Medikamentenschaden, Hörsturz

Lässt im Alter das Hören nach, sind meist beide Ohren betroffen. Der Hörverlust für die Luft- und die Knochenleitung ist gleich stark, weil die Sinneszellen in der Hörschnecke geschädigt sind. Wie der Schall dorthin gelangt, ist unerheblich, die Hörzellen lassen sich nicht genügend erregen. Typisch ist, dass vor allem die hohen Frequenzen schlecht gehört werden (→ Seite 23). Ähnliche Audiogramme haben Patienten mit einer Hörschädigung durch ototoxische Medikamente. Nach einem Hörsturz (→ Seite 61) kann die Hörkurve für das betroffene Ohr ebenfalls so aussehen.

Sprachaudiometrie

Um Ihr Hörvermögen zu prüfen, werden nicht nur reine Töne getestet (die im Alltag ja auch gar nicht vorkommen), sondern auch Wörter. Am verbreitetsten ist der **Freiburger Sprachverständlichkeitstest**. Im ersten Durchlauf hören Sie über Kopfhörer Zahlwörter und im zweiten einsilbige Wörter. Sie sollen diese nachsprechen, soweit Sie sie verstanden haben. Anders als in Gesprächen können Sie den Wortsinn nicht aus dem Zusammenhang erschließen, daher müssen Sie den Schall genauer hören. Allerdings dürfen Sie durchaus raten, wenn Sie sich nicht sicher sind. So wie wir alle es im Alltag auch machen. Sagen Sie spontan das, was Sie herausgehört haben. Auch bei diesem Test werden die Ohren einzeln geprüft.

Die Prozentwerte bedeuten folgendes:

- Wer gut hört, identifiziert bei 30 Dezibel alle ein- oder mehrsilbigen Zahlwörter und bei etwa 50 Dezibel alle einsilbigen Wörter (100 Prozent); die mehrsilbigen Zahlwörter werden besser verstanden als die Einsilber. Man kann ein gutes Gehör auch anders charakterisieren: Es benötigt etwa 20 Dezibel, um 50 Prozent der Zahlwörter zu erkennen.
- Verstehen Sie 50 Prozent der Zahlwörter erst ab 30 oder mehr Dezibel, dann haben Sie eine geringe Hörschädigung.
- Groß ist der Hörverlust, wenn Sie etwa 70 Dezibel benötigen, um 50 Prozent der Wörter zu verstehen. Unter diesen Umständen sind Sie auf Hörgeräte angewiesen.
- Wenn Sie allerdings bei extrem hohen Pegeln nur wenige Wör-

Wann bezahlt die Krankenkasse Hörgeräte?

Für die Krankenkasse ist die Verstehensquote bei 65 Dezibel eine Art Richtwert. Normales Sprechen liegt zwischen 60 und 70 dB. Wer bei dieser Lautstärke auf seinem besseren Ohr nicht einmal 80 Prozent der einsilbigen Wörter versteht, für den kommen Hörgeräte in Betracht. Gleichzeitig muss die Tonschwellen-Audiometrie ergeben haben, dass der Hörverlust pro Ohr bei einer der Testfrequenzen im wichtigen Bereich von 500 bis 3 000 Hz mindestens 30 dB beträgt. Sofern nur ein Ohr betroffen ist – etwa nach einem Hörsturz –, müssen zwei Testfrequenzen einen Hörverlust von 30 dB ergeben.

ter verstehen, ist die Schädigung so stark, dass auch Hörgeräte eventuell nicht mehr helfen. Dann muss überlegt werden, ob ein künstliches Hörorgan (→ Cochlea-Implantat, Seite 84) in Betracht kommt.

Neben dem Freiburger Sprachverständlichkeitstest gibt es zusätzliche Prüfverfahren. Der **Reimtest nach Sotscheck**, bei dem Sie das gehörte Wort aus fünf ähnlichen heraussuchen müssen, gehört ebenso dazu wie verschiedene **Satztests**. Im deutschen Sprachraum finden bei den Satztests hauptsächlich der Göttinger, der Oldenburger und der Innsbrucker Satztest Verwendung. Sie entsprechen mehr der alltäglichen Kommunikation, weil es hierbei vor allem auf das Verstehen von Sätzen ankommt (und einzelne Wörter aus dem Zusammenhang erschlossen werden). Außerdem können bei diesen Tests Störgeräusche unterlegt und währenddessen das Sprachverstehen geprüft werden.

Hörtests und Hörgeräte

Da Hörtests unter Laborbedingungen gemacht werden, erfassen sie leider nicht, wie gut es Ihnen gelingt, in einer geräuschvollen Umgebung andere Menschen zu verstehen. Hörgeräte-Akustiker oder HNO-Fachärzte prüfen oft, wie gut Sie Schall aus Lautsprechern wahrnehmen. Aber auch solche Tests „im freien Feld" haben mit dem Alltag wenig gemein. Daher müssen Sie bei der Auswahl der Hörgeräte immer verschiedene Fabrikate ausprobieren, die Ihren Bedürfnissen Schritt für Schritt angepasst werden. Die Tauglichkeit wird im Alltag erprobt und durch Feinjustierung verbessert (→ Anpassung, Seite 93).

Für kleine Kinder oder für Menschen, die aus Alters- oder Gesundheitsgründen bei den beschriebenen Tests nicht richtig mitmachen können, gibt es andere Verfahren, die kein aktives Mitwirken erfordern. Dazu gehören die Stapediusreflexmessung und Ableitung von Hirnströmen, → Seite 38. Aber bei den meisten Hörprüfungen spielen diese und weitere Prüfverfahren keine Rolle.

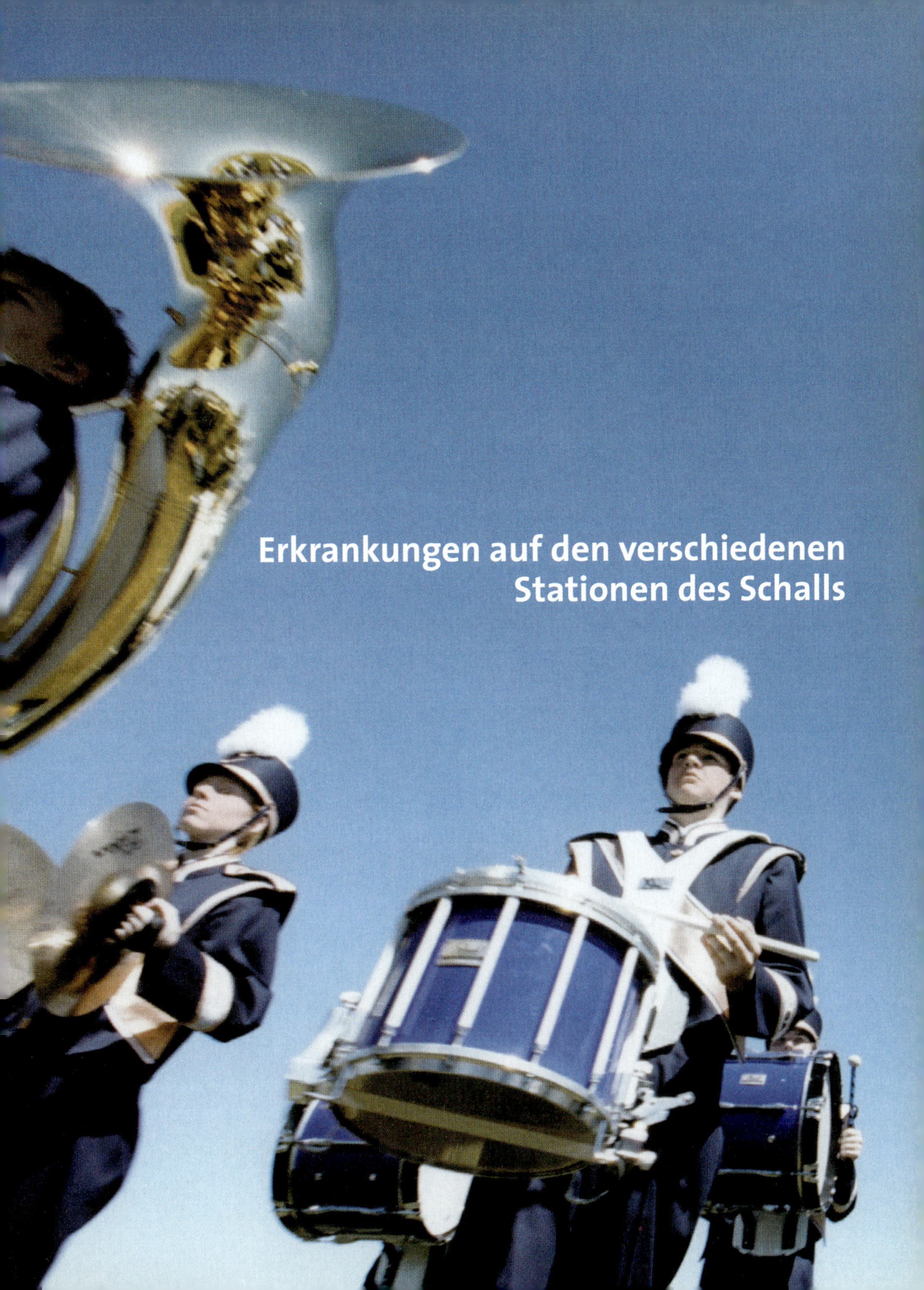
Erkrankungen auf den verschiedenen
Stationen des Schalls

Hörprobleme können vielfältige Ursachen haben und entwickeln sich unterschiedlich. Eine Hörminderung ist auch keine eigenständige Krankheit, sondern ein Symptom für die eine oder andere – meist nicht sichtbare – Erkrankung oder Schädigung des Gehörs. Manchmal ist ein Hörverlust auch die Folge eines Unfalls, bei dem der Kopf verletzt wurde. Wenn das Außen- oder das Mittelohr betroffen ist, hat eine medikamentöse Behandlung oder ein operativer Eingriff oft Erfolg. Sofern die Hörprobleme vom Innenohr ausgehen, gibt es meist keine Therapie, um die Hörminderung zu beseitigen. Sie lässt sich aber durch Hörgeräte, Implantate und andere technische Hilfsmittel zu einem großen Teil auffangen und kompensieren. Diese ermöglichen eine möglichst gute Bewältigung des Handicaps.

Außer einem nachlassenden Hörvermögen gibt es noch andere Probleme, zum Beispiel quälende Ohrgeräusche oder Schwindel, wenn etwa das Gleichgewichtsorgan im Innenohr mitgeschädigt ist. Manchmal wird bei einer Erkrankung des Gehörs auch der Gesichtsnerv, der sich teilweise durch die Paukenhöhle des Mittelohrs zieht, in Mitleidenschaft gezogen. Dann kann das Geschmacksempfinden oder die Gesichtsmimik beeinträchtigt sein.

Hörprobleme können an verschiedenen Orten der Weiterleitung und Verarbeitung des Schalls auftreten.

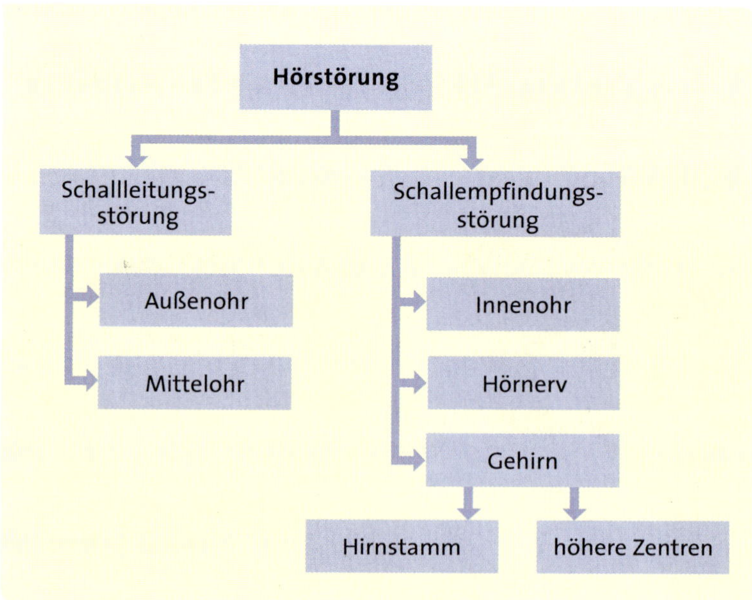

Vom Ort der Schädigung hängt die Art der Hörprobleme ab

- **Außen- und Mittelohr: „Schall-Leitungs-Störungen"**
Bei Schallleitungsstörungen verursacht das Außenohr oder das Mittelohr die Probleme. Die Passage zu den Sinneszellen im Innenohr ist unterbrochen, etwa durch einen Fremdkörper im Gehörgang oder weil das Trommelfell verletzt ist oder sich im Mittelohr Eiter gebildet hat. Sowohl hohe als auch tiefe Töne werden bei einer Schallleitungsstörung schlecht wahrgenommen. Alles klingt leiser, wie durch Watte im Ohr. Was sehr laut ist, wird einigermaßen gehört, weil der Schall über den Schädelknochen bis an die Hörzellen im Innenohr transportiert wird. Jedoch überträgt diese Knochenleitung Sprache und Geräusche bei weitem nicht so gut wie die Luftleitung über das Mittelohr (→ Seite 15, 37, 45).

- **Innenohr, Hörnerv und Gehirn: „Schall-Empfindungs-Störungen"**
In diesem Fall rühren die Probleme typischerweise vom Innenohr her, aber unter Umständen auch vom Hörnerv und von den Hörbahnen, die zu den höher gelegenen schallverarbeitenden Zentren im Gehirn ziehen. Bei den meisten Innenohrschäden werden vor allem die hohen Töne schlecht gehört, da die Sinneszellen, die auf diese Frequenzen reagieren, sich im Eingangsbereich der Hörschnecke befinden. Sie werden durch starke Schallwellen besonders stark strapaziert (→ Seite 42). Da bei Schallempfindungsstörungen die Hörzellen im Innenohr auf Schall nicht oder kaum ansprechen und er folglich nicht weiter „verarbeitet" werden kann, ist das Hören nur eingeschränkt möglich. Wörter werden nicht gut verstanden und in Audiogrammen zeigen sich Einbußen bei der Luftleitung und bei der Knochenleitung (→ Seite 45).

- **Andere Störungen:**
Von einer kombinierten Hörschädigung spricht man, wenn auf demselben Ohr die Luftleitung und die Funktion des Innenohrs gestört sind.
Ist der Hörnerv hinter der Ohrschnecke betroffen, handelt es sich um eine neuronale Schädigung.
Eine zentrale Hörstörung kann durch einen Tumor, eine Verletzung oder eine psychische Erkrankung die Verarbeitung des Schalls im Gehirn behindern.

Ohrenschmalz durch Hörgeräte

Vor allem beim Tragen von Hörgeräten, die den Gehörgang abdichten (geschlossene Versorgung → Seite 79), kann sich leicht ein Pfropf bilden. Die Selbstreinigung des Gehörgangs funktioniert nicht richtig. Häufig wird auch mehr Zerumen gebildet und beeinträchtigt die Funktion der Hörgeräte. Daher ist die Reinigung der Einzelteile wichtig (→ Seite 99).

Störungen im Außenohr

Ohrenschmalz

Erwachsene, vor allem aber Kinder, hören manchmal schlecht, weil ihr Gehörgang durch Ohrenschmalz (Zerumen) verstopft ist. Eigentlich soll das Sekret, das von Drüsen der Gehörgangshaut gebildet wird, den Gehörgang schützen und sauber halten. Es verbindet sich mit Staub, abgestoßenen Hautschuppen und Härchen und wird durch die normalen Kaubewegungen automatisch nach außen transportiert. Doch klappt diese Selbstreinigung nicht immer. Wenn sich das Hörvermögen verschlechtert oder Ohrgeräusche auftreten, kann dies durchaus an einem Ohrpfropf liegen.

Hörprobleme, die auf das Konto von Ohrenschmalz gehen, sind vom Arzt leicht zu beheben. Oft gelingt die Entfernung eines Pfropfes mit einem speziellen stumpfen Häkchen. Andernfalls wird beispielsweise mit einer medizinischen Ohrspritze lauwarmes Wasser in den Gehörgang gespült und so der Pfropf gelöst. Mit dem zurückströmenden Wasser fließt das Ohrenschmalz in eine Auffangschale. Gelingt das nicht, kann der Pfropf mit Glyzerin oder Paraffinöl aufgeweicht und später per Spezialhäkchen entfernt werden.

TIPP

Hände weg von Wattestäbchen

Beim Duschen, Baden und bei der Haarwäsche wird das Ohrenschmalz weich und geschmeidig. Es schiebt sich zum Ausgang und lässt sich gut wegwischen. Den Gehörgang mit Wattestäbchen und anderen kosmetischen Instrumenten zu reinigen, ist jedoch kontraproduktiv: Das gelbliche Ohrenschmalz wird dabei leicht – in Richtung Trommelfell – zu einem Pfropf zusammengeschoben. Vor dem Gebrauch solcher Utensilien warnen Fachärzte daher eindringlich!

Gehörgangsentzündung

Entzündungen im Gehörgang (Otitis externa) machen sich durch Hörminderung, Juckreiz oder Schmerzen bemerkbar. Auslöser einer Infektion sind meist Bakterien oder Pilze. Sie breiten sich besonders leicht aus, wenn oft gebadet oder geschwommen wird, da die aufgeweichte Haut ihnen ideale Eintrittspforten bietet (Badeotitis). Weil das Tragen von Ohrstöpseln oder Hörgeräten zu vermehrtem Schwitzen und Hautreizungen führt, entsteht auch dadurch leicht eine Entzündung oder Infektion des Gehörgangs.

Gehen Sie bei Beschwerden in jedem Fall zum Arzt und klären Sie ab, ob eine medikamentöse Behandlung sinnvoll und notwendig ist. Sie können dann auch besprechen, ob Sie beim Schwimmen in Zukunft Ohrstöpsel tragen sollten, sofern die Erkrankung immer wiederkehrt, oder ob gutes Trocknen der Ohren reicht. Kleiner Trick: Fönen Sie nach dem Schwimmen Ihre Haare. Damit trocknen Sie zugleich auch Ihre Ohren.

Knöcherne Neubildungen

Dass sich im Gehörgang neues Knochengewebe (Exostosen) bildet, ist gar nicht so selten – insbesondere bei Schwimmern. Dabei verengt sich der Durchmesser, sodass Ohrenschmalz nicht richtig abfließen kann und die Schallleitung behindert ist. Auch Gehörgangsentzündungen entstehen häufiger.

Eine Reinigung des Gehörgangs durch den Facharzt reicht meist aus. Manchmal ist allerdings ein operativer Eingriff nötig, um das neu gebildete Knochengewebe zu entfernen.

Fremdkörper im Ohr

Wenn Kinder schlecht hören, liegt das nicht selten daran, dass sie sich beim Spiel einen Gegenstand ins Ohr gesteckt haben – etwa eine Murmel oder andere Spielzeugteilchen. Diese verstopfen den Gehörgang, blockieren die Schallleitung und können sogar das Trommelfell verletzen. Auch bei Erwachsenen können Fremdkörper ins Ohr gelangen. HNO-Ärzte berichten oft von überraschenden Funden: ein Insekt, vergessenes *Ohropax* oder eine alte Knoblauchzehe, die Ohrenschmerzen kurieren sollte (dies aber sowieso nicht kann).

Gehen Sie bei Verdacht auf einen Fremdkörper im Gehörgang sofort zum Facharzt und versuchen Sie auf keinen Fall, das Objekt selbst zu entfernen. Normalerweise kann es mit einem Spezialhäkchen herausgeholt werden, Ohrspülungen können hier hingegen Schaden anrichten.

Erkrankungen des Mittelohrs

Störungen in der Ohrtrompete

Für die Belüftung des Mittelohrs sorgt die Ohrtrompete (Tube, eustachische Röhre), die bis in den Nasen-Rachen-Raum reicht. Wenn diese Verbindungsröhre durch Schnupfen, bei einer Erkältung oder durch eine Allergie anschwillt und verstopft, hat das unangenehme Folgen: Wir empfinden Druck auf dem Ohr und hören schlecht, denn die Paukenhöhle des Mittelohrs wird nicht mehr belüftet und der Druckausgleich gelingt nicht mehr. Dadurch wird das Trommelfell nach innen gezogen, sodass die Gehörknöchelchen den Schall nicht richtig weitergeben können. Die Symptome, Druck- und „Watte“gefühl in den Ohren sowie eingeschränktes Hörvermögen, ähneln den Problemen bei raschen Druckänderungen auf Flugreisen (→ Seite 14).

Bei einem Verschluss der Tube mit der Folge einer Entzündung kann sich im Mittelohr leicht Sekret sammeln und eindicken (Tubenkatarrh). Das steigert die Beschwerden und lässt sie länger anhalten.

Oft lindern einfache abschwellende Nasentropfen den Druckschmerz und verbessern das Hören. Man darf sie jedoch nur wenige Tage anwenden. Ohrentropfen sind sinnlos. Sie haben keine ausreichende Wirkung, da das Trommelfell als Barriere wirkt. Bei Druckproblemen sind manchmal Kaubewegungen nützlich (Kaugummi kauen oder etwas lutschen). Bei stärkeren Beschwerden sollten Sie einen Arzt aufsuchen.

Trommelfellverletzungen

Nicht nur Wattestäbchen oder andere Gegenstände, die im Ohr stecken, können das Trommelfell verletzen, sondern auch schneller Druckanstieg in der Umgebung, der nicht über die Ohrtrompete ausgeglichen werden kann. Das kommt sowohl beim Landen eines Flugzeugs als auch beim Tauchen (Barotrauma) manchmal vor. Das Trommelfell und das ovale beziehungsweise das runde Fenster, die Verbindungen zum Innenohr (→ Abbildung, Seite 15), werden dabei plötzlich nach innen gezogen, und es kommt zu einem Riss. Der macht sich vor allem durch heftige Schmerzen und Hörprobleme bemerkbar. Ein Trommelfellriss lässt sich normalerweise reparieren, aber wer Probleme mit dem Druckausgleich hat, sollte sich schützen. Bei Erkältungskrankheiten sind etwa für Flugreisende abschwellende Nasentropfen sinnvoll. Ein weiteres Risiko für das Trommelfell ist explosionsartiger Lärm (→ Lärmschutz, Seite 28).

Mittelohrentzündungen

Wenn Bakterien oder Viren über die Tube ins Mittelohr vordringen und die Schleimhaut infizieren, kommt es zu einer **akuten** Mittelohrentzündung (Otitis media). Sie ist meist von stechenden Ohrenschmerzen, Fieber und Kopfschmerzen begleitet. Bei Kindern tritt sie oft zusammen mit einer Infektion der Atemwege auf. Sie bedarf einer ärztlichen Behandlung. Manche Menschen sind für Mittelohrentzündungen anfällig, das muss bei der Auswahl von Hörgeräten berücksichtigt werden (→ Seite 82, 83).

Der Erguss, der sich bei einer Mittelohrentzündung hinter dem Trommelfell bildet, erschwert das Hören und kann dazu führen, dass Eiter durch einen Riss im Trommelfell austritt und aus dem Ohr läuft. Das ist zugleich eine Entlastung, für die mit einem kleinen Einschnitt, der so genannten Parazentese, auch der Arzt sorgt, wenn entzündungshemmende Medikamente nicht helfen. In der Regel gehen die Beschwerden mithilfe von Nasentropfen und Schmerzmitteln innerhalb weniger Tage zurück. Antibiotika sind meist nicht nötig.

Besteht die Gefahr, dass sich die Entzündung auf den Warzenfortsatz (Mastoiditis), die Gesichtsnerven oder das Gehirn ausbreitet, sind Antibiotika angezeigt. Kommt es zu einer solchen Komplikation, ist eine notfallmäßige Operation unumgänglich.

Die **chronische** Mittelohrentzündung ist keine verschleppte akute Entzündung, sondern eine eigenständige Krankheit: Durch ein kleines Loch im Trommelfell gelangen immer wieder Erreger ins Mittelohr und infizieren es. Aus dem Ohr läuft Sekret heraus, die Schmerzen sind meist gering, das Hören ist mehr oder weniger stark beeinträchtigt. Der Arzt wird zuerst die Infektion behandeln und dafür sorgen, dass das Ohr „nicht mehr läuft". Beim Duschen und Baden muss daher Ohrschutz getragen werden. Später wird der Hals-Nasen-Ohrenarzt durch einen operativen Eingriff den Entzündungsherd beseitigen. Er kann dann zerstörtes Gewebe (Gehörknöchelchen, Trommelfell) ersetzen.

Wucherungen

Im Mittelohr können Hautwucherungen, Zysten oder Tumoren entstehen und Hörprobleme verursachen. Operationen, wie bei der chronischen Mittelohrentzündung, sind dann oft das einzige Gegenmittel, gehören aber in die Hand eines erfahrenen Facharztes. Die Risiken sind vielfältig.

Otosklerose

Durch eine Verkalkung der Gehörknöchelchen (Otosklerose) verhärtet sich das elastische Bandmaterial zwischen den Knöchelchen im Mittelohr und behindert die Schallübertragung vom Steigbügel zum Innenohr. Daraus resultiert eine typische Schallleitungsschwerhörigkeit (→ Seite 51). Das Hören verschlechtert sich langsam, und oft entstehen unangenehme Ohrgeräusche. Ist ein Ohr erkrankt, trifft es eventuell auch das zweite. Die Patienten sind beim Auftreten des Problems meist zwischen 20 und 50 Jahre alt, Frauen sind häufiger betroffen.

Um das Hören zu verbessern, kann unter örtlicher Betäubung der angewachsene Steigbügel entfernt und durch ein Implantat ersetzt werden. Die Erfolgschancen sollen bei erfahrenen Chirurgen bei über 90 Prozent liegen. Eine operationsbedingte Ertaubung ist sehr selten. Manchmal wird behauptet, Medikamente mit Wirkstoffen wie Fluoriden oder Bisphonaten, die den Knochenaufbau beeinflussen, könnten das Fortschreiten einer Otosklerose aufhalten. Das ist nicht hinreichend belegt.

Schädigung des Innenohrs

Die Hörverluste, die vom Innenohr ausgehen, beruhen darauf, dass ein Teil der eigentlichen Hörzellen (→ Seite 16, 24, 25) nicht mehr funktionsfähig ist. Es handelt sich um eine Schallempfindungsstörung. Der Schaden ist irreversibel, denn diese Sinneszellen lassen sich bisher nicht ersetzen und erneuern sich nicht von selbst. Wird mit Hörgeräten kein ausreichendes Sprachverstehen erreicht, kommt ein künstliches Hörorgan, das Cochlea-Implantat, infrage (→ Seite 84).

Knall- und Explosionstrauma

Ein Silvesterböller, ein ausgelöster Airbag oder ein Gewehrschuss, der mit über 120 dB(A) nahe am Ohr abgefeuert wird, kann Sinneszellen im Innenohr für immer vernichten. Die Flüssigkeitsbewegungen und die dadurch ausgelösten Scherkräfte werden durch die heftigen Schallwellen so stark, dass die feinen Härchen auf den Hörzellen in der Schnecke praktisch wegknicken. Wer ein solches Knalltrauma erlebt, empfindet meist sofort stechende Ohrenschmerzen, fühlt sich auf einem Ohr taub und hört höhere Töne schlecht. Oft entsteht auch ein pfeifendes Ohrgeräusch, das nur allmählich wieder verschwindet. Bei Schäden durch einen Knall, der länger als zwei Millisekunden dauert, spricht man von einem Explosionstrauma. Dabei reißt leicht das Trommelfell ein. Wie eine Hautwunde kann ein Riss von selbst heilen, andernfalls muss er vom Facharzt verschlossen werden. Durch die Explosion können aber auch andere Anteile des Gehörs, zum Beispiel die Gehörknöchelchen, geschädigt werden.

Von kurzfristigem Lärmstress kann sich das Innenohr zwar manchmal wieder erholen, aber dazu braucht es Schonung. Laut aufgedrehtes Radio und Konzerte sollten einige Tage tabu sein. Wichtig ist auch der Weg zum Ohrenarzt, damit er das Ausmaß der Schädigung ermittelt und später kontrollieren kann, ob sich das Gehör wieder erholt hat. Nicht selten wird versucht, mit durchblutungsfördernden Mitteln oder Sauerstoffüberdruck, geschädigte Haarzellen „aufzupäppeln". Dass auf diese Weise tatsächlich die Regeneration unterstützt wird, ist umstritten und wissenschaftlich nicht zuverlässig belegt. Skepsis ist auch bei Tipps aus der Naturheilkunde angebracht.

Hörschädigung durch Lärm

Barbara Streisand hat es, Pete Townshend von „The Who" hat es, Ritchie Blackmore von „Deep Purple" hat es – das Problem einer Hörschädigung durch Lärm („Lärmschwerhörigkeit").

Haarzellen mögen keinen Krach, auch keine laute Musik. Im Beruf und in der Freizeit ist daher oft Schallschutz nötig (→ Seite 28). Schon wenn die Lautstärke wie an manchen Büroarbeitsplätzen längere Zeit bei etwa 80 dB(A) liegt, drohen als Folge dieses Stresses Hörprobleme, die mit Tinnitus verbunden sein können (→ Seite 64). Manchmal gehen die Beschwerden nach einigen Stunden vorüber, manchmal bleiben sie. In der Regel nehmen beide Ohren Schaden. Bei Dauerlärm fallen oft zunächst höhere Frequenzen aus, sodass die Türklingel oder das Läuten des Telefons nicht mehr bemerkt, Zischlaute und hohe Vokale nicht mehr gehört werden. Beim Hörtest zeigt sich ein typischer Frequenzverlust, der bei 4 000 Hz liegt (→ Audiogramm, Seite 45). Mit der Zeit werden bei wiederholtem Lärmstress aber auch die Hörzellen für andere Frequenzbereiche funktionsuntüchtig. Reicht dann das Verstehen in Alltag und Beruf nicht mehr aus, werden Hörhilfen gebraucht.

Lärmt eine Bohrmaschine mit 90 dB(A), wird es erst nach mehreren Stunden kritisch, aber eine Motorsäge, die mit 110 dB(A) kreischt, kann schon in wenigen Minuten das Innenohr irreversibel, also dauerhaft, schädigen. Auf das „irreversibel" kommt es an: Ein geplatztes Trommelfall kann heilen, repariert oder sogar ersetzt werden. Die Härchen der Hörzellen aber – also die Schaltstelle für die Schallempfindung – verwandeln sich unter Umständen binnen Minuten zu „Müll" und bleiben es, wenn sie erst einmal zerstört sind. Häufig summieren sich die vielen kleinen Schäden und das Problem zeigt sich erst nach Jahren.

Dieses Risiko besteht auch, wenn beim Rockkonzert die Musik zu laut ist oder wenn die Kopfhörer von Handys und Musikabspielgeräten wie Walkman, CD- oder MP3-Player zu kräftig ins Ohr dröhnen. Auch wer beim Arbeiten mit dem Presslufthammer, als Musiker im Orchestergraben oder als Sportschütze den Gehörschutz vernachlässigt, ruiniert sein Gehör. Für immer! Und dies wird häufig in Kauf genommen, weil sich das Selbstverständnis, die Selbstwahrnehmung offenbar nicht mit Schutzmaßnahmen verträgt.

Jugendliche und junge Erwachsene putschen sich gern mit extrem lauter

Erholung für das Gehör – durch Stille

Wir leben in einer lauten Welt. Untersuchungen an der Universität Gießen haben ergeben, dass schon jeder vierte junge Mensch an einer Hörschädigung leidet. Doch manche Lärmschäden ließen sich vermeiden, wenn man seinem Gehör gezielt Erholung gönnt (→ Kasten, Seite 29). Der Grund: Solange die Haarzellen nur überstrapaziert und noch nicht zerstört sind, können sie sich möglicherweise durch Ruhe einigermaßen erholen. Wann das allerdings nötig ist, muss jeder selbst entscheiden, feste Regeln gibt es dafür nicht. Sichere Alarmzeichen sind Ohrgeräusche. Nach lauten Ereignissen oder einem geräuschvollen Arbeitstag sollte jeder die Stille suchen.

Musik auf. Deshalb drehen sie den Geräuschpegel immer höher. Danach zischt und pfeift es oft im Ohr, was auf eine Schädigung hindeutet, sich aber typischerweise erst nach Jahren als Hörproblem äußert (→ altersbegleitende Hörminderung, nachstehend).

Altersbegleitende Hörminderung

Die meisten Menschen, die schlecht hören, leiden unter einer das Alter begleitenden Hörminderung (Presbyakusis). Und es werden – jedenfalls in den Industrienationen – immer mehr. Schon jetzt ist jeder Dritte nach dem 65. Lebensjahr betroffen, darunter doppelt so viele Männer wie Frauen. Aber viele Menschen bemerken schon Mitte 40 Hörprobleme, also in den so genannten besten Jahren. Das ist einer der Gründe, warum der Begriff „Altersschwerhörigkeit" bei Betroffenen nicht nur unbeliebt ist, sondern auch nicht sehr treffend und wissenschaftlich unpräzise ist (→ Seite 11).

Hinter dem Problem verbirgt sich nicht eine besondere Erkrankung, sondern vieles kommt zusammen, wenn mit der Zeit das Hörvermögen nachlässt. Zum einen altern nicht nur die Haut, das Auge und das Herz, sondern es altert auch das Gehör. Zum anderen werden die Hörzellen im Innenohr in unserer geräuschintensiven Umwelt permanent strapaziert: Ihre feinen Härchen bersten und verkleben allmählich. Betroffen sind zuerst die für hohe Frequenzen zuständigen Zellen am Eingang der Hörschnecke, später auch die der tieferen Frequenzen. Dadurch wird es schwierig, Sprache zu verstehen, denn ziemlich früh fällt damit das Hören vieler Konsonanten weg. Diese müssen aus dem Sinnzusammenhang ergänzt und vom Mund abgesehen werden. Das ist häufig sehr schwierig. Das ständige Füllen der Lücken ist eine anstrengende Aufgabe, die Konzentration, rasches Mitdenken und ein gutes Gedächtnis erfordert. Da die geistige Flexibilität mit dem Älterwerden mehr oder weniger nachlässt, können Hörprobleme mit 60 Jahren vielleicht noch gut kompensiert werden, lassen sich aber vielleicht schon fünf Jahre später nicht mehr verbergen.

Die beste Hilfe bei einer anhaltenden Hörminderung, die vom Innenohr herrührt, sind gut angepasste Hörhilfen. Bisher gibt es keine Arzneimittel, die Hörverluste rückgängig machen oder kompensieren können.

Einige Hoffnung wird auf die Stammzellforschung gesetzt. Die Idee ist, dass junge, unausgereifte Zellen (Stammzellen) in das Innenohr geschleust werden und sich dort zu funktionstüchtigen Haarzellen entwickeln. Gentherapeuten erkunden die Möglichkeit, Zellen in der Hörschnecke genetisch umzuprogrammieren, sodass sie sich in Haarzellen verwandeln.

Menière-Krankheit

Diese Erkrankung (Morbus Menière) tritt meist zwischen 20 und 50 Jahren auf. Wie aus dem Nichts entstehen ein Hörverlust in den tiefen Frequenzen, Drehschwindel und Übelkeit. Gleichzeitig quälen viele belastende Ohrgeräusche. Die Beschwerden treten attackenartig auf, und der Betroffene kann nicht vorhersehen, wann das der Fall sein wird. Manchmal dauert eine Attacke nur einige Stunden, manchmal ein bis zwei Tage oder noch länger. Während sich anfangs das Gehör immer wieder erholt, kann es mit der Zeit zu anhaltendem Hörverlust bis zur Ertaubung kommen.

Zum Teil weiß man, was passiert – aber die eigentlichen Ursachen sind unbekannt: In der flüssigkeitsgefüllten Schnecke des Innenohrs entsteht ein Überdruck, der die Hörzellen über alle Maßen reizt. Chaotische Fehlinformationen sind die Folge. Daraus entwickeln sich Hörprobleme und auch Tinnitus. Ähnliche Vorgänge spielen sich wahrscheinlich in den Bogengängen des Gleichgewichtorgans ab, das ebenfalls im Innenohr liegt (→ Seite 13). In dem Maße, in dem dort Sinneszellen überreizt werden, kommt es zu Schwindel und Übelkeit (→ Seite 63).

Für die insgesamt seltene Erkrankung gibt es keine zuverlässige Therapie. Wenden Sie sich an einen Spezialisten, der Sie je nach Schwere der Erkrankung behandeln wird. Wer betroffen ist, sollte gezielt auf Entspannung und eventuell ein Gleichgewichtstraining setzen. Hörgeräte können eine Hilfe sein. Ein Problem für die richtige Justierung ist aber, dass das Hörvermögen bei der Menière-Krankheit erheblich schwankt. Manchmal bringen Medikamente gegen Übelkeit etwas Erleichterung. Sind die Schwindelattacken dauerhaft und unerträglich, kann eine Operation erwogen werden, die die Gleichgewichtsnerven ausschaltet und 95 Prozent der Betroffenen schwindelfrei macht. Da die Bogengänge unmittelbar neben der Hörschnecke im Innenohr

Wunderpillen & Co.

- Immer wieder wird versucht, durch geschickte Werbemaßnahmen zum Kauf von Mitteln zu verführen, die schlechtes Hören bessern sollen. Aber solche „Hörpillen" halten nicht, was versprochen wird. Jedenfalls gibt es dafür keine zuverlässigen wissenschaftlichen Belege. Zu befürchten sind sogar unerwünschte Wirkungen.
- Es fehlen überzeugende Resultate und aussagekräftige Studien auch zu der Behauptung, dass sich durch Medikamente oder Nahrungsergänzungsmittel Ohrgeräusche günstig beeinflussen lassen.
- Achten Sie genau auf die Formulierungen in der Werbung. Für Nahrungsergänzungsmittel gelten nicht die strengen Anforderungen, die vom Gesetz an Arzneimittel gestellt werden. Eine Konsequenz daraus ist, dass für sie beispielsweise nicht – wie für Arzneimittel – mit klar umrissenen definierten Anwendungsgebieten geworben werden darf beziehungsweise muss. Deshalb wird zum Beispiel eine „Stärkung des Gehörs" versprochen – was viel bedeuten kann. Die Werbung suggeriert damit, dass Sie besser hören werden oder unter weniger Tinnitus leiden müssen. Solche Versprechungen klingen in der Regel nicht nur unverbindlich, sie sind es auch.
- Allerdings wird auch im Arzneimittelbereich allzu oft mit Slogans geworben, die zu viel versprechen. Zum Beispiel: „Pille gegen Hörschwäche da! Aktiver Hören! Hörzellen stärken! Nebengeräusche minimieren!". Die Aufsichtsbehörden sind – unter anderem aus Personalmangel – mit der Kontrolle einer solchen ausufernden Arzneimittelwerbung überfordert.

sitzen, kann dabei allerdings das Hörvermögen auf dem betroffenen Ohr verloren gehen.

Hörsturz

Der Hörsturz wird auch als Infarkt des Innenohrs betrachtet. Man vermutet, dass die Blutversorgung unzureichend oder unterbrochen ist und dadurch die Sinneszellen in der Hörschnecke und im Gleichgewichtsorgan unterversorgt sind. Sie sterben ab, wenn sie sich nicht rasch regenerieren können. Das ist auch die gängige Begründung, wenn Ärzte versuchen, mit durchblutungsfördernden Mitteln oder Sauerstoff die Schäden zu minimieren, obwohl die therapeutische Wirksamkeit strittig ist.

Hörsturz als Warnschuss?

Der Hörsturz wird oft als eine Art Warnschuss bezeichnet: Vorsicht! Zu viel Stress! Ändern Sie Ihren Lebensstil, sorgen Sie für Entspannung! Allerdings: Wie viele psychologische Tipps, ist auch dieser durch Studien nicht ausreichend belegt. Stressvermeidung kann aber zumindest nicht schaden, zumal einem Hörsturz auch ein zweiter und dritter – eventuell auf dem anderen Ohr – folgen können.

Obwohl der Hörsturz häufig ist, sind seine eigentlichen Ursachen noch immer nicht bekannt. Alles Mögliche wird verdächtigt. Oft erleiden Menschen mit starken psychischen und physischen Belastungen einen Hörsturz, man spricht daher auch von einer „Managerkrankheit", aber auch unabhängig von der Berufstätigkeit kommt er vor. Wie aus heiterem Himmel kann der Betroffene plötzlich auf einem Ohr nicht mehr hören. Nur selten sind beide Ohren betroffen (→ Audiogramm, Seite 45). Oft tritt das Problem morgens auf und wird manchmal von Schwindel und Übelkeit begleitet. Bei vier von fünf Patienten verbessert sich das Hören wieder. Etwa die Hälfte wird beschwerdefrei, die anderen behalten ein Hörproblem oder Schwindel zurück.

Wer einen plötzlichen Hörverlust bemerkt, muss den Arzt aufsuchen. Hinter den Symptomen kann eine Infektion stecken, die mit Medikamenten gezielt behandelt werden muss (→ Seite 55). Wird ein „richtiger" Hörsturz festgestellt, verordnen Ärzte oft Kortikoide und versuchen, mit Infusionen die Durchblutung im Innenohr zu verbessern. Aber wissenschaftlich überzeugend abgesichert ist die Wirkung dieser Behandlung bisher nicht: Erstens schwinden die Beschwerden bei über der Hälfte der Betroffenen von selbst, auch ohne Therapie. Und zweitens hat sich gezeigt, dass Infusionen mit Wirkstoffen, die die Fließeigenschaften des Blutes verbessern sollen, nicht mehr nützen als Infusionen mit (wirkneutraler) physiologischer Kochsalzlösung. Mit allergischen Reaktionen und anderen unerwünschten Wirkungen muss bei Arzneimittelwirkstoffen indes gerechnet werden.

Wenn eine stärkere Hörminderung nach zirka sechs Monaten nicht verschwunden ist, sollte man sich eventuell für ein Hörgerät entscheiden. Normalerweise wird nur das geschädigte Ohr versorgt. Ist der Verlust erheblich, kann mit spezieller Technik der Schall von der geschädigten Seite auf die intakte Seite übertragen werden – entweder direkt ans Trommelfell oder in ein Hörgerät, falls auch das bessere Ohr nicht mehr so gut arbeitet

Doppeltes Leid: Hörprobleme und Schwindel

- Im Innenohr liegen das Hörorgan (Hörschnecke, Cochlea) und das Gleichgewichtsorgan (Labyrinth, vestibuläres System, Vestibularorgan) unmittelbar nebeneinander (→ Seite 13). Beide Sinnessysteme sind mit dem gleichen Zelltyp ausgestattet, nämlich Haarzellen, die gereizt werden, sobald ihre feinen Härchen abknicken. Beide Organe arbeiten nach dem gleichen Prinzip: Die Härchen der Zellen ragen in einen flüssigkeitsgefüllten Schlauch mit Deckmembran oder in ein Gelkissen. Und wenn durch Druckwellen (betreffen das Gehör) oder Bewegungen des Kopfes (beeinflussen das Gleichgewichtsorgan) die Flüssigkeit bewegt wird, ergeben sich Strukturverschiebungen und ein Abknicken der Haarzellen. Das löst den Reiz aus.
- Die räumliche Nähe und die Ähnlichkeit führen dazu, dass bei Hörproblemen häufig auch das Gleichgewichtsorgan beeinträchtigt ist. Das kann zum Beispiel nach einem Hörsturz, bei der Menière-Krankheit oder einem Hörschaden durch Medikamente der Fall sein. Aber auch Infektionen wie Mittelohr- und Hirnhautentzündungen können sich im Gleichgewichtsorgan ausbreiten und die Ursache sein. Durch die Schädigung des vestibulären Systems kommt es dann zu heftigen Schwindelgefühlen und Übelkeit.
- Was dabei passiert, ist etwas kompliziert und hängt mit dem Bau des Gleichgewichtorgans zusammen: Das vestibuläre System besteht aus drei Bogengängen, die unterschiedlich ausgerichtet sind, und es enthält Ohrsteinchen, die Otolithen. Während die Sinneszellen der Bogengänge Drehbewegungsänderungen registrieren, sorgen die Ohrsteinchen und weitere Sinneszellen dafür, dass geradlinige Bewegungsänderungen erkannt werden (vor und zurück, auf und ab).
- Fallen die Haarzellen der Bogengänge auf einer Seite des Kopfes aus, dann entsteht ein Drehschwindel, ähnlich wie nach einer schnellen Karussellfahrt – aber schlimmer und andauernder. Ist, beispielsweise nach einem Hörsturz, das linke Gleichgewichtsystem geschädigt, wird permanent an das Gehirn gemeldet: „Linksdrehung findet statt“. Dieser Information versucht das Gehirn durch Meldungen an Muskeln und Augen unablässig gegenzusteuern – was normalerweise ein notwendiger Vorgang ist. Andernfalls würden wir umkippen und die Augen nicht richtig fixieren können. Es findet aber in diesem Fall keine Linksdrehung statt! Muskeln und Augen müssen nicht gegenlenken. Weil die Information also nicht stimmt, entstehen die Dreh- oder Kreiselgefühle.
- Zum Glück kann das Gehirn in der Regel mit der Zeit lernen, die Fehlinformation umzudeuten und nicht mehr (so stark) zu

→

(Fortsetzung)

reagieren. Dazu verrechnet es auch andere Informationen über die Körperhaltung und die Position, die zum Beispiel von den Augen oder den Druckrezeptoren der Fußsohlen stammen. Krankengymnastische Übungen oder ein gezieltes Gleichgewichtstraining fördern den Prozess. Sich normal zu bewegen, hilft ebenfalls Schwindel und die Übelkeit zu vertreiben, auch wenn dies oft mit Überwindung verbunden ist.

- Neben dem Drehschwindel gibt es den Lage- oder Lagerungsschwindel, der auf das Konto der Ohrsteinchen geht. Er macht sich vor allem beim Aufstehen und Hinlegen bemerkbar. Die Ohrsteinchen können, unter anderem bei einem Unfall, verrutschen und in die Bogengänge gelangen. Dadurch reizen sie die „falschen" Sinneszellen und lösen Schwindel aus. Den Lageschwindel können HNO-Ärzte und Neurologen durch gezielte Manöver oft beheben, denn bestimmte Kopfbewegungen bringen die Otolithen wieder an Ort und Stelle. Nutzlos ist dies, wenn – wie etwa bei der Menière-Krankheit – die Aktivität der Sinneszellen sich ständig ändert oder wenn nach einer Infektion die Sinneszellen, die durch die Verschiebung der Ohrsteinchen gereizt werden, zerstört sind. Dann muss wiederum das Gehirn lernen, diesen Verlust mithilfe der Augen und Lagerezeptoren zu kompensieren.

(→ BICROS-Hörgeräte, Seite 82, 96). Dadurch lässt sich zum Teil wieder unterscheiden, was von rechts oder von links kommt, und einzelne Schallquellen können sicherer auseinander gehalten werden. Das ist vor allem bei Gesprächen mit mehreren Personen hilfreich. Mit der Zeit erlernt das Gehirn durch diese technische Hilfe immer besser, den Schall so zu verarbeiten, dass ein gewisses räumliches Hören möglich ist.

Tinnitus

Obwohl in Deutschland über drei Millionen Menschen ein Ohrgeräusch (Tinnitus, Ohrensausen) haben, weiß man nicht genau, was eigentlich passiert ist, wenn das Gehör keine Ruhe gibt. Immerzu pfeift oder zischt es in einem oder beiden Ohren. Oft hören Betroffene die Geräusche „mitten im Kopf". Mal ist es ein Brummen, mal ein Summen, Klingeln (daher der Fachbegriff: Klingeln heißt im Lateinischen tinnire) oder andere Geräusche. Seltener sind es mehr oder minder deutliche Stimmen. Manche Menschen haben ständig Ohrgeräusche, andere haben zwischen durch Ruhephasen oder nur dann Probleme, wenn sie unter Stress stehen. Selbst vor dem Einschlafen finden viele Betroffene keine Ruhe, denn in einer geräuscharmen Umgebung macht der Tinnitus sich meist erst recht bemerkbar.

Die Ursachen von Tinnitus lassen sich oft nicht ermitteln. Möglicherweise steckt manchmal ein Schaden an der Halswirbelsäule oder des Kiefergelenks dahinter. Auch erhöhter Blutdruck oder eine frühere Erkrankung des Gehörs, zum Beispiel eine Mittelohrentzündung, können die Ursache sein. Häufig entsteht die Erkrankung bei einem Hörsturz, gelegentlich durch die unerwünschte Wirkungen eines Medikaments (→ Seite 66) oder infolge eines Knalltraumas. Dass Lärm eine Rolle spielt, erklärt, warum unter den Jugendlichen schon 60 bis 80 Prozent Erfahrung mit Ohrgeräuschen haben. Unter den etwa 800 000 Menschen mit schwerem Tinnitus finden sich vor allem jüngere, stressgeplagte Erwachsene, nicht immer leiden sie auch unter einer Hörminderung. Wer bereits hörgeschädigt ist, wird durch die andauernden Ohrgeräusche insofern besonders belastet, als der Tinnitus sowohl Sprache als auch andere Schallinformationen überlagert und unverständlich machen kann.

Eine medikamentöse Therapie gegen Tinnitus gibt es nicht. Andere Behandlungsarten sind von begrenztem Nutzen. Menschen, denen es gelingt, sich mit dem Lärm im Ohr zu arrangieren, kommen noch am besten zurecht. Das ist jedoch leichter

Ohrgeräusche

Ohrgeräusche sind akustische Fehlinformationen, die im Innenohr und in den schallverarbeitenden Hörzentren erzeugt werden. Dem Gehirn gelingt es offenbar nicht, diese wegzufiltern.
Manch einer gewöhnt sich mit der Zeit an das Rauschen im Ohr.
Wie gut das klappt, hängt erheblich von der Art der Ohrgeräusche ab. In der Regel werden sie mit der Zeit aber erträglicher. Wenn das nicht der Fall ist, stellen sich in Anbetracht der ständigen Überforderung und Ausweglosigkeit der Situation manchmal Angstzustände oder Depressionen ein und machen das Leben zur Qual.
Es gibt mehrere Kliniken und Zentren, die sich auf Rehabilitationsmaßnahmen für Tinnituspatienten spezialisiert haben (→ Adressen, Seite 200 ff.).

gesagt als getan. Manchem hilft dabei eine Hör-CD mit angenehmen Kompositionen, andere profitieren von Übungen zur tiefen Entspannung oder sie finden psychotherapeutische Unterstützung.

Das Prinzip fast aller Bemühungen ist es, die Ohrgeräusche zu überhören, also sich ablenken zu lassen, und dieses Wegfiltern zu trainieren. Hilfreich sind dabei auch die üblichen Hörgeräte, da sie den Umweltschall hervorheben. Mit Maskern oder Noisern, die wie Hörgeräte aussehen und dem Ohr statt stressigem Klingeln ein ruhiges Rauschen anbieten, lässt sich Tinnitus ebenfalls überdecken. Wie gut die Maßnahmen wirken, ist von Person zu Person sehr unterschiedlich.

Gehörschäden durch Medikamente und andere Substanzen

Einige Medikamente können das Innenohr schädigen und dadurch einen Hörverlust bewirken. In der Regel sind von solchen „Nebenwirkungen" beide Ohren betroffen. Wer bereits hörgeschädigt ist, sollte seinen Arzt oder den Apotheker darüber informieren und bei jedem neuen Medikament abklären, ob ein Risiko für das Innenohr besteht.

Die Empfindlichkeit des Gehörs rührt vor allem daher, dass sich in der Innenohrflüssigkeit besonders leicht Stoffe ansammeln, die die Sinneszellen in der Hörschnecke angreifen. Zumal wenn die Nieren nicht optimal arbeiten, diese Stoffe also nicht mehr ausreichend herausgefiltert werden, kann es zu einer Schädigung kommen.

Neben Arzneimitteln können weitere Substanzen über den Blutkreislauf das Innenohr erreichen und schädigen. Dazu gehören organische Lösungsmittel und Schwermetallverbindungen. Aber auch die so genannten Genussmittel wie Alkohol und Tabak sollten gemieden werden.

Grundsätzlich können Stoffe, die für das Gehör schädlich sind (ototoxische Substanzen), auch für das Gleichgewichtssystem ein Risiko sein, da die Organe benachbart im Innenohr liegen und ähnlich funktionieren (→ Seite 64, 65).

Arzneimittel mit Risiken für das Gehör:

- Bestimmte Antibiotika (Aminoglykoside) wie Amicacin (*Biklin*), Gentamicin (*Gencin*, *Refobacin* u.a.), Netilmicin (Certomycin), Streptomycin (*Strepto-Fatol* u.a.) und Tobramycin (*Gernebcin*, *Tobra-Cell* u.a.)
- Entwässerungsmittel (Diuretika) wie Furosemid (*Fusid*, *Lasix* u.a.)
- Krebsmittel (Zytostatika) wie Cisplatin (*Cis-Gry* u.a.) und Cyclophosphamid (Cyclostin, Endoxan u.a.)
- Azetylsalizylsäure-Präparate wie *Aspirin* u.a. in extrem hoher Dosierung (deutlich mehr als drei Gramm pro Tag)
- Antimalariamittel vom Typ Chinin (*Chininum Hydrochloricum*) in extrem hoher Dosierung
- verschiedene Medikamente, die bei Herzrhythmusstörungen, hohem Blutdruck, Depression, Epilepsie, Allergie und rheumatischen Erkrankungen eingesetzt werden.

Stoffe mit Gefährdungspotenzial:

- Lösungsmittel wie Aminobenzole und Nitrozobenzolverbindungen
- Schwermetallverbindungen von Blei, Quecksilber und Arsen
- Substanzen wie Fluorverbindungen, Schwefel-, Tetrachlorkohlenwasser stoffe, organische Phosphatverbindungen, Kohlenmonoxyd
- Als gehörschädigend werden auch Genuss- und Suchtmittel (Alkohol, Nikotin, Heroin, Kokain) verdächtigt.

TIPP **Warnzeichen bei Medikamenten**

Informieren Sie sofort Ihren Arzt, wenn unter der Behandlung mit Arzneimitteln

- plötzlich Ohrgeräusche auftreten (Tinnitus),
- ein bestehender Tinnitus sich verstärkt,
- die Ohren sich verstopft anfühlen,
- das Hörvermögen sich zum Beispiel im Bereich hoher Frequenzen verschlechtert,
- Schwindel und Übelkeit auftreten.

Infektionen

Oft wird vergessen, dass auch Infekte Schwerhörigkeit oder Taubheit verursachen können. Weil die Übeltäter häufig Viren sind, gegen die Medikamente oft wenig ausrichten, ist Prophylaxe wichtig. Jeder sollte sich insbesondere vor Röteln, Masern oder Mumps mit einer Impfung schützen. Bakterien, die in das Gehör vordringen, können ebenfalls Hörverluste verursachen.

Früher waren viele Kinder schwerhörig oder taub, weil sie selbst oder ihre Mütter in der Schwangerschaft keinen Impfschutz hatten. Schon beim ersten Kontakt mit den Erregern konnte so aus einer so genannten Kinderkrankheit eine lebenslange Schädigung hervorgehen. Heute sind es vor allem Hirnhautentzündungen, die bei Kindern und Erwachsenen das Gehör schädigen können. Wenn die Erreger bis ins Innenohr vordringen, können sie dort die Sinneszellen der Hörschnecke zerstören und auch das Gleichgewichtsorgan außer Funktion setzen. Eine zuverlässige Impfung gegen alle Formen von Hirnhautentzündung gibt es noch nicht.

Tumoren und Blutungen

Dass ein Tumor zu Hörverlusten führt, ist selten – aber möglich. Auch deshalb sollte jeder einen HNO-Arzt aufsuchen, wenn das Hörvermögen nachlässt. Vor allem an der Stelle, an der der Hörnerv ins Gehirn eintritt, kann sich eine gutartige oder bösartige Geschwulst bilden, die entfernt werden sollte beziehungsweise muss. Die Diagnose erfolgt per Kernspintomographie oder durch Nervenableitung von der Schädeloberfläche (→ Seite 39).

Auch ein Schlaganfall kann Hirnregionen in Mitleidenschaft ziehen, die für die Schallverarbeitung gebraucht werden. Solche zentralen Schädigungen können auch von einem Tumor oder Metastasen ausgelöst werden. In diesen Fällen ist das Gehör ansonsten intakt.

Hörhilfen

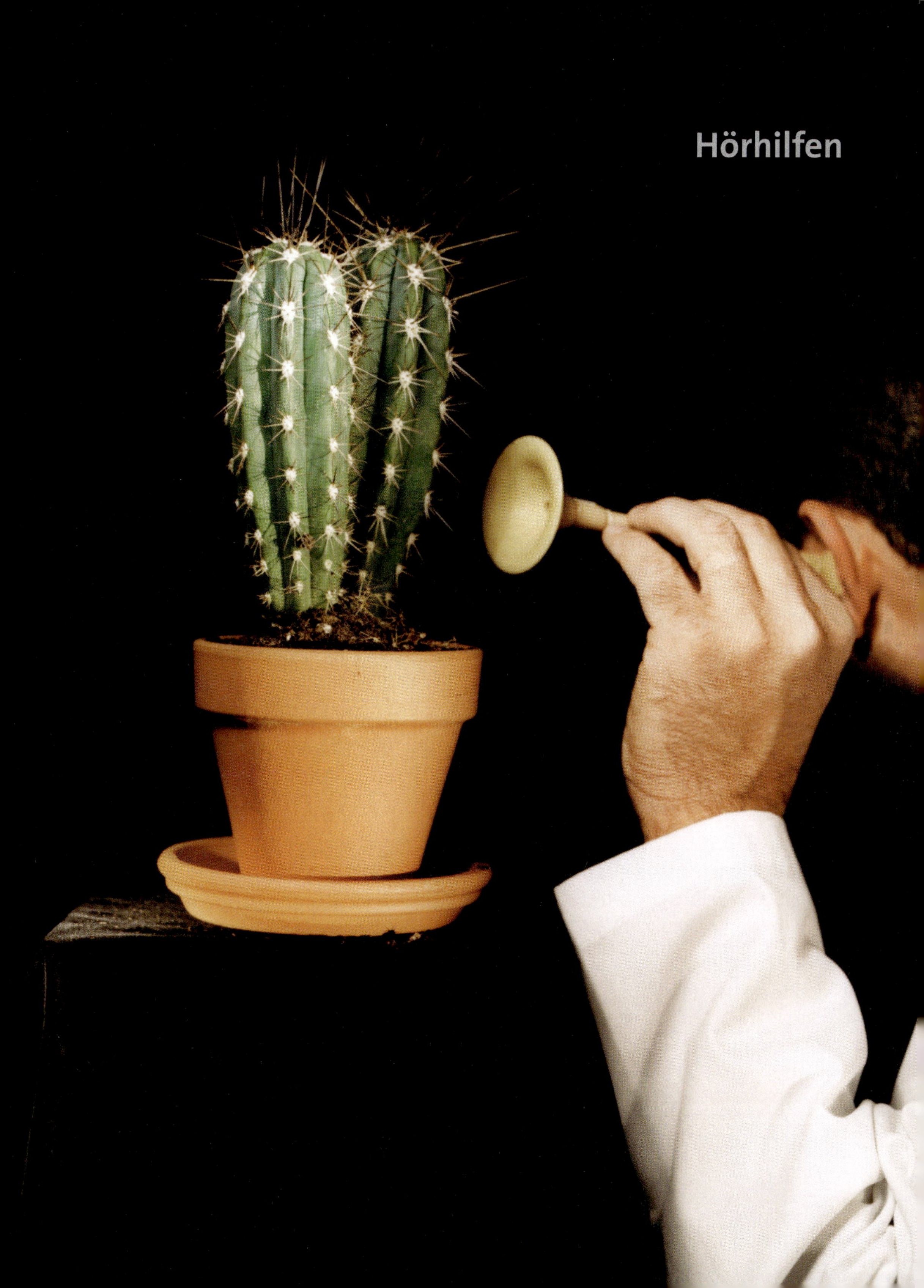

Unser Ziel ist, die Hörschädigung salonfähig zu machen. Das Hörgerät muss den Status einer Brille bekommen. Das sollte kein Problem sein im Zeitalter der Computerchips und Handys, wo Telefon und Hörgeräte sich immer mehr ähneln. Viele Musiker haben heute einen Knopf im Ohr, um sich im Orchestergraben vor hohem Schallpegel zu schützen oder weil sie bereits hörgeschädigt sind.
Viele angesehene Persönlichkeiten tragen ein Hörgerät, Bill Clinton und Helmut Schmidt, ...

Harald Seidler, HNO-Arzt, selbst hörgeschädigt

Fakten und Zahlen, die nachdenklich machen

In Deutschland plagt sich jeder Sechste mit Hörproblemen. Das sind rund 14 Millionen Menschen. Mit Hörgeräten könnten weit über sieben Millionen von ihnen wieder besser hören, aber nur etwa drei Millionen besitzen welche, und viele der „glücklichen Besitzer" macht es nicht so recht glücklich. Sie tragen ihre Geräte nicht. In anderen Ländern ist die Situation ähnlich.
Die Gründe sind vielfältig:

- Viele Menschen wollen nicht wahrhaben, dass sie hörgeschädigt sind. Andere wiederum wissen es einfach nicht.
- Ein Teil ist überzeugt, dass die Anschaffung sich nicht lohnt, weil andere Betroffene mit der Technik nicht zurechtkommen oder Unzulänglichkeiten der Hörhilfen beklagen.
- Manchmal sind es die Kosten der Anschaffung, die abschrecken.
- Viele befürchten, dass sich ihr Gehör zu sehr an Hörhilfen gewöhnt und von ihnen abhängig wird.
- Andere glauben, sie würden ihr Gehör „verwöhnen" und könnten es ohne Hörgeräte besser trainieren.
- Manche meinen, dass Hörtechnik den Ohren schadet.
- Und besonders viele Menschen empfinden Hörhilfen als soziales Stigma.

Was bringt Supertechnik?

Für mich darf Erholung in menschlicher Gesellschaft, feinere Unterredungen, wechselseitige Ergießungen nicht statthaben. Ganz allein … wie ein Verbannter muss ich leben.

Ludwig v. Beethoven mit 32 Jahren in einem Brief „Heiligenstädter Testament", 6. Oktober 1802

Zu Beethovens Zeiten musste man sich mit dem Hörrohr behelfen – der Erfolg war begrenzt. Immerhin gelang es dem Komponisten trotz zunehmender Ertaubung noch lange Musik zu hören, indem er ein Stöckchen zwischen die Zähne nahm und so die Luftschwingungen über den Schädelknochen an das Innenohr leitete. Er verbesserte so die Knochenleitung (→ Seite 15, 18).

In der Zwischenzeit hat sich viel getan. Moderne Technik machte es möglich, Hörstörungen in viel differenzierterer Form auszugleichen. Zum Beispiel kann man gezielt solche Frequenzbereiche verstärken, die nicht mehr gut gehört werden. Eines ist allerdings geblieben: Auch mit Hightech-Hörgeräten werden Sie nicht wieder so hören und verstehen können wie mit einem intakten Gehör. Das ist bis auf weiteres unerreichbar! Außerdem sind die Geräte trotz großer technischer Fortschritte gewöhnungsbedürftig: Sie müssen sich mit Abstrichen und Widrigkeiten arrangieren. Den gewohnten „natürlichen" Klang – so wie Sie ihn in Erinnerung haben – erhalten Sie nicht zurück. Doch Sie können sich mit der Zeit an den ungewohnten, neuen Klang gewöhnen (→ Seite 97).

Es gibt mehrere technische Möglichkeiten, Hörverluste auszugleichen, und je nach der Ursache des Handicaps gibt es eine andere optimale Lösung. Wenn die Hörminderung auf einer Schädigung der Haarzellen des Innenohrs beruht, handelt es sich um eine Schallempfindungsstörung (→ Seite 50, 51). Dann kommen meist die herkömmlichen Hörgeräte in Betracht, also Hinter-dem-Ohr-Geräte (HdO) oder In-dem-Ohr-Geräte (IdO). Mit ihrer Hilfe lassen sich wieder mehr Umweltgeräusche wahrnehmen und Sprache ist wieder besser zu verstehen. Wer indes durch Krankheit oder Unfall sein Hörvermögen ganz verloren hat, vermag mithilfe eines Cochlea-Implantats wieder Schall wahrzunehmen. Auch Menschen, die gehörlos geboren wurden, können mit diesem künstlichen Gehör das Hören erlernen.

Wirkprinzipien von Hörhilfen

- **Herkömmliche Hörgeräte** verstärken den (Luft-)Schall, der auf das Trommelfell wirkt. Er wird lauter gemacht, sodass die noch aktiven Hörzellen im Innenohr gereizt werden und ihre Informationen über den Hörnerv an das Gehirn senden können.
- **Knochenleitungshörgeräte** verstärken Schallwellen und leiten sie als Vibrationen auf den Schädelknochen. Das setzt die Flüssigkeit im Innenohr in Bewegung, reizt dort die Hörzellen und gelangt als Schallinformation ins Gehirn.
- **Implantierte Hörgeräte** wirken direkt auf die Gehörknöchelchen im Mittelohr, die dann den Schall an das intakte Innenohr weitergeben. Der Hörnerv leitet ihn an die Hörzentren.
- **Cochlea-Implantate** überbrücken bei schwersten Hörverlusten die nicht mehr funktionierenden Hörzellen in der Ohrschnecke (Cochlea). Der Schall wird vom Implantat in geeigneter Form kodiert und in elektrische Signale verwandelt, die den Hörnerv reizen. Er leitet die Informationen an die schallverarbeitenden Hörzentren.
- **Hirnstamm-Implantate** überbrücken und ersetzen außer den Hörzellen im Innenohr auch noch den Hörnerv. Der Schall wird in elektrische Signale umgewandelt und direkt an die unteren Hörzentren des Gehirn gesendet. Sie liegen im Hirnstamm, auch Stammhirn genannt (Abbildung → Seite 12).

Herkömmliche Hörgeräte

Alle herkömmlichen Hörgeräte haben dieselbe Aufgabe: Sie sollen akustische Informationen hörbar und verständlich machen, und zwar insbesondere den Schall, der für das Sprachverstehen wichtig ist. Die dafür wichtigsten Frequenzen liegen zwischen 1 000 und 4 000 Hertz (Hz). In diesem Bereich verstärken die meisten Geräte den Schall, gegebenenfalls um bis zu 50 Dezibel (→ Hertz, Seite 21; → Dezibel, Seite 27).

Schall, der zum Beispiel mit 60 dB Ihr Ohr erreicht, kann auf 80 dB, bei Bedarf auch weit über 100 dB verstärkt werden. Doch es ist

Warum Hörgeräte nicht alle Frequenzen verstärken

Einerseits ist es ein Nachteil, dass sehr hohe und tiefe Töne nicht oder kaum verstärkt werden, weil dadurch der Klang weniger natürlich wirkt. Andererseits ergeben sich neue Probleme, wenn im Tief- und Hochtonbereich der Schall lauter gemacht wird:

- Zum Beispiel werden dann Störgeräusche in niederen Frequenzbereichen hörbarer. Dabei nerven schon jetzt Verkehrslärm und andere Geräusche Hörgeräteträger oft entsetzlich.
- Bei Hightech-Geräten, die hohe Frequenzen bis zu 8 000 Hz verstärken, wird der Klang manchmal als unangenehm empfunden. Sie sind offenbar besonders gewöhnungsbedürftig.
- Außerdem haben viele Hörgeschädigte keine Chance, diese hohen Frequenzen wahrzunehmen, weil die zuständigen Sinneszellen im Innenohr defekt sind (→ Seite 24). Da fällt die fehlende Verstärkung des Hochtonbereichs nicht so sehr ins Gewicht.
- Ferner ist es manchmal ein Vorteil, dass nur der bedeutsamste Frequenzbereich verstärkt wird. Denn so werden die schallverarbeitenden Gehirnzentren nicht mit einer Informationsflut überlastet.

nicht einfach so, dass alle Töne um denselben Betrag lauter werden. Der Akustiker bemüht sich um eine Einstellung, die Ihren Anforderungen entspricht und Ihren Hörverlust ausgleicht. Das nennt man „Anpassung" des Hörgeräts (→ Seite 92, 93).

Bau und Funktionen

Alle Hörgerät-Typen, ihre Eigenschaften und Finessen vorzustellen, würde den Rahmen des Ratgebers sprengen. Immerhin sind derzeit etwa 2 000 verschiedene Geräte im Handel. Auch geht die Entwicklung rasant weiter. Mithilfe der nachfolgenden Kurzbeschreibungen können Sie bei Ihrem Ohrenarzt oder dem Hörgeräte-Akustiker jedoch gezielt nachfragen. Die wichtigsten Teile eines Hörgeräts sind

- ein winziges **Mikrofon**, das den Schall aufnimmt,
- ein **Verstärker**, beziehungsweise bei den heute üblichen digitalen Hörgeräten ein **Signalprozessor** (Mikrochip), der den eingehenden Schall lauter macht und bearbeitet,
- ein Miniatur-**Lautsprecher**, der ihn zum Trommelfell lenkt und für Ihr Ohr hörbar macht.

Das Hinter-dem-Ohr-Gerät
Ein Schallschlauch (→ Abbildung, seite 75) verbindet Hörgerät und Ohrpassstück im Gehörgang (Telefonspule/T-Spule verdeckt).

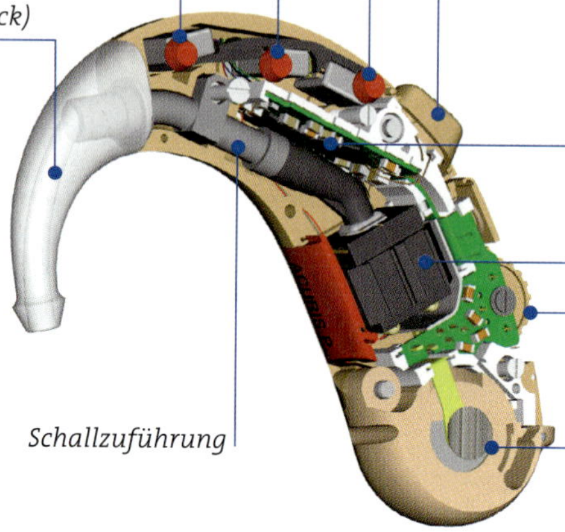

Die verstärkten akustischen Signale gelangen dann über das Mittelohr ins Innenohr und reizen dort die noch funktionstüchtigen Hörzellen. Nervenfasern, gebündelt im Hörnerv, leiten diese Erregung zum Gehirn (→ Seite 12).

Für Strom sorgen
Hörgeräte arbeiten mit Batterien. Diese Knopfzellen liegen in einem Batteriefach und müssen – je nach Hörstörung und damit je nach Verstärkungsbedarf – alle ein bis zwei Wochen ersetzt werden. Anders als eine Uhr verbrauchen Hörgeräte viel Strom. Für Hinter-dem-Ohr-Geräte gibt es auch umweltfreundliche Akkus, aber diese müssen per Ladegerät aufgeladen werden und sind vor allem für ältere Menschen nicht empfehlenswert. Sie halten nur bis zu vier Stunden.

Einschalten
Viele Geräte haben zum Ein- und Ausstellen einen Kippschalter. Diese Form ist besser zu handhaben als ein Rädchen. Manche Modelle schalten sich bereits dadurch ein, dass man das leicht geöffnete Batteriefach schließt. Legt man es im eingeschalteten Zustand weg, entpuppen sich die Geräte jedoch als Batteriefresser. Achten Sie darauf, dass das Batteriefach offen steht, wenn Sie die Hörgeräte nicht tragen. Am besten: Batterien herausnehmen!

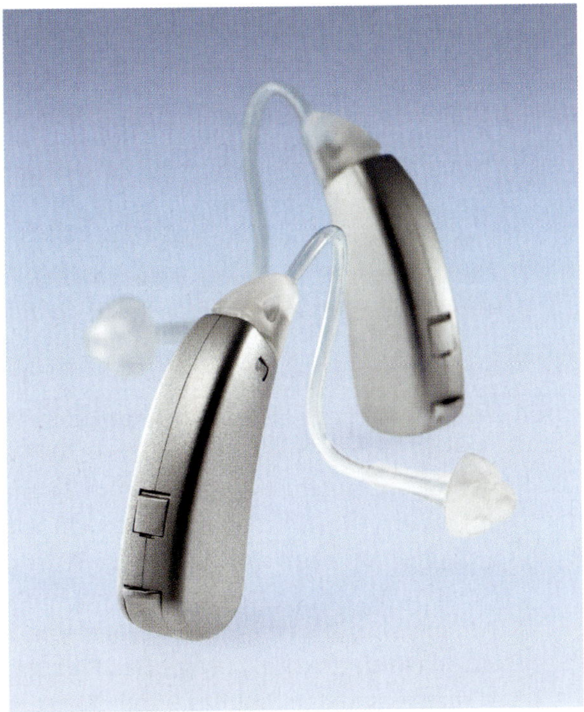

Das Hinter-dem-Ohr-Gerät
Modernes digitales Hörgeräte-Paar mit feinem Schallschlauch und kleinem Hörstück.

Lautstärke regulieren

Bei manchen Hörgeräten können und müssen Sie die Lautstärke selbst regulieren, andere machen das automatisch. So laut, dass Lärm Ihren Ohren schadet, wird es übrigens nicht: Der Hörgeräte-Akustiker stellt Ihre Geräte so ein, dass gefährliche Lautstärken nicht ins Gehör gelangen können.

Einstellungen wählen

Bei vielen Geräten können Sie unterschiedliche Einstellungen wählen. Am gebräuchlichsten ist die Einstellung **M**, dann arbeitet das Mikrofon.

Zum Telefonieren eignet sich die Einstellung **T**. Dann ist das Mikrofon aus- und die Telefonspule (T-Spule) auf Empfang gestellt. Sie erhält ihre Signale in Form von (unschädlichen) elektromagnetischen Wellen aus dem Telefonhörer. Was Sie beim Telefonieren hören, wird also direkt in Ihre Hörgeräte gespeist.

Die T-Einstellung ist auch die richtige Wahl, wenn Sie bei einer Veranstaltung den Ton über eine zentrale Höranlage, die mit Induktion arbeitet, empfangen wollen (→ Seite 106). Ihr Mikrofon am Hörgerät ist dann abgeschaltet und Sie hören keine Nebengeräusche. Oft ist auch die Einstellung **M/T** möglich, sodass etwa Ihr Nachbar und das weitere Umfeld hörbar bleiben. Bei manchen modernen digitalen Modellen müssen Sie selbst nichts mehr verstellen, die Hörgeräte reagieren zum Beispiel auf eine Ringschleife automatisch.

Programme wählen

Manche Modelle ermöglichen die Wahl zwischen verschiedenen „Verstärkungs-Programmen", etwa für Gespräche in leiser Umgebung, in lauter Umgebung – zum Beispiel auf der Straße – und für Musik. Die Alternativen sind nicht vorgegeben, sondern der Hörakustiker kann sich nach Ihren Wünschen richten. Das heißt: Sie erklären Ihre Bedürfnisse und der Fachmann wird versuchen, beispielsweise ein spezielles Programm für Musik einzurichten und dazu einen möglichst großen Frequenzbereich zu verstärken.

Nicht immer gelingt das wirklich gut. Auch profitiert nicht jeder von mehreren Programmen. Gerade ältere Menschen sind nach den Erfahrungen von Hörgeräte-Akustikern oft überfordert. Sie nutzen meist nur ein einziges, da zum Beispiel die Anwahl bei kleinen Geräten Fingerfertigkeit verlangt und kompliziert ist. Das Drücken eines Knöpfchens führt zum jeweils nächsten Programm (→ Abbildung, Seite 81), aber eine sichtbare Kontrolle gibt es nicht, sondern nur hörbare Kontrollsignale („Piepstöne"). Fernbedienungen mit einer guten Anzeige verein-fachen dieses Problem. Digitale Geräte, die die Programmumschaltung selbst vornehmen, sind bereits im Handel, aber derzeit noch teuer.

Digitale Hörgeräte

Dieser Technik gehört die Zukunft – und die Zukunft hat bereits begonnen, denn neue analoge Modelle werden nicht mehr entwickelt.

Bei digitalen Geräten ergänzt ein Minicomputer (Mikrochip) den Verstärker und ermöglicht eine sehr genaue Anpassung an individuelle Hörbedürfnisse durch den Hörgeräte-Akustiker

(→ Anpassung, Seite 92, 93). Der Mikrochip kann sogar in gewissen Grenzen akustische Signale so verrechnen, dass die Hörgeräte „wissen", welcher Schall nützlich ist – und verstärkt werden muss – und welcher stört. Dadurch lassen sich Hörverluste gezielter kompensieren und Störgeräusche zum Teil unterdrücken. Je ausgefeilter die Technik, desto besser gelingt es den Geräten im Prinzip auch, in einem geräuschvollem Umfeld Sprache zu erkennen und die Worte des Gesprächspartners zu verstärken. In der Realität ist das – wie so viele neuere Entwicklungen – noch Zukunftsmusik, nicht der Alltag.

Nicht alle schwer Hörenden bemerken einen Unterschied zwischen guten programmierbaren analogen Geräten und den besonders teuren digitalen. Der Unterschied ist ähnlich wie in der Fotografie: Digitalkameras machen nicht unbedingt bessere Fotos als gute herkömmliche Kameras, aber sie bieten mehr Möglichkeiten.

Ein Vorteil der neuen Technik ist auf jeden Fall, dass sich das Rückkopplungspfeifen besser verhindern lässt. Wer im Beruf steht, kann zudem moderne Zusatztechnik (→ Seite 105) eher nutzen. Ein Nachteil digitaler Geräte ist der Preis: Einfache Modelle kosten etwa 800 Euro und damit fast doppelt so viel wie ein übliches programmierbares analoges Hörgerät – dessen Kosten die Kassen gemäß der Festbetragsregelung erstatten. Die meisten digitalen Hörgeräte liegen aber sogar zwischen 1 000 und 2 000 Euro pro Ohr. Andererseits bieten Hörgeräte-Akustiker digitale Hörgeräte an, die dem Festbetrag entsprechen beziehungsweise nur eine geringe Zuzahlung erfordern.

Programmierbare analoge Hörgeräte

Auch diese Modelle werden per Computer auf Ihre persönlichen Anforderungen zugeschnitten, also individuell programmiert. Grundlage sind die Werte der Hörtests, die Erfahrungen beim Probetragen und zusätzliche Tests im Rahmen der Anpassung. Wie bei digitalen Modellen können verschiedene Programme aktiviert werden. Solche Finessen erfordern allerdings meist eine (höhere) Zuzahlung. Erkundigen Sie sich frühzeitig, was Ihre Krankenkasse pro Ohr beziehungsweise für beide Ohren erstattet (→ Kosten, Seite 89, 94). Oft ist es notwendig, auf beiden Seiten Hörgeräte zu tragen. Lassen Sie sich nicht dazu verführen, ein teures Spitzengerät für das eine Ohr zu kaufen und das andere unversorgt zu lassen (→ Seite 96). Entscheiden Sie sich dann lieber für zwei preisgünstige, eventuell zuzahlungsfreie Modelle.

Analoge Hörgeräte

Selbst analoge Modelle sind häufig durchaus ausreichend und bei starken Hörschäden oft gut. Sie sind allerdings ein Auslaufmodell. Die Geräte werden vom Fachmann ebenfalls für die persönlichen Hörbedürfnisse eingestellt. Dazu benötigt er jedoch statt Computersoftware winzige Schraubendreher, mit denen sich die Verstärkung für hohe und tiefe Töne regulieren lässt. Programme für unterschiedliche Situationen gibt es bei reinen Analoggeräten nicht. In der Regel überschreiten diese Modelle den Festbetrag nicht und es ist keine Zuzahlung nötig (→ Kosten, Seite 94).

Bauformen bei Hörgeräten

Hörgeräte hinter dem Ohr (HdO)

Bei Hinter-dem-Ohr-Geräten sind die wichtigen Bauteile, also Mikrofon, Verstärker (Mikrochip) und Lautsprecher, in einem Gehäuse untergebracht, das hinter – leicht oberhalb – der Ohrmuschel sitzt (→ Abbildung, Seite 74). Der empfangene Schall wird von dort über ein Winkelstück und einen kleinen Kunststoffschlauch (Schallschlauch) zu einem Ohrpassstück (Otoplastik, Maßohrstück) geleitet. Dieses sitzt im äußeren Gehörgang und übermittelt die verstärkten Schallreize an das Trommelfell. Das Ohrpassstück wird in der Regel individuell angefertigt. In Mode gekommen sind Standard-Passstücke, die bei manchen Hörgeräten gleich mitgeliefert werden. Sie sind aus weichem Material, passen oft gut, halten aber nicht immer perfekt im Ohr.

HdO-Geräte galten einige Zeit als altmodisch, aber seit sie durch Farbigkeit und Schmuckelemente ein positiver Hingucker wurden, ändert sich das allmählich. HdO-Geräte lassen sich zwar nicht gänzlich verbergen, aber dieser „Nachteil" hat einen großen Vorteil: Technisch ist bei größeren Bauformen vieles möglich, was mit den unauffälligeren In-dem-Ohr-Geräten nicht zu realisieren ist. Und nicht selten ist das Hören besser – zumal wenn der Hörverlust erheblich ist. Denn für die einzelnen Bauteile ist mehr Platz und die Otoplastik im Gehörgang kann den jeweiligen Bedürfnissen besser angepasst werden. Eine offene Versorgung – bei der der Gehörgang nicht ganz verschlossen ist (→ unten) – ist zudem eher zu realisieren. Im Prinzip ist es auch einfacher, zwei (oder drei) verschiedene Mikrofone unterzubringen, und schließlich ist die Handhabung in der Regel leichter. HdO-Geräte können darüber hinaus mit größeren Batterien arbeiten, da im Batteriefach mehr Platz ist. Das heißt, die Batterien halten auch länger.

Hinter-dem-Ohr-Geräte können analoge oder digitale Elektronik nutzen. Verschiedene Einstellungen und Programme sind möglich. Die Lautstärke kann von Hand reguliert werden oder passt sich automatisch den Gegebenheiten an. In den aufsteckbaren Audioschuh kann der Anschluss für einen direkten Radio- oder Fernsehempfang oder auch andere Zusatzgeräte gestöpselt werden (→ Seite 105). Viele Geräte empfangen je nach Ausstattung außerdem kabellos die Signale von Induktions-, Funk- und Infrarotanlagen (→ Seite 106).

Die modernsten Varianten, die speziell für Hochtonhörverluste entwickelt wurden, haben statt eines Ohrpassstücks einen kleinen siebartigen Silikonstöpsel , wodurch der Gehörgang offener ist. Bei anderen sitzt das Mikrofon im Ohr, was die Klangqualität verbessert. An diesen Beispielen erkennen Sie, wie wichtig es ist, dass Sie Ihrem Hörgeräte-Akustiker vermitteln, welche Anforderungen Sie an Ihre Hörgeräte stellen. Lassen Sie sich immer auch

Geschlossene und offene Versorgung

Ist der äußere Gehörgang durch das Ohrpassstück oder das IdO-Gerät verschlossen, spricht man von einer geschlossenen Versorgung. Klangqualität und Tragekomfort sind durch fehlende Belüftung nicht so gut wie mit einer offenen Versorgung. Durch besondere Bohrungen versucht der Hörgeräte-Akustiker, das Hörstück möglichst offen zu gestalten. Bei manchen HdO-Modellen wird neuerdings auf ein Ohrpassstück verzichtet, um eine offene Versorgung zu erzielen. Der Schallschlauch wird dann in den Gehörgang gelegt.

Wozu zwei oder drei Mikrofone gut sind

Bei Geräten mit zwei Mikrofonen werden vom Signalprozessor im Hörgerät die Schallsignale beider Mikros miteinander verrechnet. Daraus ergibt sich eine Richtwirkung, sodass das Hörgerät sich dorthin ausrichtet, wo sich der Gesprächspartner befindet. Wahlweise kann die Richtwirkung abgeschaltet werden. Dann ergibt sich wieder eine undifferenzierte Rundumwahrnehmung, entsprechend der (fast) kugelförmigen Charakteristik des Einzelmikrofons. Per Fernbedienung oder durch Knopfdruck am Gerät können Sie wählen zwischen Richtcharakteristik – ideal für die Unterhaltung zu zweit im Stimmengewirr oder bei anderen Störgeräuschen – und der Rundumcharakteristik – vorgesehen für alle anderen Hörsituationen. Geräte mit einem dritten Mikrofon sind die neueste Entwicklung. Sie scheinen nur wenig Zusatznutzen zu bringen.

die Kosten sagen, denn die gesetzliche Krankenversicherung zahlt nur eine Art Grundausstattung, ein „Basismodell" (→ Seite 94).

In-dem-Ohr-Geräte (IdO)

In-dem-Ohr-Geräte bestechen vor allem durch ihre Unauffälligkeit. Sie verschwinden mehr oder weniger im Ohr. Manche besitzen eine Art Antenne, damit man sie einfach herausziehen kann (→ Abbildung, Seite 81). Man unterscheidet

- **Concha-Geräte**, die in der Ohrmuschel sitzen (Concha = Ohrmuschel),
- **Gehörgangs-** oder **Halb-Concha-Geräte**, die etwas tiefer im Ohr stecken, und
- **CIC-Geräte**, die fast im Ohr verschwinden (CIC = completely in the channel; übersetzt etwa „komplett im Kanal – gemeint ist der Gehörgang – versenkt".)

Alle Bauteile befinden sich in einer Schale, die wie ein Stöpsel in den Gehörgang geschoben wird. Das Mikrofon von IdO-Modellen ist aufgrund der Bauform in der Ohrmuschel platziert. Das erleichtert zwar das Richtungshören, andererseits verschließen IdO-Geräte den Gehörgang stärker, was vielen Menschen unangenehm ist und die Haut mehr reizen kann. Ungeeignet sind die

In-dem-Ohr-Geräte sitzen im Gehörgang. Kleine Modelle besitzen eine Ausziehhilfe.

IdO-Geräte für Kinder, da sich der Gehörgang durch das Wachstum verändert, und auch im höheren Alter kann es wegen der winzigen Bedienelemente und der aufwendigen Reinigung der kleineren Modelle Probleme geben.

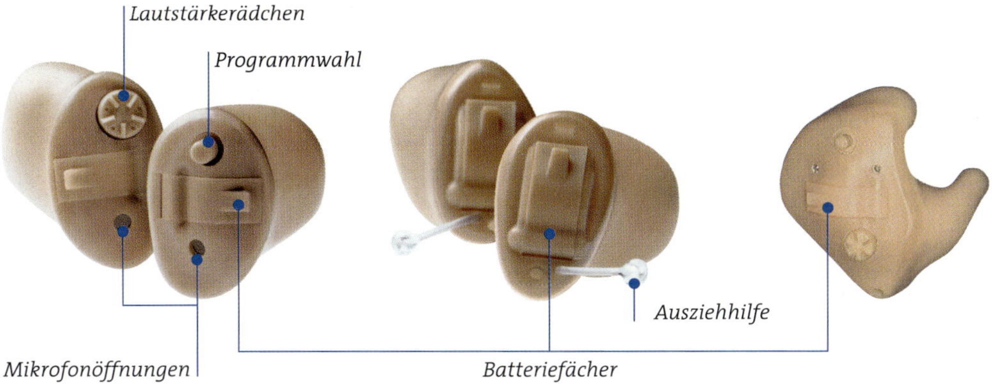

Gehörgangsgerät *CIC-Gerät* *Concha-Gerät*

IdO-Geräte haben wegen ihrer „Winzigkeit“ noch andere Nachteile, etwa eine erhöhte Rückkopplungsgefahr (→ Seite 93), und sie erfordern häufigere Batteriewechsel. Bei hochgradiger Schwerhörigkeit sind diese Geräte oft einfach zu wenig leistungsstark. Auch ist ein zweites Mikrofon zum besseren Richtungshören nur selten vorhanden, und es kann als Nachteil empfunden werden, dass die Lautstärke bei den kleinen Bauformen vom Typ CIC nicht von Hand zu regulieren ist. Das gilt im Übrigen für immer mehr digitale Hörgeräte. Einen Audioanschluss in Form eines Audioschuhs (→ Seite 105) gibt es bei IdO-Geräten nicht, und nur die Concha-Modelle lassen sich mit einer T-Spule ausstatten. Ohne T-Spule können Hörgeräte die elektromagnetischen Signale, die von Induktionsanlagen übermittelt werden, nicht empfangen – was ein großer Nachteil ist. Denn immer mehr öffentliche Gebäude – Vortrags-, Konzert- und Theatersäle – verfügen über derartige Sendetechniken (→ Seite 176).

Seltene Hörhilfen

Hörbrillen

Wer sowieso eine Brille trägt, kann sie zu einer Hörbrille umfunktionieren lassen. Sinnvoll ist dies vor allem, wenn ein Ohr (fast) taub ist und auch das andere schlecht hört. Dann kann der Schall von dem stark geschädigten Ohr per Mikrofon registriert und über ein Kabel – das in der Brille verläuft – auf das Hörgerät des besser hörenden Ohres übertragen werden. Diese Technik ist als BICROS-Versorgung bekannt. Die Buchstaben BI stehen für die zwei Mikrofone, CROS für Contralateral Routing of Signals – da das Signal auf die gegenüberliegende Seite geleitet wird. Der Schall muss nicht unbedingt per Kabel, er kann auch via Funk an das Hörgerät des „besseren" Ohres übertragen werden.

In den vergrößerten Bügeln hinter dem Ohr ist die schallaufnehmende und schallverarbeitende Elektronik untergebracht. Da die Umarbeitung des Brillengestells und die angepasste Einfärbung der Hörgeräte aufwendig sind, wird man insgesamt etwa 200 bis 300 Euro zuzahlen müssen. Das schreckt viele ab, obwohl die Technik für Brillenträger empfehlenswert sein kann. Ungünstig ist, dass man mit einer Brille auskommen muss, häufig aber unterschiedliche Stärken für verschiedene Situationen besitzt – zum Lesen, für das Weitsehen, als Sonnenschutz. Auch fehlen bei Reparaturen immer Hör- und Sehhilfe gleichzeitig.

Knochenleitungshörgeräte

Eine Brillenform haben auch Hörgeräte, die zunächst den Schall verstärken und dann an den Schädelknochen leiten. Sie kompensieren Schallleitungsstörungen (→ Seite 51). Die Vibrationen des Schädelknochens erreichen die Flüssigkeit der Schnecke im Innenohr und reizen so die Hörzellen. Das wiederum erregt den Hörnerv, der die Signale an das Gehirn weitergibt. Bei der Knochenleitung ist die Schallübertragung zwar schlechter, als wenn Luftschwingungen das Trommelfell stimulieren. Aber wer eine nicht-operierbare Schallleitungsstörung hat, zum Beispiel immer wieder Mittelohrentzündungen mit Ohrfluss oder keinen Gehörgang, für den kann dies die richtige Hörhilfe sein. Problematisch ist, dass die Brille stark an den Kopf gedrückt werden muss. Druckstellen und Kopfschmerzen können die Folge sein.

Sofern eine Knochenleitungshörbrille medizinisch notwendig ist, wird sie fast immer von der Krankenkasse gezahlt (einseitig 900 Euro, beidseitig 1 890 Euro). Sie muss bei der Krankenversicherung allerdings als Sonderversorgung beantragt werden.

Knochenverankerte Hörgeräte

Auch bei diesen Geräten wird ein funktionsuntüchtiges Mittelohr umgangen und die Knochenleitung genutzt. Das Gerät sitzt auf dem Schädel hinter dem Ohr und ist mit einer Titanschraube im Knochen verankert. Da diese Modelle nicht angedrückt werden müssen, sind sie angenehmer zu tragen als Knochenleitungshörgeräte und die Schallübertragung auf den Knochen ist besser. Dem stehen Nachteile gegenüber: So birgt die Operation – wie jede andere – Risiken. Es können an der Schraube Infektionen auftreten, sie kann herausbrechen, und es sind Verletzungen möglich. Bei einer medizinischen Indikation sind knochenverankerte Hörgeräte zuzahlungsfrei.

Implantierte Hörgeräte

Bei Innenohrschwerhörigkeit, die mit herkömmlichen Hörgeräten nicht versorgt werden kann, können Implantate eine sinnvolle Alternative sein. Sie leiten den Schall direkt auf die Gehörknöchelchen im Mittelohr und erregen dadurch im Innenohr die Hörzellen und dann den Hörnerv.

Bislang gibt es nur **teilimplantierte Geräte**. Bei ihnen sind Mikrofon und Prozessor von außen sichtbar, nur der Verstärker und der „Antrieb“ sitzen im Mittelohr beziehungsweise im umgebenden Knochen.

Ein Vorteil implantierter Hörgeräte ist, dass der Gehörgang nicht verschlossen wird (→ offene Versorgung, Seite 79) und keine Ohrpassstücke erforderlich sind, die Entzündungen und Reizungen auslösen können. Ungünstig sind Implantate für Menschen, die zu Mittelohrentzündungen neigen. Außerdem ist ein operativer Eingriff nötig und muss bei Problemen mit dem Gerät eventuell wiederholt werden. Seit etwa zehn Jahren liegen mit diesen Hilfen Erfahrungen vor. Die Kosten pro Seite belaufen sich auf etwa 10 000 Euro. Bei medizinischer Indikation übernehmen die Krankenkassen die Kosten.

Cochlea-Implantate

Während implantierte Hörgeräte – ebenso wie herkömmliche Hörgeräte – die noch vorhandenen Möglichkeiten der Hörzellen nutzen, überbrücken Cochlea-Implantate (CI) diese Sinneszellen, da sie ausgefallen sind und der Betroffene (fast) taub ist.

Der äußere Teil des Geräts, das einem herkömmlichen HdO-Gerät ähnelt, liegt der Ohrmuschel an. Der Schall wird von einem Mikrofon registriert, von einem Sprachprozessor verarbeitet und dabei in elektrische Impulse umgewandelt. Neben diesen Hinter-dem-Ohr-Geräten gibt es auch Taschengeräte (Abbildung → Seite 86).

Die Signale des Prozessors gelangen über die Sendespule auf ein im Knochen hinter dem Ohr eingepflanztes Teilstück des CI, das eigentliche Implantat. Von dort führt ein Elektrodenträger mit mehreren Elektroden in das Innenohr. Die Elektroden liegen im unteren Kanal der Gehörschnecke und können die dort verlaufenden Fasern des Hörnervs an verschiedenen Stellen erregen – je nach übermittelter Tonhöhe. Vom Ort der Nervenerregung hängt es ab, ob höhere oder tiefere Töne wahrgenommen werden (→ Abbildung, Seite 24). Da die Anzahl der Elektroden begrenzt ist und die Verschlüsselung der Signale natürlich nicht so perfekt erfolgt, wie es die Natur vorgesehen hat, hört man mit einem Implantat anders als mit einem intakten Gehör. Etwa 20 Frequenzbereiche werden von den gängigen CI-Modellen übermittelt, in Zukunft sollen es 300 verschiedene sein. Alle Zwischentöne muss das Gehirn erschließen. Je größer die elektrisch übermittelte Tonvielfalt, desto besser der Klang und desto besser das Sprachverstehen.

Der operative Eingriff erfordert Kompetenz, ist aber in Cochlea-Implantat-erfahrenen Zentren relativ sicher. Infektionen kommen selten vor, ebenso Schäden am Gleichgewichtsorgan, das neben der Cochlea liegt (→ Abbildung, Seite 13). Der Eingriff hilft nicht nur Kindern, die gehörlos geboren wurden oder etwa infolge einer schweren Infektion des Innenohrs nicht mehr hören können, sondern auch Erwachsenen, deren Hörverlust durch Hörgeräte nicht (mehr) kompensiert werden kann. Wichtig ist, dass eine notwendige Implantation nicht hinausgezögert wird: Das erleichtert die Umstellung auf das neue Hören.

Der Erfolg des Eingriffs hängt erheblich von einer guten Nachbetreuung und einer intensiven Rehabilitation ab. Auch deshalb sind Spezialkliniken zu empfehlen (→ Adressen, Seite 200 ff.).

Die Kosten für ein CI belaufen sich auf zirka 30 000 Euro pro Seite, inklusive Rehabilitation. Sie werden von den Krankenkassen bei medizinischer Indikation übernommen.

Was bei einem Cochlea-Implantat zu beachten ist

- Die Möglichkeit, ein künstliches Gehör zu implantieren, wird wahrscheinlich dazu führen, dass immer weniger Menschen (fast) taub sind. Schon jetzt erhalten viele Betroffene ein CI oder zwei, sodass sie trotz eines massiven Innenohrschadens Schall wahrnehmen und Sprache verstehen lernen können.
- Die wichtigsten Voraussetzungen für ein CI sind eine offene Hörschnecke (nach einer Hirnhautentzündung kann diese zum Beispiel verknöchern) und ein intakter Hörnerv.
- Heutzutage wird geraten, die Operation möglichst früh durchzuführen, damit gehörlose Kinder von Anfang an Sprache hören, verarbeiten und selbst sprechen lernen können. Nach einer Innenohrschädigung verhindert frühes Implantieren, dass die Hörzentren Funktionseinbußen erleiden, sozusagen abbauen.
- Bei Erwachsenen gibt es zwei Patientengruppen:
  Wer gehörlos aufgewachsen ist, mag auf der einen Seite von den neuen Schalleindrücken fasziniert sein, auf der anderen Seite muss er sich erst auf die verwirrende Geräuschkulisse einstellen und vieles neu lernen. Das gelingt nicht immer, denn nach der Operation taucht man praktisch in eine neue Welt. Wer demgegenüber im Erwachsenenalter sein Gehör plötzlich verliert, hat mit einem CI wesentlich bessere Chancen, weiterhin Umweltgeräusche zu hören und mit seinem Umfeld zu kommunizieren. Allerdings wird vieles anders gehört.
- Auch für gesunde Senioren, die spät ertaubt sind, kommt ein CI durchaus infrage. Über 90-Jährige haben schon von einem CI profitiert.
- Voraussetzung ist, sehr motiviert und geistig fit zu sein. Je älter und vor allem je weniger flexibel der Betroffene ist, desto schwerer wird er sich mit dem neuen Hören tun.
- Es gibt allerdings auch Argumente gegen das CI: Ein großer Teil der Gehörlosen, die mit Gebärdensprache aufgewachsen sind, möchte sich von medizinischer Technik nicht abhängig machen und sieht seine Identifikation mit der Gehörlosenkultur gefährdet. Sie verlassen sich lieber auf Gebärden, Mundabsehen und die Schriftsprache.

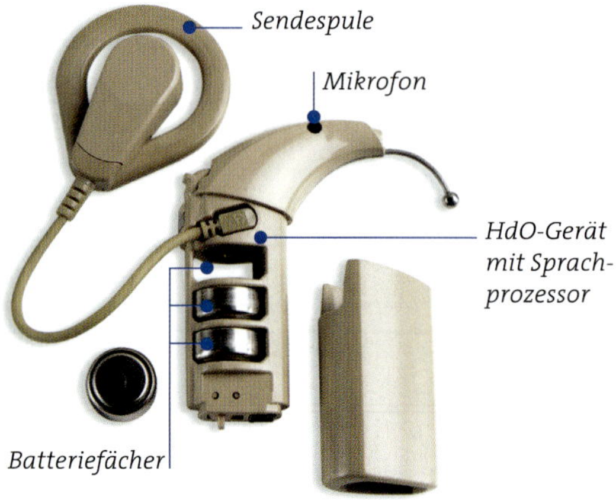

äußere Teile des CI

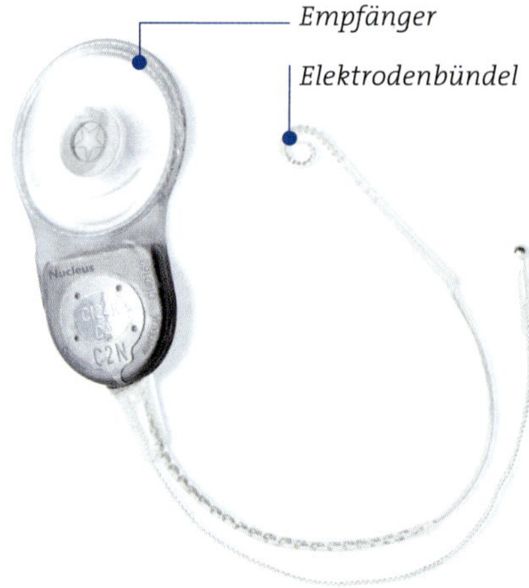

implantierter Teil des CI

Das Cochlea-Implantat (CI) *besteht aus einem äußeren (sichtbaren) und einem implantierten (unsichtbaren) Anteil. Hinter dem Ohr hängt ein HdO-Gerät, dessen Mikrofon den Schall aufnimmt und an einen Sprachprozessor leitet. Dieser ist separat (rechts) oder in einem vergrößerten HdO-Gehäuse untergebracht (oben). Am Schädelknochen sitzt die Sendespule, die die Signale des Sprachprozessors durch die Haut an den implantierten Empfänger überträgt. Von hier gelangen die Signale über das Elektrodenbündel in die Windungen der Hörschnecke und reizen die Ausläufer des Hörnerven.*

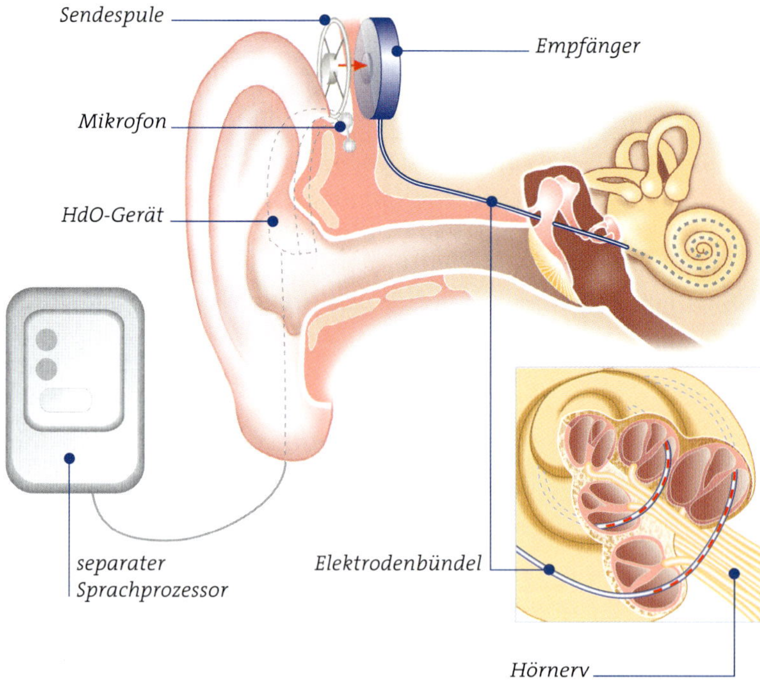

Fast alle Patienten profitieren deutlich von einem CI, über die Hälfte erlangt sogar ein „offenes Sprachverständnis“. Das bedeutet, sie verstehen, ohne den Sprecher zu sehen – also auch am Telefon und bei Ansagen über Lautsprecher.

Hirnstamm-Implantate

Wenn der Hörnerv – etwa durch einen Tumor – beschädigt ist, kann ein Implantat, das in das Gehirn eingesetzt wird, Schallreize hörbar machen. Sie werden in elektrische Impulse verwandelt und stimulieren die nachgeschalteten Hörzentren im Hirnstamm (→ Abbildung, Seite 17). Die Technik ist wie beim Cochlea-Implantat, nur führt die Elektrode bis zum Hirnstamm. Erforderlich ist ein neurochirurgischer Eingriff, dessen Risiken gut abzuwägen sind. Das Hören ist weniger gut als mit einem CI.

Hörgeräte bekommen

Wenn Sie den Eindruck haben, dass Ihr Hörvermögen nachlässt, sollten Sie Ihren **Ohrenarzt** aufsuchen (→ Seite 91). Er kann mit wenig Aufwand feststellen, ob Hörgeräte hilfreich sind und Ihnen eine Verordnung ausstellen (→ Seite 91). Manche HNO-Fachärzte übernehmen auch die Auswahl und Anpassung von Hörhilfen. Von dieser Direktanpassung wird in der Regel abgeraten, da der HNO-Arzt und seine Mitarbeiter dafür nicht ausgebildet sind und auch nicht die notwendige Zeit haben.

Wenn Sie einen Arztbesuch scheuen, können Sie zuerst zu einem **Hörgeräte-Akustiker** gehen. Er kann Ihr Hörvermögen überprüfen, erklären, wo Ihre Probleme liegen und welche Verbesserungen möglich sind. Hat der Akustiker den Eindruck, dass hinter dem Hörverlust eine behandelbare Erkrankung steckt, wird er Ihnen raten, sofort einen Ohrenarzt aufzusuchen.

Bei Problemen mit dem Gleichgewicht (→ Seite 63, 64) oder bei Ohrgeräuschen (→ Seite 65) sollten Sie sich direkt an einen Ohrenarzt wenden. Zu einem Facharzt müssen Sie spätestens dann gehen, wenn Sie sich für Hörgeräte entschieden haben. Sie brauchen die entsprechende ärztliche Verordnung für die Kostenübernahme der Krankenkasse.

Für die Auswahl und die optimale Einstellung von Hörhilfen ist der Hörgeräte-Akustiker speziell ausgebildet. Er ermittelt unter anderem Ihre „Hörkurven" (→ Audiogramme, Seite 45) und kann später immer vergleichen, wie gut die Hörgeräte Ihre Schwächen kompensieren. In einjährigen Abständen sollte er prüfen, ob Ihr Hören stabil ist oder sich verschlechtert hat.

Die richtigen Ansprechpartner finden

Die Entscheidung für eine Hörhilfe ist nicht einfach. Suchen Sie sich einen Arzt, zu dem Sie gern gehen und Vertrauen haben. Er sollte zuhören können und sich Zeit für die Beratung nehmen.

Die Hals-Nasen-Ohren-Ärzte haben alles, nur keine massive Hörschädigung. Klappt die Kommunikation nicht, muss man den Arzt wechseln.

Ingrid Burghardt-Falke, Lektorin, selbst hörgeschädigt

Versuchen Sie im Bekanntenkreis oder in einem Hörgeräte-Fachgeschäft zu erfahren, welcher Hals-Nasen-Ohren-Arzt (in Ihrer Nähe) viel Erfahrung mit Hörschädigungen hat. Es gibt große Unterschiede und Spezialisierungen – viele Praxen sind zum Beispiel mehr auf die Diagnostik von allergischem Schnupfen spezialisiert als auf die Diagnose von Hörproblemen und die Betreuung von Hörgeschädigten.

Achten Sie schon beim Betreten der Praxis darauf, ob man auf hörgeschädigte Patienten vorbereitet ist: Schauen die Mitarbeiter Sie beim Sprechen an, sodass Sie vom Mund absehen können? Ist das Wartezimmer durch Teppichboden schallgedämpft, oder hallt es dort ganz schrecklich? Wie werden Sie aufgerufen? Etwa über Lautsprecher? Dann hat man in dieser Praxis kein Gefühl dafür, wie hilflos solche Ansagen einen Hörgeschädigten machen. Und schließlich: Spricht der Arzt so, dass Sie ihn verstehen? Fragt er nach, um sicher zu sein, dass Sie alles richtig verstanden haben (→ Seite 173)?

Beim Hörgeräte-Akustiker sollten Sie sich ebenfalls angenommen fühlen. In der Regel sind die Mitarbeiter sehr einfühlsam und können sich auch auf ältere Menschen mit zusätzlichen Seh- und Mobilitätsproblemen einstellen. Aber manchmal stimmt eben doch die Chemie nicht. Wichtig ist, dass Sie die Mitarbeiterinnen und Mitarbeiter gut verstehen. Sind sie Ihnen sympathisch? Seien Sie jedoch vorsichtig, wenn Ihnen mit freundlichen Worten zu teueren Geräten geraten wird. Fragen Sie immer, was das Angebot beinhaltet, was Ihnen persönlich – bei Ihrer Art der Hörschädigung – nützt, und erkundigen Sie sich nach kostengünstigen Alternativen.

TIPP **Nur ausprobieren hilft**

Die Qualitäten Ihrer Ansprechpartner finden Sie weder im Branchenverzeichnis noch im Internet heraus. Suchen Sie verschiedene Fachgeschäfte auf und lassen Sie sich dort anhand Ihrer Hörtests beraten. Sie sollten sich daher vom HNO-Arzt oder Akustiker eine Kopie Ihres Audiogramms inklusive der Unbehaglichkeitsschwelle geben lassen, → Abbildung, Seite 45. Besser noch sind Informationen von Betroffenen, die in örtlichen Zirkeln des Deutschen Schwerhörigenbunds oder in seinen Beratungsstellen arbeiten. Dort können Sie auch erfahren, worauf Sie achten sollen (→ Service, Seite 200 ff.). Wichtig ist natürlich auch eine gute Erreichbarkeit des Akustikers, da Sie ihn ja voraussichtlich regelmäßig aufsuchen werden.

Schritt für Schritt zu Hörgeräten

Bevor Sie eine Entscheidung treffen, sollten Sie sich rundum informieren. Welches System ist für mich und meine Art der Hörschädigung das richtige und angemessene? Wie kommen andere mit den „Dingern“ zurecht? Was kosten sie, Standardmodelle beziehungsweise Hightech-Geräte? Was übernimmt meine Krankenkasse? Gibt es Sonderangebote? Mit welchen Folgekosten muss ich rechnen (→ Seite 94)?

Entscheiden

Wenn Sie gut vorinformiert sind, gehen Sie mit Ihrer Hörgeräte-Verordnung zu dem ausgewählten Hörgeräte-Akustiker. Dass der HNO-Arzt die weitere Versorgung übernimmt, ist die seltene Ausnahme (→ Seite 87). Er sollte Sie zunächst über das weitere Prozedere aufklären und mit Ihnen besprechen, welche Formalitäten Ihre Krankenkasse verlangt. Das ändert sich auch bei den gesetzlichen Krankenkassen häufig. Die Akustiker rechnen mit

Hörgeräte als „Schnäppchen“

- Hörgeräte sind teuer und die Preisunterschiede zwischen den Modellen erheblich. Mit zuzahlungsfreien Geräten, die also nicht über dem Festbetrag liegen, kann man bereits gut bedient sein. Daneben gibt es sehr teure Geräte, die durchaus ihren „Preis wert“ sein können.
- Jeder Hörgeräte-Akustiker kalkuliert seine Preise selbst. Allerdings können Sie als Kunde kaum Vergleiche anstellen. Es fehlt jegliche Transparenz, denn in aller Regel werden Sie weder in den Auslagen der Schaufenster, noch im Geschäftsraum Preisschildchen entdecken. Auch im Internet finden sich kaum Hinweise. Sie müssen sich also persönlich erkundigen, wenn Sie herausfinden wollen, ob Akustiker A Ihr Modell günstiger anbietet als Akustiker B. Wenn Sie wissen, dass für Sie nur digitale Geräte infrage kommen, lohnt es besonders, nach Rabatten oder Sonderaktionen zu fragen. Insbesondere Akustiker-Ketten kaufen manchmal günstig ein und locken dann mit „Hightech-Schnäppchen“.

der Krankenversicherung ab, Sie brauchen in der Regel also selbst nicht tätig zu werden. Bei den privaten Versicherungen erhalten Sie eine Rechnung. Der jeweilige Erstattungsbetrag wird Ihnen dann später überwiesen. Lassen Sie sich auf jeden Fall schon bei diesem Termin über den Erstattungsrahmen und die Zuzahlungen, die auf Sie zukommen, schriftlich aufklären.

Dann wird es konkret: Der Fachmann wird einen Abdruck von Ihren Ohrmuscheln und den Gehörgängen machen und dazu eine Abdruckmasse in Ihr Ohr spritzen. Das ist ungefährlich, aber manchmal nicht ganz angenehm. Sobald die Masse nach ein paar Minuten fest ist, nimmt er den Abdruck heraus. Nicht immer klappt es beim ersten Mal. Falls Sie sich für IdO-Geräte entschieden haben, werden von den Abdrücken IdO-Schalen angefertigt.

Die Materialien von Hörgeräten werden zwar auf ihre Verträglichkeit getestet, aber jeder Mensch reagiert anders. Die Standardmaterialien von Ohrpassstück und Schallschlauch sind Acryl und Silikon. Aber es gibt für den Fall von Überempfindlichkeit oder allergischen Reaktionen Alternativen. Für diese müssen Sie allerdings einen Aufpreis zahlen, sofern keine medizinische Indikation geltend gemacht werden kann.

Der Weg zu Hörgeräten
Bemerken Sie Hörprobleme, ist zunächst der Besuch eines Hals-Nasen-Ohren-Arztes empfehlenswert. Falls Hörgeräte angezeigt sind, wird er eine entsprechende Verordnung ausstellen. Die weitere Versorgung übernimmt dann der Hörgeräte-Akustiker. Erst nach der Feinanpassung der Hörgeräte suchen Sie erneut den HNO-Arzt auf. Er nimmt die Hörgeräte ab und erstellt einen Anpassbericht für die Krankenkasse. Bei einer Direktanpassung übernimmt der Ohrenarzt auch die Auswahl und Anpassung der Hörgeräte. Das verkürzte Verfahren ist aber nicht zu empfehlen.

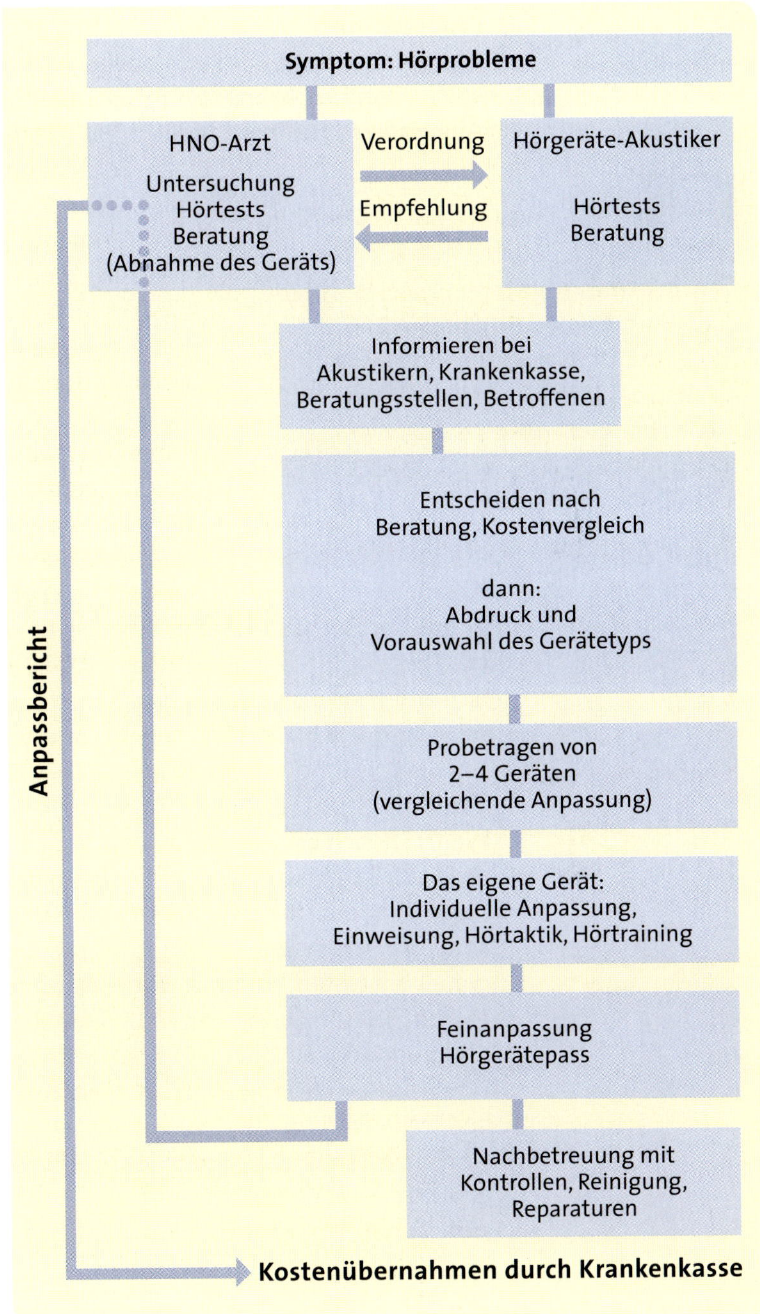

Probetragen

Von dem Abdruck wird anschließend Ihr persönliches Ohrpassstück (Otoplastik) angefertigt. Daran lassen sich zum Testen und Ausprobieren unterschiedliche HdO-Hörgeräte anschließen.

> **Die Anpassung**
>
> Auf der Grundlage Ihrer Hörtests wählt der Akustiker bereits geeignete Hörgeräte aus, die sich zum Beispiel so einstellen lassen, dass Frequenzen, die Sie besonders schlecht hören, mehr verstärkt werden und andere weniger. Das ist der erste Schritt der Anpassung.

Ein Zeichen für ein gutes Fachgeschäft ist es, wenn Sie zwei bis vier verschiedene Geräte unter Alltagsbedingungen zirka eine Woche lang zur Probe tragen können. In dieser Zeit kann der Hörgeräte-Akustiker die Einstellungen Ihren Bedürfnissen anpassen, und Sie können die Vor- und Nachteile der jeweiligen Hörgeräte austesten. Das bezeichnet man als **vergleichende Anpassung**. Bei digitalen Hörgeräten reichen oft schon zwei verschiedene Geräte, weil jeweils mehr Eigenschaften bedarfsgerecht programmiert werden können. Aber seien Sie konsequent und testen Sie so lange, bis Sie zufrieden sind. Falls das nicht möglich ist, sollten Sie sich einen Akustiker-Wechsel überlegen, denn Sie müssen mit den Geräten zurechtkommen.

Die eigenen Geräte

Wenn Sie sich endgültig entschieden haben, erhalten Sie nach wenigen Tagen Ihre Geräte, es sind in der Regel zwei – jeweils für das linke und das rechte Ohr. Zunächst werden die Verstärker beziehungsweise bei Digitalgeräten die Signalprozessoren genau eingestellt und mit Hörtests Ihr neues Hörvermögen geprüft. Lassen Sie sich abschließend die Handhabung erklären und probieren Sie alles selbst aus – im Beisein des Akustikers! Wie wird die Batterie eingesetzt, herausgenommen, kontrolliert? Wie werden die Geräte eingesetzt, entfernt? Wie werden sie am besten und schonendsten aufbewahrt? Wie werden sie gepflegt (→ Seite 99)? Im Prinzip haben Akustiker auch die Aufgabe, Ihnen Tipps für ein Hörtraining und eine Einführung in Hörtaktik zu geben. Das geschieht jedoch aus verschiedenen Gründen meist nur auf Sparflamme.

Feinanpassung

Sie werden sich freuen, wieder viel mehr zu hören als zuvor. Doch das neue Hören bringt manchen auch zur Verzweifelung, denn das Gehör muss sich erst einmal an die vielen Schalleindrücke gewöhnen. Selbst die eigene Stimme klingt verändert. Das Gehirn muss lernen, das Gehörte den Ereignissen zuzuordnen und unwichtige Geräusche zu „überhören". Das dauert mitunter Monate.

Nach einigen Wochen ist ein weiterer Besuch beim Akustiker notwendig: Er wird Ihre Geräte dann wahrscheinlich noch individueller einstellen. Zum Beispiel wird er versuchen, solche Geräusche, die Sie stören, zu dämpfen. Die Korrekturmöglichkeiten sind jedoch begrenzt, denn ein Geräusch – wie Geschirrklappern – besteht aus zahlreichen Frequenzen. Alle kann man nicht kappen, dann würden sie beim Sprachverstehen fehlen. Daher ist die Einstellung immer ein Kompromiss. Um so wichtiger ist es, in den ersten Wochen genau darauf zu achten, was durch die Hörgeräte besser wird und was unangenehm klingt. Denn bei der

Rückkopplung: Das Hörgerät pfeift

- Der Hörgeräte-Akustiker wird darauf achten, dass Ihre Hörgeräte möglichst selten einen unangenehmen hohen Pfeifton von sich geben. Diese Störung entsteht, wenn ein akustisches Signal sich aufschaukelt. Bei kleinen IdO-Geräten geschieht das eher, weil Mikrofon und Lautsprecher nah beieinander liegen.
- Muss ein starker Verlust durch hohe Verstärkung ausgeglichen werden, kommt es zur Rückkopplung: Eine bestimmte Frequenz wird vom Mikrofon „eingefangen", dann verstärkt, gelangt aus dem Lautsprecher Ihres Hörgeräts wieder in das Mikrofon, wird nochmals verstärkt, gelangt über den Lautsprecher erneut ins Mikro und so weiter. Das Rückkopplungspfeifen wird dadurch zunehmend lauter, was aber Hörgeschädigte nicht immer bemerken, weil der erzeugte Ton sehr hoch ist. Irritierend ist es vor allem für Gesprächpartner.
- Bei digitalen Geräten ist es meist leichter, die „schuldigen" Frequenzen zu löschen und das Pfeifen zu verhindern. Viele neuere Geräte sind in der Lage, die Störfrequenzen selbst zu finden und zu blockieren. Manchmal hat ein Rückkopplungspfeifen ganz einfache Gründe: Ein In-dem-Ohr-Gerät sitzt zu locker oder bei einem Hinter-dem-Ohr-Gerät ist der Hörschlauch starr und rissig geworden (→ Seite 103).

Anpassung lässt sich der Fachmann von Ihren Angaben leiten. Voraussetzung ist, dass Sie schon genügend Erfahrung gesammelt und sich schon etwas an die neue Schallumwelt gewöhnt haben. Und das setzt voraus, dass Sie die Geräte auch tatsächlich häufig getragen haben – möglichst regelmäßig ganztägig.

Abnahme

Erst wenn Sie mit der Einstellung zufrieden sind, erhalten Sie einen **Hörgerätepass**, in den die Kenndaten Ihres Hörvermögens und der Hörhilfe eingetragen sind.

Mit dem Hörgerätepass gehen Sie zum Ohrenarzt. Er muss die Geräte abnehmen, also bekunden, dass sie Ihr Hören verbessern. Diese Bestätigung, den so genannten **Anpassbericht**, verlangen die gesetzlichen Krankenkassen, sonst erstatten sie die Kosten nicht.

Was der Deutsche Schwerhörigenbund bemängelt

- Nach Ansicht des Deutschen Schwerhörigenbunds (DSB) reichen die geltenden Festbetragsregelungen nicht aus, um alle Arten von Hörverlust mit Hörgeräten gut zu kompensieren. Er fordert insbesondere für höhergradige Hörschäden eine Anhebung der Festbeträge und regt Klagen an (DSB → Adresse, Seite 200 ff.).
- Menschen mit einem Hörverlust ab 60 dB zwischen 500 und 4000 Hz und einem Diskriminationsverlust von 40 Prozent in Sprachverständlichkeitstests auf dem jeweils besseren Ohr sollten zum Beispiel mit einem Zuschuss von 1 500 Euro pro Gerät rechnen können und einen Anspruch auf Audiotherapie haben (→ Seite 140).

Kosten

Für ein Hörgerät werden von den gesetzlichen Krankenkassen bundeseinheitlich 421,28 Euro übernommen (Stand 2005). In der Regel wird ein zweites Hörgerät benötigt. Dieses wird mit 337,02 Euro bezuschusst. Das ist für Sie nicht mit Mehrkosten verbunden, sondern betrifft den Hörgeräte-Akustiker, der bei einer beidseitigen Versorgung ja nicht den doppelten Aufwand hat, sondern einen etwas geringeren. Im Fall einer berufsbedingten Hörminderung oder nach einem Unfall können auch andere Versicherungsträger zuständig sein.

Alle fünf bis sieben Jahre stehen Ihnen neue Hörgeräte zu. Ersatz gibt es auch bei Verlust ohne Aufpreis. Alle zwei Jahre erstatten die gesetzlichen Krankenkassen neue Ohrpassstücke.

Als gesetzlich Versicherter müssen Sie seit dem 1. Januar 2004 bei jeder Verordnung – seien es die Hörgeräte oder Ohrpassstücke – immer etwas zuzahlen. Dies sind pro Hörgerät 10 Euro als Hilfsmittelgebühr. Für zusätzliche Ohrpassstücke zahlen Sie mindestens 10 Prozent, aber nicht mehr als 6 Euro pro Seite. Was die privaten Krankenversicherungen übernehmen, hängt von Ihrem Vertrag ab.

Nachbetreuung, Kontrollen und Reparaturen

Mit der Anschaffung von Hörgeräten haben Sie Anspruch auf eine Nachbetreuung durch den Akustiker. Was zu den **kostenlosen Serviceleistungen** zählt, ist von Fachgeschäft zu Fachgeschäft verschieden. Erkundigen Sie sich und nutzen Sie das Angebot. Reinigungsfehler und Verschmutzungen können kostspielige Reparaturen nach sich ziehen. Durch **regelmäßige Kontrollen** des Akustikers (einmal im Vierteljahr) lässt sich mancher Ärger vermeiden.

Sie sollten auch deshalb regelmäßig zum Hörgeräte-Akustiker gehen, um bei HdO-Geräten den Sitz der Ohrpassstücke und der Schallschläuche kontrollieren zu lassen. Mit der Zeit ändert sich der Durchmesser der Schallschläuche und das mindert die Übertragungsqualität. Auch können Undichtigkeiten eintreten, was zu einer erhöhten Rückkopplungsneigung führen kann. Viermal im Jahr zahlen die gesetzlichen Versicherungen den Festbetrag von 14 Euro pro Schlauch. Wenn Sie die Kosten selbst tragen müssen, liegen diese bei 10 bis 20 Euro – je nach Gerät.

Bei IdO-Geräten muss das Sieb an der Schallaustrittsöffnung gegebenenfalls gesäubert und von Zeit zu Zeit ersetzt werden. Auch das erkennt der Akustiker und weiß, ob Sie ein neues benötigen. Diese Kosten werden von den gesetzlichen Versicherungen meist nicht übernommen (**Zehnerpack** für Siebe beim Akustiker zirka 5 Euro).

Bisher wurden alle **Reparaturen** von den Krankenkassen übernommen, neuerdings erstatten manche gesetzliche Versicherungen nur noch eine Reparaturpauschale für den Zeitraum von sechs Jahren. Wenn Sie Geräte haben, die über dem Festbetrag liegen, müssen Sie oft bei Reparaturen einen höheren Eigenanteil leisten. Um so wichtiger ist ein sorgsamer Umgang mit den Geräten (→ Seite 99).

Sind zwei Hörgeräte besser?

In der Regel ist eine beidseitige Versorgung notwendig, denn meist sind beide Ohren betroffen. Werden sie mit Hörhilfen versorgt, erhält das Gehirn nicht nur mehr Schallinformationen, es hört auch räumlich. Also: Was kommt von vorn, von hinten, von rechts oder links. Ein Schall von rechts erreicht das rechte Ohr nämlich früher und lauter als das linke. Den Zeitunterschied verrechnet das Gehirn und ermittelt so den Ort der Schallquelle. Vor allem bei geräuschvoller Umgebung hilft diese Verrechnung, gezielt zu hören: Zum Beispiel den Worten einer Person zu folgen, die rechts steht, und die Umfeldgeräusche – mehr oder minder gut – wegzufiltern. Ein anderer Vorteil der beidseitigen Versorgung ist, dass Sie nicht ein „gutes“ und ein „schlechtes“ Ohr haben. Sie hören mit beiden Seiten und das Gehirn erhält und errechnet Informationen von beiden Seiten. Außerdem müssen die Geräte bei einer doppelseitigen Versorgung nicht so laut eingestellt werden, wie dies mit nur einem Gerät nötig wäre. Auch bei leichteren Hörverlusten sollten beide Ohren unterstützt werden, sonst ist der Erfolg nur begrenzt. Die Krankenkassen übernehmen bei einer entsprechenden Verordnung die Kosten.

Eine beidseitige Versorgung ist allerdings dann nicht angezeigt, wenn Sie etwa durch einen Hörsturz auf einem Ohr praktisch ertaubt sind. Ihnen wird es unter diesen Umständen aber schwer fallen, die Richtung des Schalls herauszufinden und Gesprächspartner, die nicht neben Ihrem gesunden Ohr sitzen, zu verstehen. Abhilfe schafft eventuell eine BICROS-Hörbrille, deren Mikrofone von links und rechts den Schall auf das hörende Ohr leiten (→ Seite 82). Wer keine Brille trägt, kann diese Technik als Funklösung mithilfe von HdO-Geräten nutzen: Auf der Seite des nicht hörenden Ohres wird der Schall von

Was bringt ein Gütesiegel?

Hörgeräte müssen den Vorschriften des Medizinproduktegesetzes entsprechen. Ein zusätzliches Gütesiegel – wie es zum Beispiel das „Forum besser hören“ (gegründet von der Innung der Hörgeräte-Akustiker) vergibt – garantiert keinen zusätzlichen Nutzen und Verbraucherschutz.

einem Mikrofon aufgenommen und per Funk auf das Hörgerät des „besseren" Ohrs übertragen.

Hörgeräte tragen

Ich war platt, als ich gemerkt habe, was alles nicht geht. Ich habe das Gerät angepasst bekommen und dachte, die Welt ist wieder in Ordnung. Aber das Gegenteil war der Fall.

Ingrid Burghardt-Falke, Lektorin, selbst hörgeschädigt

Wer Hörgeräte bekommt, muss den Umgang damit lernen. Dazu gehört, die Kommunikation optimal zu gestalten (→ Seite 143), die eigenen Erwartungen nicht zu hoch anzusetzen (→ Seite 135) und Werbeversprechungen nicht zu trauen. Eigentlich soll der Hörgeräte-Akustiker bei der Gewöhnung helfen, doch im Fachgeschäft erhalten Sie meist nur einige Tipps und eventuell eine Kassette oder CD mit Hörübungen. Ein systematisches Hörtraining bieten nur einzelne Akustiker mit einer audiotherapeutischen Zusatzqualifikation an (→ Audiotherapie, Seite 140).

Die Phase der Gewöhnung

Wenn der Hörverlust nicht zu weit fortgeschritten ist, fällt die Gewöhnung an die Hörgeräte meist leichter, da Sie noch die normale Schallumwelt kennen. Eine große Umstellung ist es dennoch, und Unterstützung ist nötig.

Viele Hörgeschädigte bewegen sich bereits eine ganze Weile in ihrer schallgedämpften Welt, weil sie Hörhilfen lange nicht in Betracht gezogen oder abgelehnt haben. Für sie ist es geradezu erschreckend wahrzunehmen, wie laut der Alltag ist. Die schallverarbeitenden Gehirnzentren müssen dann nicht nur lernen, dass mit Hörgeräten alles etwas anders klingt, sondern dass es viel mehr Geräusche zu verarbeiten gibt, als sie gewohnt waren. Das macht die Umstellung noch schwieriger.

Hilfe finden Sie beim Deutschen Schwerhörigenbund (DSB) in Form von Kursangeboten und Betroffenengruppen, bei anderen Selbsthilfeorganisationen und neuerdings bei niedergelassenen Audiotherapeuten. Diese bieten ein systematisches Hör- und

TIPPS Was für Ihre Entscheidung wichtig ist

- Sie selbst müssen davon überzeugt sein, ein Hör- oder Verstehproblem zu haben und müssen es mit technischen Hilfsmitteln angehen wollen.
- Dann sollten Sie herausfinden, wann der Hörverlust Sie am meisten stört. Damit klären sich die Anforderungen, die Sie an Ihre Hörgeräte stellen. Fragen Sie sich: Wann und warum fällt mir die Kommunikation mit anderen besonders schwer? Wann ist es wichtig für mich besser zu hören? Was überhöre ich häufig? Wann muss ich nachfragen?
- Nun überlegen Sie, ob die Hörgeräte möglichst klein sein sollen, damit man sie nicht sieht, oder ob Sie Ihre Hörhilfe offen tragen wollen, damit andere Bescheid wissen. Dann können die Modelle größer sein, farbig oder verziert.
- Können und wollen Sie Minischalter und -rädchen bedienen? Dann kommen In-dem-Ohr-Geräte in Betracht. Oder bevorzugen Sie ein handliches Modell, das alle technischen Möglichkeiten bietet, aber weniger fummelig ist? Dann sind Hinter-dem-Ohr-Geräte meist die bessere Wahl.
- Die Kosten für Hörhilfen sind unterschiedlich und sagen wenig über den Hörerfolg aus. Es kann sein, dass Sie mit einem „Kassengerät“, das mit rund 400 Euro pro Gerät nicht über dem Festbetrag liegt, so gut hören wie mit einem digitalen für 1 500 Euro und mehr. Modernste Technik muss nicht das Beste für Sie sein.
- Lassen Sie sich früh – schon bei der Vorauswahl der Geräte, die Sie probetragen – eine schriftliche Übersicht über die Kosten geben. Dieser sollte zu entnehmen sein, was das Gerät (oder die beiden Geräte) kosten, welchen Anteil Ihre Krankenkasse übernimmt und welche Leistungen Ihr Hörgeräte-Akustiker im Rahmen der Nachbetreuung erbringt: Reinigung des Mikrofons, Kontrolle des Hörvermögens usw.
- Erkundigen Sie sich auch bei der gesetzlichen Krankenkasse, für welche Kosten sie aufkommt. Manche gesetzlichen Krankenkassen zahlen (fast) jede Reparatur, andere bieten eine Pauschale an. Bei privaten Krankenversicherungen hängt die Höhe der Erstattung von Ihrem Vertrag ab.
- Erkundigen Sie sich auch nach den Betriebskosten. Sie brauchen eventuell wöchentlich neue Batterien und von Zeit zu Zeit Hilfe bei der Reinigung (→ Seite 95).
- In der Zeit des Probetragens (→ Seite 92) sollten Sie unbedingt eine Liste führen, in die Sie eintragen, was gut läuft und was schlecht. Dann kann der Akustiker Ihre Hörhilfe noch besser anpassen.
- Überlegen Sie in der Testphase auch, ob Ihnen die Klangfarbe gefällt.
- Wie sitzt das Gerät? Verursacht das Ohrpassstück Druckstellen (Hautreaktionen)?

Kommunikationstraining an (→ Seite 140).

Nicht immer reicht eine ambulante Unterstützung. In besonders schwierigen Einzelfällen mit hohem Leidensdruck kann eine intensive Anfangsbetreuung in einer Rehaklinik nötig sein (→ Seite 193).

Ihre Hörgeräte brauchen „Wartung“

Unsanfte Landungen vermeiden

Hörgeräte sind empfindlich. Sie müssen also darauf achten, dass sie nicht herunterfallen, besonders nicht auf harten Boden. Deshalb sollten Sie beim Batteriewechsel, Reinigen, Aus- und Einsetzen eine weiche Unterlage benutzen. Einfarbige Stoffe erleichtern das Wiederfinden kleiner Utensilien.

Sauber halten und reinigen

Hörgeräte arbeiten nur gut, wenn sie sauber und trocken sind. In-dem-Ohr-Geräte wischen Sie am besten täglich mit einem weichen, trockenen Tuch ab. Es gibt auch Reinigungstücher, die antibakteriell wirken und Entzündungen vorbeugen sollen. Sie zahlen dafür etwa 2, 50 Euro pro Päckchen.

Grundsätzlich gilt: Hände weg von Alkohol und anderen Lösungsmitteln. Mit einer kleinen Bürste, auch einer weichen Zahnbürste, können Sie Ohrenschmalz entfernen. Viele IdO-Hörgeräte haben Filtersysteme, die das Eindringen des Sekrets verhindern – sie müssen von Zeit zu Zeit vom Akustiker ausgetauscht werden. Ob das ein kostenloser Service ist, hängt von Ihrem Akustiker ab.

Ein Mal pro Woche sollten Sie die Ohrpassstücke von Hinter-dem-Ohr-Geräten abstöpseln und baden, damit sich das Ohrenschmalz löst. Warmes Seifenwasser eignet sich zwar auch dazu, aber Zahnprothesenreiniger oder spezielle Reinigungsmittel haben den Vorteil, dass sie antibakteriell wirksam sind. Danach muss alles gut getrocknet werden, auch das Innere der Schläuche. Das geht am besten mit einem kleinen Blasebalg, den es beim Hörgeräte-Akustiker gibt. Erst dann dürfen Sie das Ohrpassstück wieder mit dem Gerät verbinden. Achtung: Links und rechts nicht vertauschen! Damit Ihnen das nicht passiert, sollten linkes und rechtes Gerät unterschiedlich markiert werden.

TIPPS **Schritt für Schritt**

- In den ersten Tagen sollten Sie Ihre Hörgeräte nur zeitweise – mindestens aber zwei bis drei Stunden am Tag – tragen, später dehnen Sie die Spanne dann kontinuierlich aus.
- Der Anfang ist anstrengend, denn Sie werden vieles hören, was Sie schon lange nicht mehr gehört haben. Erholungspausen sind daher sinnvoll.
- Testen Sie zuerst in den eigenen vier Wänden, wie Sie jetzt am besten bei einer Unterhaltung hören und mitreden können. Gehen Sie erst dann zu größeren Gesprächsrunden und in geräuschvolle Umgebung. Achten Sie auch darauf, wie gewohnte Geräusche jetzt klingen und versuchen Sie, diese zu identifizieren.
- Führen Sie ein Hörtagebuch, damit Sie dem Akustiker erklären können, wo Probleme liegen und was sich gebessert hat.
- Nach der Eingewöhnung sollten Sie Ihre Hörhilfe ganztägig tragen – wenigstens acht Stunden am Tag. Denn wenn Sie sich zu lange in der Welt der Stille aufhalten, empfinden Sie den normalen Geräuschpegel immer wieder als lästig.
- Dazu kommt: Wer seine Hörgeräte nur gelegentlich nutzt, wird in dieser Situation zwar laut genug hören, aber nur wenig verstehen. Wie in einem undurchdringlichen Schalldschungel wird er die Stimmen und andere akustische Signale nicht gut zuordnen und interpretieren können.

Bitten Sie Ihren Akustiker um so eine Kennzeichnung.

Gerade für ältere Menschen ist die Reinigung der Geräte schwierig. Wenn es nicht gut klappt, sollten Sie dies anderen überlassen, zum Beispiel einem Familienmitglied. Die Reinigung gehört nur bei wenigen Hörgeräte-Akustikern zum Service.

Trocken halten

Feuchtigkeit schadet Ihren Geräten, deshalb können Sie sie beim Schwimmen, Duschen, Haarwaschen und Baden nicht tragen. Haarspray verklebt die Mikrofone und bereitet dadurch viel Ärger. Es ist auch nicht gut, die Hörhilfen im feuchten Badezimmer oder in der Küche abzulegen.

Wer leicht schwitzt, bei dem werden die Geräte sehr schnell feucht. In diesem Fall kann man sich zum Beispiel ein Trockenkissen (zirka 25 Euro) kaufen, das die Hörhilfe durch Wärme trocknet. Andere Hilfsmittel bewerkstelligen das chemisch, beispielsweise Trockenbeutel oder Becher mit Silikatgel. Den reisetauglichen Becher mit einer Packung Silikatkapseln gibt es beim Akustiker für 5 bis 10 Euro. Falls Sie stark transpirieren, erhalten Sie solche Trockenhilfen auch auf Rezept.

Die Investitionen lohnen sich, da Sie so die Reparaturanfälligkeit Ihrer Geräte senken – Kosten, für die Sie immer häufiger selbst aufkommen müssen. Von Trocknungsversuchen mit Haushaltsgeräten wie Mikrowelle oder Fön ist dringend abzuraten!

Aufbewahren

Bewahren Sie Ihre Hörgeräte an einem trockenen und sauberen Ort auf. Für Kinder und Haustiere sollten sie nicht erreichbar sein, damit sie weder verschluckt noch zerkaut werden können. Gewöhnen Sie sich an einen Stammplatz, das erspart viel Sucherei.

Von Strahlen fernhalten

Hitze und Strahlung schädigen Ihre Geräte. Ein Platz an der Heizung, in der Sonne oder im erhitzten Auto kann sie verformen. Auch beim Röntgen müssen Sie die Hörgeräte herausnehmen.

Batterien in Reserve

Ersatzbatterien müssen Sie immer dabei haben. Legen Sie sich zu Hause einen Vorrat an, denn nach ein bis zwei Wochen ist die Lebensdauer erschöpft. Bewahren Sie Batterien kühl und trocken auf, aber nicht im Kühlschrank. Für Kinder und Haustiere sollten sie unerreichbar sein. Batterien sind giftig, sie gehören nicht in den Hausmüll, sondern sind Sondermüll. Der Handel nimmt sie zurück.

Schallschlauch kontrollieren

Bei Hinter-dem-Ohr-Geräten wird mit der Zeit der Schallschlauch rissig. Schon wenn er härter wird, sollten Sie ihn vom Akustiker austauschen lassen.

Was tun bei Funktionsstörungen?

Wenn Ihre Hörhilfe nicht funktioniert, können kleinere oder größere Probleme dahinter stecken. Zahlreiche können Sie vermeiden, andere selbst beheben. Wenn Sie unsicher sind, ist immer der Gang zum Hörgeräte-Akustiker zu empfehlen. Falls

Sie krank oder damit überfordert sind, kommt der Fachmann oder die Fachfrau auch zu Ihnen ins Haus. Aber dieser Service ist aufwendig und für Sie nicht (immer) kostenlos. Erkundigen Sie sich rechtzeitig.

TIPPS **Praktisches für den „Hörgeräte-Alltag"**

- Auf Ihre Hörgeräte sind Sie angewiesen. Versehen Sie daher die Aufbewahrungsbox, Fernbedienung und Zusatztechnik mit Ihrer Telefonnummer oder Adresse. Manche Akustik-Läden haben dafür bereits kleine Aufkleber entworfen.
- Welche Batterien Sie brauchen, erkennen Sie an der farblichen Markierung oder einer Kennziffer. Es gibt billige und teure Batterien. Halten Sie in Elektronikgeschäften, aber auch im Internet nach günstigen Angeboten Ausschau. Stellen Sie Preisvergleiche an. Bedenken Sie aber, dass preiswerte Produkte eine kürzere Lebensdauer haben können. Bleiben Sie also bei einem Hersteller, sofern Sie gute Erfahrungen gemacht haben.
- Wer Hörgeräte trägt, bildet eventuell mehr Ohrenschmalz. Manchmal entstehen Hautreizungen, die ein Arzt behandeln muss. Wer trockene Ohren hat, kann durch eine Tagescreme die Hautreizung mindern. Eventuell ist es sinnvoll, die Ohrpassstücke vor dem Einsetzen leicht einzucremen. Möglich sind nicht fette handelsübliche Handcremes ohne Duft- und Konservierungsstoffe. Beim Akustiker gibt es besonders geeignete Spezialpräparate für zirka zwei Euro. Oder Sie probieren es mit einer dünn aufgetragenen Babycreme oder Vergleichbarem. Es besteht allerdings die Gefahr, dass die Schallaustrittsöffnung verstopft.

Mit Zusatztechnik den Schall zum Ohr holen

Es gibt viele Situationen, in denen Hörgeräte allein zu wenig helfen. Je stärker die Hörschädigung, desto wichtiger sind zusätzliche technische Hilfsmittel. Manchmal stören Hintergrundgeräusche, manchmal der Hall in einem Raum. Es ist dann nicht nur zu laut, sondern die Schallsignale überlagern sich. Wie bei einem Echo erreichen sie mit Verzögerung wieder und wieder unsere Ohren. Sie kommen von allen Seiten und es sind viele verschiedene. Es ist also kein schlichtes „hal-lo" in der Bergstille.

TIPPS Was tun bei Störungen?

- **Sie hören gar nichts?**
  Prüfen Sie, ob die Batterie verbraucht ist. Manchmal liegt auch eine falsche Batterie im Hörgerät oder nicht auf der richtigen Seite im Batteriefach.
- **Das Hörgerät geht „an und aus"?**
  Meist ist die Batterie fast leer. Aber auch Feuchtigkeit kann dies verursachen. Legen Sie dann das Gerät über Nacht in den Trockenbeutel. Wenn das nicht hilft, muss das Gerät zum Akustiker.
- **Hören Sie verzerrt?**
  Vermutlich ist dann die Batterie fast verbraucht. Es kann auch sein, dass die Lautstärke zu hoch eingestellt ist. Stellen Sie dann die übliche Lautstärke ein.

Speziell bei In-dem-Ohr-Geräten

Was Sie bemerken	Das können Sie tun
Sie hören gar nichts:	
Das Batteriefach ist nicht geschlossen.	Schließen sie das Batteriefach.
Die Schallaustrittsöffnung ist mit Ohrenschmalz verstopft.	Entfernen Sie das Ohrenschmalz mit einem Reinigungsstäbchen.
Das Hörgerät geht „an und aus". Sie hören unterbrochen:	
Im Hörgerät ist möglicherweise Feuchtigkeit.	Legen Sie das Gerät über Nacht in den Trockenbeutel. Wenn das nicht hilft, bringen Sie das Gerät zum Akustiker.
Sie hören verzerrt:	
Die Schallaustrittsöffnung ist mit Ohrenschmalz verstopft.	Entfernen Sie das Ohrenschmalz mit einem Reinigungsstäbchen.
Die Mikrofonöffnung ist schmutzig oder bedeckt.	Bringen Sie das Hörgerät zum Akustiker.
Sie hören ein Pfeifen (Rückkopplung):	
Das Hörgerät sitzt nicht dicht.	Führen Sie das Hörgerät sorgfältig ein, damit es dicht abschließt.
Die Lautstärke ist zu hoch eingestellt.	Bringen Sie den Regler auf die normale Stellung.
Das Hörgerät hat möglicherweise einen Defekt.	Halten Sie mit dem Finger die Schallaustrittsöffnung dicht zu. Hilft das nicht, gehen Sie zum Akustiker.

→

Speziell bei Hinter-dem-Ohr-Geräten	
Was Sie bemerken	**Das können Sie tun**
Sie hören gar nichts:	
Die Batteriekontakte sind korrodiert und die Bedienelemente funktionieren nicht mehr (zuverlässig), Knacken/Krachen beim Schalten und Laut- oder Leisestellen.	Bringen Sie das Hörgerät zum Akustiker.
Der Schalter ist auf T oder O gestellt.	Stellen Sie den Schalter auf M.
Der Schallschlauch ist feucht und verstopft.	Reinigen Sie den Schallschlauch und blasen Sie ihn trocken.
Der Schallschlauch ist geknickt oder verdreht.	Richten Sie den Schallschlauch gerade oder lassen Sie ihn ersetzen.
Der Schallschlauch ist nicht richtig an das Gerät gesteckt.	Stecken Sie den Schallschlauch fest und seitengerecht mit dem Gerät zusammen.
Der Kanal des Ohrpassstücks ist verstopft.	Reinigen Sie das Ohrpassstück und blasen Sie es trocken.
Die Mikrofonöffnung ist verstopft.	Bringen Sie das Hörgerät zum Akustiker.
Das Hörgerät geht „an und aus". Sie hören unterbrochen:	
Die Batteriekontakte sind korrodiert.	Bringen Sie das Hörgerät zum Akustiker.
Der Schallschlauch ist feucht.	Blasen Sie den Schallschlauch trocken.
Der Lautstärkeregler ist defekt.	Bringen Sie das Gerät zum Akustiker.
Sie hören verzerrt:	
Die Batteriekontakte sind korrodiert.	Bringen Sie das Hörgerät zum Akustiker.
Das Ohrpassstück und/oder der Schallschlauch sind feucht.	Blasen Sie Schallschlauch und Ohrpassstück trocken.
Der Schallschlauch ist geknickt oder verdreht.	Richten Sie den Schallschlauch gerade oder lassen Sie ihn ersetzen.
Der Kanal im Ohrpassstück ist verstopft.	Reinigen Sie das Ohrpassstück.
Die Mikrofonöffnung ist schmutzig oder bedeckt.	Befreien Sie die Öffnung oder bringen Sie, wenn nötig, das Gerät zum Akustiker.
Sie hören ein Pfeifen (Rückkopplung):	
Das Ohrpassstück sitzt nicht dicht.	Führen Sie das Ohrpassstück sorgfältig in den Gehörgang ein, damit es diesen gut abschließt.
Das Ohrpassstück passt nicht mehr richtig.	Der Akustiker muss nachsehen, eventuell muss das Ohrpassstück erneuert werden.
Schallschlauch hat einen Riss.	Lassen Sie den Schallschlauch ersetzen
Hörgerät, Schallschlauch und Ohrpassstück sind nicht richtig verbunden.	Stecken Sie die Teile fest zusammen.
Der Lautstärkeregler ist zu hoch eingestellt.	Stellen Sie die übliche Lautstärke ein.
Das Hörgerät hat möglicherweise einen Defekt.	Halten Sie mit dem Finger die Schallaustrittsöffnung des eingestellten Hörgeräts dicht zu. Wenn es immer noch pfeift, bringen Sie es zum Akustiker.

Auch bei Podiumsdiskussionen oder Besprechungen kann es unmöglich sein, den Beiträgen zu folgen, wenn andere Teilnehmer sich unterhalten oder etwa durch Computer der Geräuschpegel steigt.

Nützliche Hilfsmittel

Es gibt viele Hilfsmittel. Wenn Sie auf diese nicht im Beruf angewiesen sind, müssen Sie die Kosten meist selbst tragen.

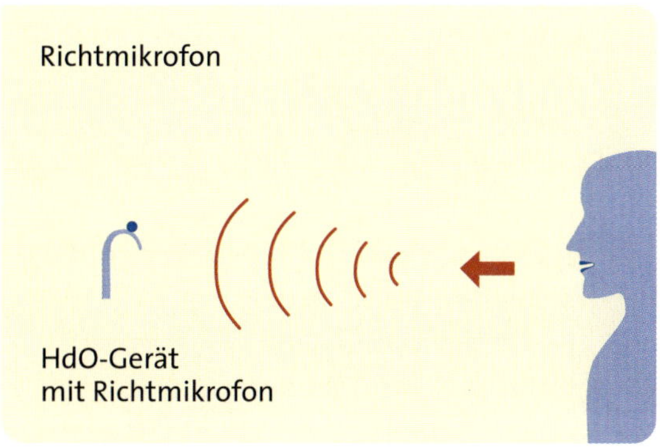

Richtmikrofonsysteme *betonen Schall, der von vorne kommt. Störgeräusche von hinten oder von der Seite werden dadurch leiser.*

Zusatz- und Richtmikrofon

Im akustischen Wirrwarr nützt manchmal ein Mikrofon, das der Sprecher nah an den Mund hält oder das den Schall nur aus einer bestimmten Richtung aufnimmt und so den Störschall reduziert. Wird dieses Mikrofon auf Ihren Gesprächspartner gerichtet, hören Sie ihn viel deutlicher. Manche Hörgeräte haben bereits ein eingebautes Richtmikrofon, sodass Sie auch im Stimmengewirr wieder besser verstehen können.

Audioeingang und Audioschuh

Die einfachste – aber nicht mehr modernste – Möglichkeit ist eine elektrische Steckverbindung zwischen externen Mikrofon an der Schallquelle und dem Hörgerät. Es gibt sie nur für HdO-Geräte. In den Audioeingang oder den (aufsteckbaren) „Audioschuh" des Hörgeräts wird ein Kabel gesteckt, das mit einem Mikrofon verbunden ist. Dieses steht zum Beispiel direkt vor einem Vortragenden – so wie bei einer Pressekonferenz. Auf die gleiche Weise kann die Audiobuchse (Kopfhörerausgang) eines CD-Players oder Fernsehgeräts mit den Hörgeräten verbunden werden. Dadurch gelangt der Ton unmittelbar und weitgehend störungsfrei ins Ohr.

Schnurlose Übertragungswege

Viel komfortabler (und keine Stolperfalle) sind schnurlose Übertragungswege. Sie lassen den Eindruck entstehen, rundherum sei es relativ still und die Schallquelle sitze direkt am Ohr. Drei

Möglichkeiten stehen zur Verfügung und werden zum Teil auch kombiniert: Induktionsanlagen, Infrarotanlagen und Funkanlagen. Bei öffentlichen Veranstaltungen und geschäftlichen Besprechungen wie auch im privaten Bereich sind diese Hilfsmittel eine große Erleichterung. Sie können Hörgeschädigten auch dabei helfen, den Gesprächspartner am Telefon besser zu verstehen oder Musik, Radio- und Fernsehsendungen zu verfolgen, ohne den Ton besonders laut zu stellen und andere zu stören.

Induktion: Kirchen, Theater und Vortragsräume sind häufig mit Induktionsanlagen ausgestattet. In ihnen ist eine Ringleitung (Ring-, Kabel-, Induktionsschleife) verlegt, in die der Schall in Form von elektromagnetischen Wellen gespeist wird. Die Induktion wirkt nur in einer bestimmten Zone. Diese sollte dann unbedingt mit dem Schwerhörigenemblem oder dem Ringschleifensymbol gekennzeichnet sein (→ Seite 170 und Seite 177). Das ist leider nicht immer der Fall.

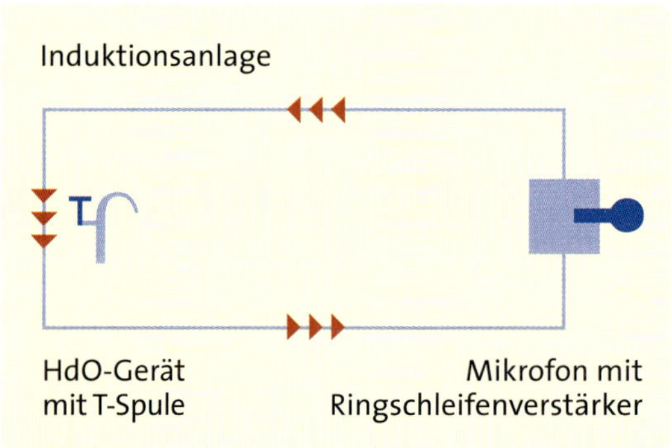

*Bei der **Induktion** wird die Schallinformation durch eine Ringleitung in Ihre Nähe gebracht. Die T-Spule des Hörgeräts nimmt ihn auf.*

Hörgeräte mit einer Telefonspule (Einstellung T) können die Signale aus der Ringleitung empfangen. Dabei ist das Mikrofon der Hörgeräte ausgeschaltet, Umgebungsgeräusche werden also nicht übertragen und wahrgenommen. Das ist ein Vorteil, weil man ungestört und sehr direkt das hört, was man hören will – etwa im Konzertsaal den Klang des Flügels. Ringschleifen können für wenig Geld in jeder Wohnung verlegt werden (→ Seite 167).

Ein Nachteil von Induktionsanlagen ist, dass man beispielsweise die Kommentare anderer oder Alarmsignale – sofern sie nicht in die Ringleitung gespeist werden – nicht hört. Nur wenn die Hörgeräte die Einstellung M/T anbieten, kann man dieses Problem umgehen. Sie hören dann per Mikro und per Induktion. Leider werden elektromagnetische Wellen durch elektrische Leitungen und Anlagen leicht gestört, dazu gehören auch Dimmer und Leuchtstoffröhren. Man sollte wissen, dass Induktionsanlagen nicht immer diskret arbeiten. Das heißt, wenn der Nachbar im Stockwerk über Ihnen ebenfalls Hörgeräteträger ist und wie Sie die T-Einstellung nutzt, kann es vorkommen, dass er beispielsweise das Fernsehprogramm oder die Musik aus Ihrer Hi-Fi-Anlage mithört. Erkundigen Sie sich also im Haus nach Leidensgenossen, und lassen Sie sich von einem Akustiker beraten. Wer Hörgeräte ohne T-Spule besitzt, kann mit einem Empfangsteil, das die elektromagnetischen Signale umwandelt und sie per Kabel an Kopfhörer überträgt, ebenfalls Induktionsanlagen nutzen. Es verändert sich allerdings der Klang.

***Infrarotsender** schicken den Schall an einen umhängbaren Empfänger, der die Signale an das Hörgerät weiterleitet. (Hier: per Induktion zum IdO)*

Infrarot (IR): Für Infrarotanlagen brauchen Sie ein Empfangsteil, das an einer Schnur um den Hals getragen oder an der Kleidung mit einem Clip befestigt wird. Es wird bei HdO-Geräten per Kabel mit dem Audioschuh oder direkt mit den Hörgeräten verbunden. Möglich ist auch, einen IR-Empfänger mit Induktionsschleife um den Hals zu tragen, von der auch IdO-Geräte mit T-Spule den Schall per Induktion empfangen können. Dazu wird wieder die T-Einstellung gebraucht. Alternativ kann ein Audiokabel die Signale vom IR-Empfänger ins Hörgerät weiterleiten oder Sie verwenden gleich einen Standard-Funkkopfhörer.

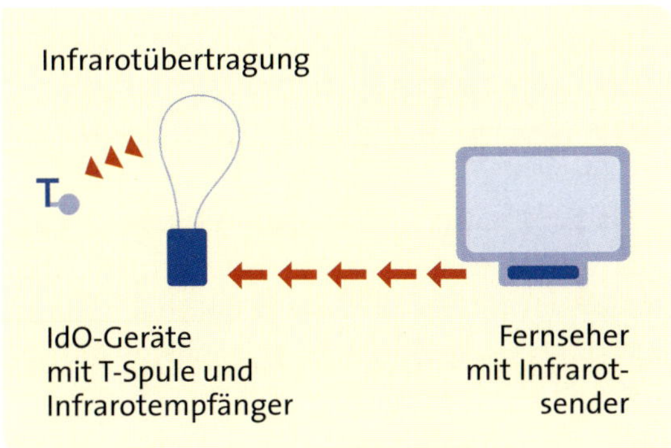

Infrarotanlagen werden leicht durch Sonnenlicht gestört. Ein weiterer Nachteil ist, dass die unsichtbaren Strahlen keine Hindernisse durchdringen. Sie enden an der Zimmerwand oder einer Person, die sich vor die Schallquelle schiebt. Auch wenn der Sprecher sicht abwendet, wird vom Infrarotempfänger kein Signal registriert.

Funk: Funkanlagen (FM-Anlagen) haben sich vor allem im Schulunterricht, bei Lehrveranstaltungen und Vorträgen bewährt, da sie auch ohne Sichtkontakt zwischen Sender und Empfänger arbeiten. Sie sind zwar teuer, aber kaum störempfindlich und schränken den Sprecher wenig ein. Er trägt nur ein Mikrofon. Derartige Funkanlagen bestehen aus einer Mikrofon-Sendeeinheit und einem Empfänger, lassen sich gut transportieren und passen sogar ins Reisegepäck.

Ist eine solche Mikrofon-Sendeeinheit vor dem Gesprächspartner auf einem Tisch oder Rednerpult platziert, kommt dieser ganz ohne Apparaturen aus. Vor allem in Diskussionsrunden

Funkanlage mit externem Empfänger

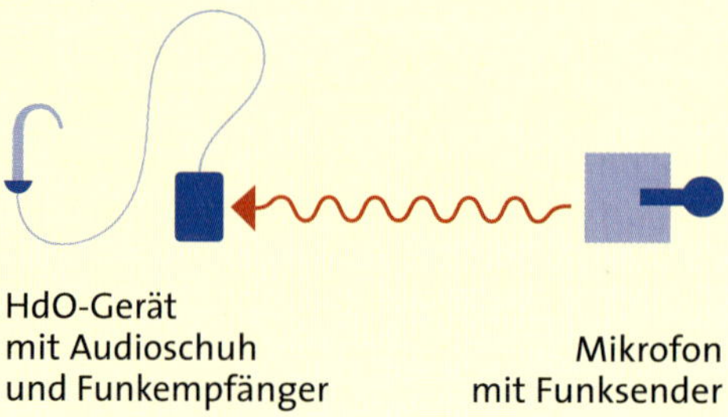

und auf Konferenzen ist das oft günstig. Das Mikrofon muss aber auf den Sprecher gerichtet sein. Es gibt Anlagen, die per Kabel mit den Hörgeräten verbunden sind und schnurlose Lösungen. Bei großen Anlagen, die etwa bei einer Podiumsdiskussion gebraucht werden, erhält jeder Sprecher ein Mikrofon. Wer im Publikum oder auf dem Podium mit einem Funkempfänger ausgerüstet ist, kann dann die derart ausgestatteten Redner verstehen. Solche größeren Anlagen kann man sich zum Beispiel bei Beratungsstellen des DSB ausleihen. Für Berufstätige gibt es weitere Möglichkeiten (→ Seite 185).

*Bei **Funkanlagen** muss der Schall ebenfalls zunächst von einem Empfänger aufgenommen und von dort an das Hörgerät geleitet werden. (Hier: per Kabel zum Audioschuh des HdO)*

Neuerdings können kleine Funkempfänger an HdO-Geräte gesteckt werden oder sie sind bei einzelnen Gerätetypen schon integriert. Solche Miniaturempfänger wie der *MikroLink* (kosten zirka 1 000 Euro) funktionieren ohne hinderliche Kabel und ohne eine Schnur um den Hals, da die kleine zugehörige Mikrofonsendeeinheit den Schall per Funk direkt in die Hörgeräte lenkt. Es macht daraus (fast) störungsfreie akustische Signale. Ist die Technik entsprechend platziert, können Sie damit auch problemlos Radio- oder Fernsehprogramme verfolgen.

*Modernste Technik funktioniert mit wenigen Zwischengliedern: Eine **Mikrofonsendeeinheit** funkt an den Empfänger im Hörgerät.*

Eine elegante Technik hat auch der *Conversor* (zirka 1 000 Euro). Er ist eine Kombination von Funk- und Induktionsanlage und funktioniert nur bei Hörgeräten mit T-Spule.

An Bedeutung gewinnen derzeit schnurlose Bluetooth-Übertragungen, die bei vielen modernen Handys möglich, aber auf wenige Meter Reichweite beschränkt sind. Da sendet beispielsweise das Handy Gesprochenes an einen Funksender, der seinerseits die Signale ins Hörgerät funkt.

Funkanlage mit integriertem Empfänger

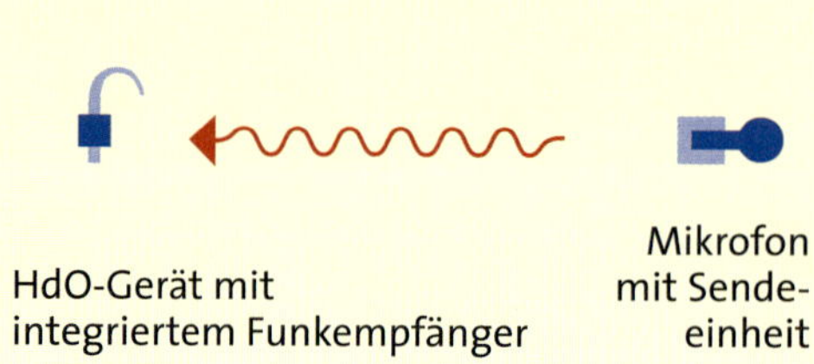

An den Grenzen der psychischen Kraft

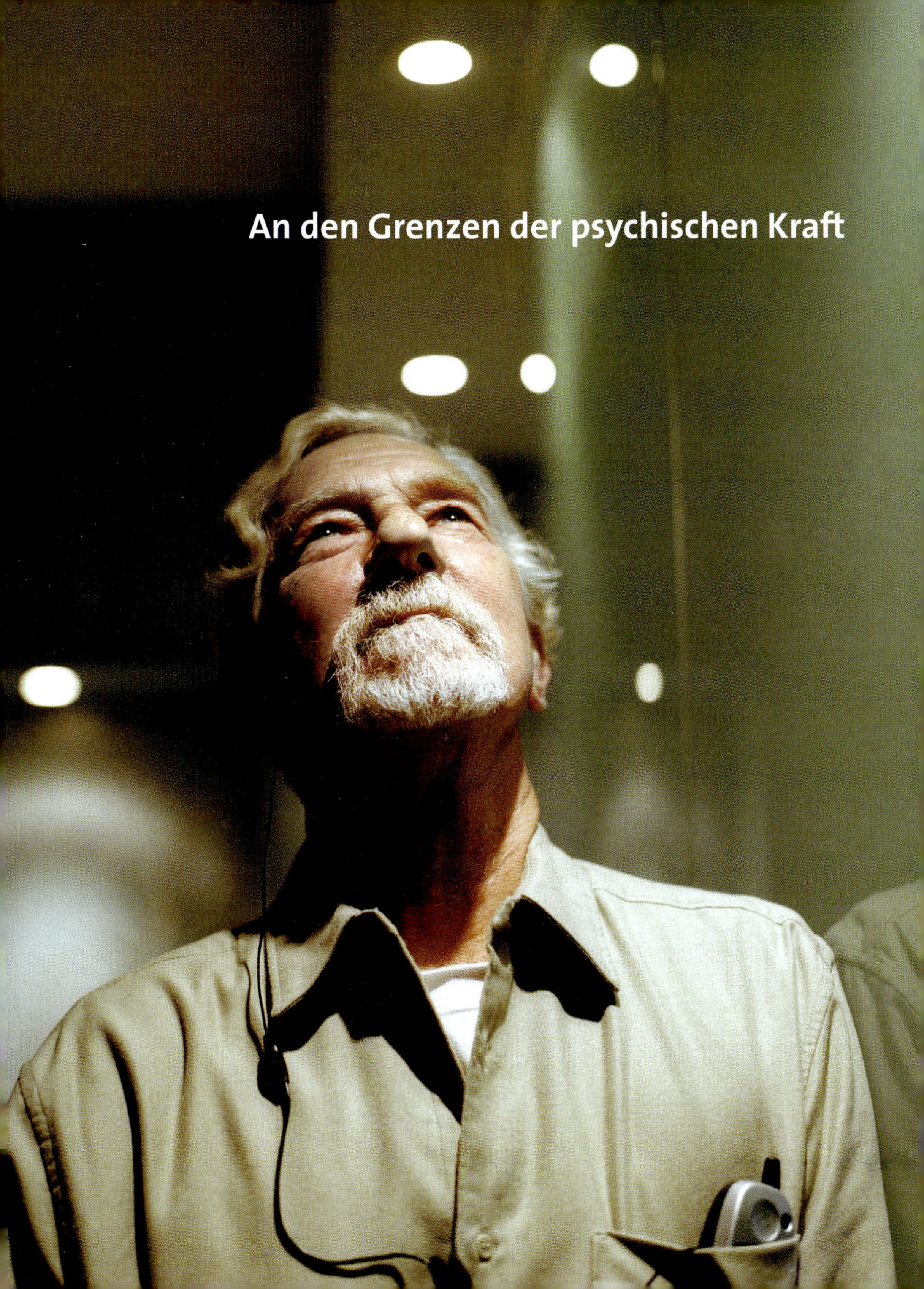

Was es nun werden wird, das weiß der liebe Himmel. (Der Arzt) Vering sagt, dass es gewiß besser wird, wenn auch nicht ganz. Ich habe schon oft den Schöpfer und sein Dasein verflucht. Plutarch hat mich zur Resignation geführt. Ich will, wenns anders möglich ist, meinem Schicksal trotzen, obschon es Augenblicke meines Lebens geben wird, wo ich das unglücklichste Geschöpf Gottes sein werde.

Ludwig van Beethoven in einem Brief an F. G. Wegeler, 29. Juni 1801

Beethoven hat in wenigen Sätzen das, was hörgeschädigte Menschen bewegt, eindrucksvoll zusammengefasst: Unsicherheit, wie es weiter geht, Hoffnung, dass es besser wird, Gefühle wie Wut und Unglücklichsein, Schwanken zwischen Resignation und dem Wunsch, dem Schicksal zu trotzen. Allerdings reagiert jeder Mensch anders auf eine Minderung des Hörvermögens. Das Alter spielt eine Rolle, die geistige Flexibilität, die Anforderungen im Alltag, die Persönlichkeit und die psychischen Reserven. Viel hängt auch von Familienangehörigen ab, den Freunden oder Kollegen. Und es macht einen großen Unterschied, ob der Gehörschaden praktisch über Nacht entstanden ist oder sich allmählich entwickelt hat. Ein plötzlicher Hörverlust durch einen Unfall oder eine Krankheit hat oft besonders schwere psychische Folgen. Der Betroffene ist ja völlig unvorbereitet – und muss dennoch einen Weg finden, mit der Hörbehinderung zu leben.

Wie schwerwiegend die psychischen Belastungen sein können, lässt sich daran ablesen, dass die Rate von Selbsttötungsversuchen bei Hörgeschädigten zehnmal so hoch ist wie im Durchschnitt der Bevölkerung.

Das Handicap in den verschiedenen Lebensphasen

Junge Menschen, die gehörlos geboren wurden oder früh – etwa durch eine Infektion des Innenohrs – ihr Hörvermögen weitgehend verloren haben, kommen im Alltag oft erstaunlich gut zurecht. Sie sind mit der Behinderung aufgewachsen und in der

Regel nicht sozial isoliert. Denn in der frühen Kindheit können leichter als im Erwachsenenalter alternative Sinnesfunktionen erschlossen werden. Viele Betroffene haben sich – unterstützt von ihren Eltern und erfahrenen Pädagogen – sogar die Lautsprache erarbeitet, haben gelernt, mit ihren Problemen umzugehen, und fühlen sich zusätzlich in der Gemeinschaft Gleichbetroffener – mit denen Sie sich leicht „händig“ in Gebärdensprache unterhalten können – emotional aufgehoben. Dennoch sind Kindheit und Pubertät für gehörlose und taube Menschen oft nicht leicht, und falls ein verbliebenes Hörvermögen weiter nachlässt, ist das extrem belastend.

Für **Erwachsene**, deren Hörvermögen plötzlich schwindet, ist vieles anders. Für sie bricht von heute auf morgen nicht nur der wichtigste Kommunikationsweg zusammen, sondern auch das Netz der gewohnten sozialen Beziehungen. Oft sind sie in ihrem Umfeld die einzigen, die mit einer Hörbehinderung konfrontiert sind: Keiner der Freunde oder Berufskollegen ist betroffen, keiner kann sich in die Probleme hineindenken.

Selbst wenn der erste Schock überwunden ist und Hörhilfen angepasst sind, bleiben die Schwierigkeiten: Ohne Hörgeräte versteht man nichts, schon gar nicht den bärtigen Chef oder mittags in der lauten Kantine die Kollegen. Mit den „Verstärkern“ im Ohr ist es oft nicht besser. Kegelabende sind ein Horror, das Geschirrklappern eine Zumutung. Was auf den ersten Blick wie eine Kommunikationsstörung aussieht, ist tatsächlich viel mehr: eine Störung aller sozialen Beziehungen.

Wer feststellt, dass sein Hörvermögen immer stärker nachlässt und er nicht mehr länger ohne Hörgeräte auskommt, hat andere Belastungen: Nach jahrelangen Bemühungen, schlecht Gehörtes zu verstehen, stößt er nun an seine Grenzen, muss sich zu Hörhilfen durchringen und sich an sie gewöhnen. Das ist schwer genug, noch komplizierter wird es dadurch, dass viele Betroffene sich nicht offenbaren mögen.

Die größten Probleme haben offenbar Frauen und Männer, deren Gehör am Ende des Berufslebens nachlässt. In dieser insgesamt belastenden Umbruchsituation leiden besonders viele Hörgeschädigte unter psychischen Beschwerden wie Nervosität und Reizbarkeit, Kopfschmerzen und Schlafstörungen. Daraus ergibt sich ein Leidensgipfel zwischen 60 und 65 Jahren. Im Rentenalter scheint es wiederum leichter zu sein, sich mit Hörschäden zu arrangieren. Das kann daran liegen, dass der Druck der Anforderungen geringer ist, aber auch daran, dass man sich mit der Zeit eher mehr oder minder resigniert in sein Schicksal fügt.

Im **höheren Alter** ist das Schwinden des Hörvermögens insofern sehr belastend, als meistens noch weitere Behinderungen bestehen wie Schwindel, Gelenkbeschwerden oder ein eingeschränktes Sehvermögen. Das ist nicht nur beschwerlich, sondern isoliert zusätzlich von den Mitmenschen und fördert Resignation. Oft ist darüber hinaus die Mobilität eingeschränkt, weil man sich nicht mehr ans Steuer des eigenen Pkw setzt, mit dem Gedränge, dem Tempo und der immer komplizierteren Technik in öffentlichen Verkehrsmitteln nicht mehr zurechtkommt und für Fahrten mit dem Taxi kein Geld ausgeben mag oder kann. Es kommt hinzu, dass mit der Zeit viele Kontakte nachlassen, Freunde wegziehen,

Seniorenheime sind nicht genügend vorbereitet

Unerwartete Schwierigkeiten kann es geben, wenn Sie in ein Heim umziehen oder auf Pflege angewiesen sind. Viele Einrichtungen nennen sich zwar behindertengerecht, berücksichtigen aber nicht genügend die Belange von Hörgeschädigten. In der Regel ist das Personal in Seniorenheimen unzureichend auf die Bedürfnisse der schlecht hörenden Bewohner vorbereitet, oder es kann (aus Zeitnot) wenig Rücksicht nehmen. Bei ambulanten Pflegediensten ist das nicht besser.

Der Deutsche Schwerhörigenbund fordert daher, dass seitens der Pflegeversicherung mehr Zeit für die Pflege von Senioren mit einer Kommunikationsbehinderung einkalkuliert wird. Denn: Bei einem Hörhandicap können sie sich nicht nebenbei unterhalten, weder beim Waschen – weil das Hörgerät dann nicht im Ohr steckt –, noch beim Bettenmachen – weil dabei das Gesicht abgewandt ist (Mundabsehen unmöglich!). So dauert es für Betreuer länger, etwas zu besprechen oder zu erklären.

Wenn man als Betroffener aber die Zeitnot spürt und dann auch noch merkt, dass der Gesprächspartner mit Ungeduld und gereizt reagiert, hat das oft fatale Folgen: Man wird nervös, unsicher und versteht in der Regel noch weniger. Dazu kommt, dass die knapp bemessene Zeit sowieso nur wenig Kommunikation zulässt. Für die wichtige persönliche Zuwendung ist das ein zusätzlicher Abstrich.

krank werden oder sterben. In anderen Fällen hat man selbst die Wohnung gewechselt, den Lebenspartner verloren und die Kinder leben weit entfernt. Viele ältere Menschen ziehen sich in dieser Situation immer mehr zurück und leiden still, für sich allein.

Dadurch fehlt ihnen aber jenes Quantum an Anregung und Anforderung, das uns geistig wach und rege hält. Wer isoliert ist, kann auch nicht üben, durch Absehen vom Mund besser zu verstehen, und er verliert die Fähigkeit, Nicht-Verstandenes durch Mitdenken zu ergänzen. Die Stille in den eigenen vier Wänden, die um sich selbst kreisenden Gedanken und das Gefühl, nicht (mehr) wertvoll zu sein, nicht mehr gebraucht zu werden, all das führt leicht in ein Stimmungstief oder zu Depressionen (→ Seite 126).

Und die Hilfen von außen sind gering, denn viele Mitmenschen und sogar Ärzte halten den Rückzug aus der Geselligkeit für altersgemäß oder normal. Außerdem meiden Senioren die Psychotherapeuten, die helfen könnten. Ungünstig wirkt sich dabei aus, dass es meistens lange dauert, bis ein Gesprächstermin möglich ist, und dass nicht alle Therapeuten mit älteren Menschen arbeiten (können). Um so wichtiger ist es, dass Angehörige eine Ahnung von den Problemen einer Hörminderung haben, sich engagieren und gegebenenfalls Druck auf professionelle Helfer ausüben.

Weshalb kommt es zu Problemen?

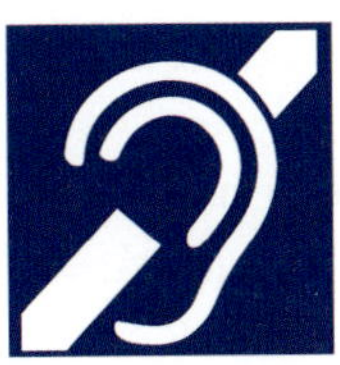

Hörgeschädigten-symbol

Bei einer Hörminderung sorgen zwei Faktoren für besondere Probleme: Zum einen ist die Behinderung für andere nicht sichtbar und nicht nachvollziehbar, zum anderen möchten sich viele Betroffene nicht als schwerhörend oder hörbehindert verstehen. Der Grund sind vor allem die Vorurteile bei den Mitmenschen. Der Trend zu immer kleineren Hörgeräten unterstützt dieses Denken. Die Bereitschaft ist deshalb gering, sich durch Anstecknadel oder Aufkleber mit dem Hörgeschädigtensymbol (Abbildung links) zu offenbaren.

Da die Behinderung nicht sofort zu erkennen ist, gelingt es bei einer Hörschädigung besonders gut, nach außen heile Welt zu spielen. Aber was wie ein Vorteil aussieht, ist oft ein Nachteil: Wer sein Hörproblem kaschiert, kann von anderen nicht erwarten, dass sie Rücksicht nehmen. Warum sollte denn zum Beispiel der Bankangestellte seine Kundin beim Sprechen anschauen. Wie kann er wissen, dass es ihr hilft, vom Mund absehen zu können und in der Mimik zu lesen?

Die Folgen des Verheimlichens sind fatal: zusätzliche Anstrengungen, Missverständnisse und ungewollt „komische" Situationen – in denen Sie sich vielleicht sogar lächerlich machen und keineswegs mitlachen können. Aus Unwissenheit wird Ihr Verhalten falsch interpretiert, möglicherweise als Begriffsstutzigkeit oder Sturheit, und somit gemäß gängigen Vorurteilen. Derartige Missverständnisse wären seltener, wenn Hörgeräte so unbefangen getragen würden wie eine Brille. Mehr Hörgeschädigte sollten sich trauen, unmissverständlich auf ihr Handicap hinzuweisen – auch über das Hörgeschädigtensymbol oder eine Hinweiskarte – und ihre Wünsche hinsichtlich der Kommunikationsgestaltung zu äußern.

Hörgeräte sind keine Brille

Viele Belastungen rühren daher, dass Hörhilfen – anders als Sehhilfen – die Wahrnehmung nicht schlagartig und nicht hundertprozentig verbessern. Anfangs ist alles oft sogar schwieriger: Sie hatten sich nämlich daran gewöhnt, weniger und anders zu hören. Das Gehirn hatte das „richtige" Hören regelrecht verlernt und muss nun mühsam auf die neue Hörsituation „umprogrammiert" werden.

Bei den ersten Hörgeräten – aber auch, wenn man auf ein anderes Modell umsteigt – sind die Geräusche der Umwelt meist ein großes Problem. Unerträglich ist der Straßenlärm, schrecklich das Rascheln der Zeitung. Und das Klappern von Geschirr lässt Sie ganz sicher zusammenzucken. Der Hörgeräte-Akustiker kann Ihre Hörhilfen anfangs etwas leiser einstellen, aber dennoch ist der Stress erheblich.

Hörgeräte können nur einen Teil des Verlusts kompensieren. Man spricht von bis zu 80 Prozent. Das heißt konkret: Manche Konsonanten werden in ruhiger Umgebung wieder wahrgenommen, sodass Sprache verständlicher wird, andere müssen weiterhin erraten werden. Auf Mundabsehen und gute Hörtaktik (→ Seite 144) sind Sie als Hörgeschädigter also weiterhin angewiesen.

TIPP **Das Gehör trainieren**

Der vom Hörgerät verstärkte Schall klingt zudem anders als gewohnt: meist blechern, technisch, verzerrt. Auch Musik und Lachen verlieren ihren Wohlklang. Was sich früher schön anhörte, nervt. Bei einem starken Hörverlust macht sich das besonders bemerkbar. Auch fremde Stimmen, erst recht die eigene, und die liebgewonnene Sprache der Kinder, des Partners oder der Freundin sind nicht mehr vertraut. Sogar die Natur klingt fremd und nicht mehr „natürlich".

Was ich hörte, hatte in den meisten Fällen nichts mit dem zu tun, was ich in Erinnerung hatte. Zum Beispiel Vogelstimmen – ich hörte zwar etwas, aber dieses Etwas hätte ich niemals mit Vogelstimmen in Verbindung gebracht: Es war ein Krächzen, ohne Melodie, ohne Modulation, nur schrill und fast beängstigend. Auch die Schritte im Wald, das Knacken von Holz, Wind in den Blättern – dies alles musste neu erkannt und identifiziert werden.

Ingrid Burghardt-Falke, Lektorin, selbst hörgeschädigt
(nach dem ersten Ausflug in die Natur mit provisorisch angepassten Hörgeräten)

Unerfahrbar sind meist die Sprachmelodie, Nuancen im Gesprochenen und die mitschwingenden Emotionen. Zudem fehlt für das Verstehen die Betonung: Draußen ist es kalt! Draußen ist es kalt? Daraus entsteht noch ein Problem. Manche Feinheiten können Sie zwar der Mimik Ihrer Gesprächspartner entnehmen, aber dazu müssen Sie ihnen dauernd direkt ins Gesicht schauen. Mit dieser Art „Gesichtskontrolle" ist nicht nur Ihr Gegenüber konfrontiert, auch Ihnen selbst wird es unangenehm sein. Sich hier angemessen – also möglichst unaufdringlich – zu verhalten oder sich immer wieder zu erklären, ist nervenaufreibend.

Die Überbeanspruchung der Augen ist ein weiteres Problem. Die Augen müssen ständig Zusatzinformationen liefern, um das Hören zu verbessern. Sie brauchen daher mehr Erholung als gewohnt.

TIPPS Was den Augen gut tut

- Eine sanfte Augenmassage: Lehnen Sie sich zurück und massieren Sie Ihre geschlossenen Augen, indem Sie mit den Zeigefingern leicht über die Augenlider und um die Augen herum streichen. Beobachten Sie, welche Farben entstehen und wieder verschwinden.
- Mit geschlossenen Lidern Achterbahn fahren: Wenn die Augen lange durch Mundabsehen auf einen bestimmten Punkt fixiert waren, sollten Sie Ihnen ein bisschen Bewegung gönnen. Lockern Sie Ihre Nackenmuskulatur und schließen Sie die Augen. Dann fahren Sie mit den Augen dem Verlauf einer gedachten, stehenden Acht nach. Der Kopf bleibt dabei ruhig, er wird nicht bewegt. Die Linie der Acht sollten Sie dreimal rechts herum und dreimal links herum „schreiben".

Viele Menschen mit einem Hörproblem haben Kopfschmerzen und sind im Nackenbereich schmerzhaft verspannt. Entweder wird der Kopf vorgeschoben, um besser zu verstehen, oder der Hals samt Wirbelsäule so gedreht, dass das besser hörende Ohr zum Sprecher gerichtet ist. Manchmal helfen Ruhephasen. Noch wichtiger sind Entspannungsübungen, bei denen sich die Muskulatur lockern kann.

Eine zusätzliche Belastung ist, dass das Hörvermögen schwankt. Es gibt gute und schlechte Tage, erfolgreiche und grässliche Stunden. Viel hängt von Ihrer Stimmung ab und vom Grad der Erschöpfung, aber auch vom Wetter, von der Akustik, der Art der Nebengeräusche. Diese Schwankungen sind eine Belastung – nicht nur für jeden Betroffenen, sondern auch für seine Mitmenschen. Mal klappt die Kommunikation gut, mal schlecht. Selbst Angehörige kommen damit nicht zurecht. Spannungen in der Familie sind dann meist unausweichlich.

„... aber das hörst du ja." Dieses wird uns immer wieder vorgehalten – eine Äußerung, die uns in die Simulantenecke drängt. Ja, wenn es uns gut geht, können wir eben manchmal dank unserer Kombinationskünste Erstaunliches zustande bringen. Es gibt auch physiologische Erklärungen dafür, warum wir bestimmte Geräusche, zum Beispiel den tropfenden Wasserhahn,

hören und unser Gesprächspartner diese nicht wahrnimmt. Das dem gut Hörenden begreiflich zu machen, ist ganz schön schwierig.

Katharina Meeusen, psychologische Psychotherapeutin, selbst hörgeschädigt

Viel Kraft geht dadurch verloren, dass gut Hörende falsche Vorstellungen von den Belastungen haben. Die meisten Menschen denken, mit Hörgeräten sei der Schaden behoben – die Werbung vermittelt das oft. Ein Hörgerät ist aber keine so einfach zu handhabende Prothese wie eine Brille. Ein anderes Problem kennt fast jeder aus Erfahrung, zum Beispiel auf einer privaten Feier: Wenn Geschirrklappern, Musik und die Unterhaltung der Gäste zusammenkommen und eine diffuse Geräuschkulisse entstehen lassen, wird der Gesprächspartner unverständlich. Diesen Partyeffekt kann der gut Hörende als Ausnahmesituation mit einem Lächeln abtun. Bei einer Hörschädigung ist diese Situation Alltag.

Für Hörgeschädigte ist das Hören ein spannungsgeladenes Feld. Man kann nicht entspannt zuhören. Man muss auf Draht sein. Man muss Bruchstücke zusammenpuzzeln. Die „lange Leitung" der Hörgeschädigten ist eine geistige Höchstleistung, die zu Ermüdung führt. Denn man muss aus den Bruchstücken ein sinnvolles Ganzes zusammenbringen.

Harald Seidler, HNO-Arzt, selbst hörgeschädigt

Fazit: Bei Hörgeräten genügt es nicht, sie einzusetzen, so wie Sie die Brille einfach aufsetzen. Denn trotz der Verstärker im Ohr brauchen Sie immer Taktiken, um den Busfahrer, die Verkäuferin, den Kellner oder die Ärztin zu verstehen. Auf Reisen benötigen Sie eine Menge Fantasie und Energie, um etwa bei Fahrplanänderungen auf dem Laufenden zu bleiben. Und oft ist Durchsetzungsvermögen nötig, damit zum Beispiel die Musikbeschallung in öffentlichen Räumen – wenn schon nicht abgestellt – so doch gedämpft wird. Doch woher soll all die Energie kommen, wenn Sie doch eigentlich niedergeschlagen sind und traurig über den Verlust des Gehörsinns?

Jeder muss seinen Weg finden

Hörverluste können unterschiedliche Reaktionen auslösen. Meist überwiegen am Anfang Gefühle wie Trauer, Wut und Verzweiflung. Es gibt allerdings Menschen, die diese Phase überspringen und offenbar gut zurecht kommen, dann aber später von den Emotionen eingeholt werden.

Dass Hörprobleme die Gefühlswelt kaum beeinflussen, ist sehr selten. Bei Menschen, deren Bedarf an Kommunikation schon immer gering war oder die seit langem Interessen und Aktivitäten nachgehen, die mit Musik oder gesprochener Sprache wenig zu tun haben, kann das jedoch der Fall sein. Im Allgemeinen hat es jemand, der Münzen oder Briefmarken sammelt, als EDV-Spezialist arbeitet, gern Karten spielt oder wandert, einfacher als ein begeisterter Konzert- und Theaterbesucher, und als jemand, der gern in aller Herren Länder unterwegs ist und mehrere Sprachen spricht oder in einem Bereich mit viel Publikumsverkehr arbeitet.

Welche Reaktionen vorherrschen, ist von Mensch zu Mensch verschieden, und in der Regel verändert sich die Gefühlslage phasenartig, mit der Zeit. Es ist eine Art Abschiednehmen, wie nach dem Tod eines geliebten Menschen. Das Tal, das dabei durchschritten wird, nennen Psychologen „Trauerarbeit". Man kann sie in verschiedene Phasen einteilen.

Trauerarbeit: Die Phasen bis zur Bewältigung

Leugnen
Zuerst wollen viele Hörgeschädigte nicht wahrhaben, dass sie zu schlecht verstehen, um ohne Hörgeräte auszukommen. Man gibt dem Lärm oder den anderen die Schuld und beklagt zum Beispiel: „Der Ton des Radios ist schlecht."

Sich auflehnen
Mit der Zeit stellt sich Wut ein, weil man so schlecht versteht oder Therapieversuche nach einem Hörsturz nicht verhindert haben, dass ein Ohr taub ist. Aber auch Auflehnung kommt hoch, und es beginnt das Fragen: Warum gerade ich? Zugleich kann

Was hörgeschädigten Menschen das Leben schwer macht

- Sie können an Tischgesprächen und lockerem Smalltalk nicht wie früher teilnehmen.
- Gruppensituationen sind kaum zu bewältigen
- Viele Kulturveranstaltungen sind keine Entspannung mehr – weil es zu anstrengend ist.
- Allgemeine Informationen, über Lautsprecher oder im Vorübergehen geäußert, entgehen ihnen leicht.
- Vieles, was um sie herum geschieht, bekommen sie nicht mit.
- Weil sie oftmals etwas missverstehen und daraus Fehler entstehen, leidet ihr Selbstbewusstsein.
- Weil Alltagssituationen oft nicht so rasch zu erfassen sind, fühlen sie sich unsicher.
- Um nicht aufzufallen, versuchen sie zu „bluffen", und fühlen sich dabei unwohl.
- Sie sind oft gestresst und müde, da sie sich vieles zusammenreimen müssen.
- Durch erhöhte Anspannung werden sie eher ungeduldig und ärgerlich im Umgang mit anderen.
- Viele sind unsicher, was ihr Urteilsvermögen und ihre Wahrnehmung angeht. Dadurch fühlen sie sich von anderen abhängiger.
- Sie haben oftmals das Gefühl, bevormundet zu werden.
- Häufig isolieren sie sich von anderen, weil sie sich von ihnen ausgegrenzt oder abgewiesen fühlen.

Zusätzlicher Tinnitus ist besonders belastend, weil er nie Ruhe gibt und keine Erholung zulässt.

sich tiefe Traurigkeit einstellen, weil man sich ausgeschlossen fühlt oder Kollegen beneidet, die sich so locker unterhalten.

Verhandeln
In dieser Phase will man einen Pakt schließen, um Verluste rückgängig zu machen oder aufzuhalten. Man gelobt sich: weniger Stress, keine laute Musik mehr mit Kopfhörern! Aber dazu ist es zu spät – es gibt kein Zurück.

Verzweifeln
Verzweiflung folgt meist auf die Erkenntnis, dass nichts die Hörminderung ungeschehen macht. Es gibt kein Medikament, keine Operation. Als einzige Hoffnung bleiben die Hörhilfen.

Akzeptieren

Eine besonders wichtige Phase der Trauerarbeit ist die Annahme der Gefühle und der Behinderung. Wer sich Wut, Trauer und Neid eingestehen kann, ist psychisch nicht so sehr belastet. Sobald man die Erfahrung macht, dass Hörhilfen nur begrenzt entlasten, fällt man leicht in die Phase der Verzweiflung zurück!

Wer seine Schwerhörigkeit akzeptiert hat, hadert weniger mit seinem Schicksal. Als **angemessene Resignation** wird diese Reaktion auch bezeichnet. Dazu gehört zum Beispiel, dass man in einer Gesprächsrunde die unwichtigen Gesprächsphasen für sich nutzt und sich entspannt, um Kraft für wichtige Themen zu sammeln.

Konstruktiv denken

Irgendwann können auch wieder Pläne geschmiedet werden. Es wird realistisch Bilanz gezogen. Was kann ich dafür tun, meine Kontakte zu erhalten? Wie arrangiere ich mich im Berufsleben? Was muss sich ändern?

Bewältigen

Das heißt nicht, dass die Trauer nun in ein Kästchen verpackt und für immer weggeschlossen wird. Jeden Tag gibt es Kränkungen, und man muss damit rechnen, dass die Trauer hier und da wieder aufbricht – etwa wenn das bisherige Hörgerät nicht mehr ausreicht oder wenn andere Enttäuschungen schmerzen.

Trauerarbeit ist gewissermaßen die notwendige Antwort darauf, dass Ihr Leben einen Wert verloren hat. Sie müssen mit diesem Verlust allmählich zurechtkommen und erkennen, dass er endgültig ist. Psychologen versichern: Trauer hilft, Distanz zu dem Verlorengegangenen herzustellen und sich neu zu orientieren. Das geht nicht von heute auf morgen und es lässt sich nicht erzwingen. Trauer braucht Zeit.

Wenn die Trauerarbeit nicht gelingt

Gelegentlich kann die Trauer in Selbstmitleid umschlagen. Als Reaktion ist das verständlich, aber es hemmt die positive Entwicklung, führt zu fruchtlosem Grübeln und Hadern mit dem Schicksal. Die Last der Behinderung wird überbewertet und eine leidende Gefühlshaltung bestimmt das Leben.

So kommen Sie allerdings nicht weiter. Ihnen gehen Kräfte verloren, die helfen können, Probleme zu überwinden. Selbstmitleid wirkt sich zudem auch auf zwischenmenschliche Beziehungen besonders ungünstig aus.

Ein typischer Satz, mit dem manche Hörgeschädigte ihre Lebensgefährten (über)strapazieren und den Sie vermeiden sollten, ist: „Du nimmst keine Rücksicht". Genau das kann der normal Hörende auch nicht ständig. Er muss weiterhin seine Hobbys pflegen, in seine Kneipe gehen oder Konzerte besuchen „dürfen". Dann hat er mehr Freude daran, Sie zum Beispiel in eine Ausstellung zu begleiten. Und er kann entspannter damit umgehen, dass es nicht reicht, aus dem Nachbarzimmer zu rufen, sondern dass er sich auf den Weg machen muss, um seinem schlecht hörenden Partner etwas zu sagen.

Nicht immer an das eigene Handicap zu denken, kann durchaus hilfreich sein und das Leben erträglicher machen!

Wer seine Probleme beharrlich wegschiebt, blockiert allerdings die Trauerarbeit und verhindert eine Auseinandersetzung mit der veränderten Lebenssituation. Eine Technik, mit der man als Hörgeschädigter sein Handicap besonders häufig verleugnet, ist das „automatisierte" Lächeln, als Antwort auf nicht verstandene Fragen, eine Antwort, die alles und nichts bedeuten kann.

Zusätzliche Belastungen

Bei einer Hörschädigung sollten Sie lernen, mit Ihren Kräften gut hauszuhalten, also sich zwischendurch zu erholen, zu entspannen, sich zurückzuziehen und „nein" zu sagen (→ Seite 134). Warum brauchen Sie so viel innere Kraft? Und was gefährdet Ihr seelisches Gleichgewicht?

Perfekt sein wollen

Ob mit oder ohne Hörhilfe: Wer schlecht hört, muss sich all das durch Mitdenken und Absehen von den Lippen mühsam erschließen, was seine Ohren nicht mehr vermitteln. Das passiert unbewusst, ist aber anstrengend. Dadurch sind die alltäglichen Anforderungen bereits hoch. Zusätzlich möchten Hörgeschädigte gern perfekt sein und neigen dazu, sich zu überfordern. Viele können sich schlecht eingestehen, dass ihre Ressourcen durch Lärm und Gespräche früher aufgebraucht sind als bei gut Hörenden. Und sie mögen nicht hinnehmen, dass die Möglichkeiten der Selbstentfaltung und Lebensgestaltung eingeschränkt sind. Wer betroffen ist, erlebt das als Kränkung – gewissermaßen als Wertminderung der eigenen Person.

Kaum in der U-Bahn, steigt eine Kindergruppe ein. Nach sechsstündiger Arbeit ist das zu viel für mich, obwohl ich das Hörgerät rausgenommen habe. Ich wechsle das Abteil. Da kommt eine außerordentliche Durchsage. Ich bemühe meinen Sitznachbarn am besseren Ohr, der aber leider nicht hingehört hat. Die Nachbarin am tauben Ohr erklärt mir dann, was los ist – ich muss ständig nachfragen, Körper und Hals verdrehen, meine Hörbehinderung outen, um nicht als unhöflich oder schwer von Begriff zu wirken. Sie nimmt dies zum Anlass, ein Gespräch über ihr schlimmes Bein mit mir anzufangen. Ich wollte doch aber meine Ruhe. Bin hin und her gerissen, habe Schuldgefühle, bin verärgert – das alles nur, weil ich die Durchsage nicht verstanden habe.

Katharina Meeusen,
psychologische Psychotherapeutin, selbst hörgeschädigt

Gegen ständige Überforderung sollten Sie gezielt vorgehen. Wie kompliziert das im Alltag ist, zeigt der vorstehende Bericht. Aber halten Sie an dem Ziel fest, denn durch Überforderung entstehen oft zusätzliche und überflüssige Leiden: Schlafstörungen, schwerwiegende Erschöpfungen, Depressionen und andere psychische Erkrankungen.

Sich immer wieder gekränkt zu fühlen, weil man etwas nicht verstanden hat, eine Einladung ablehnen zu müssen, den Stammtisch früher zu verlassen oder bei einer Konferenz am Ende nichts mehr mitzubekommen, ist schwer auszuhalten. Sehr viel hängt davon ab, wie gut man sich mit dem Empfinden ausgeschlossen zu sein, arrangieren kann. Hilfreich sind oft (allerdings nicht immer) ein starkes Selbstbewusstsein und Erfolge, etwa im Beruf, beim Sport oder in der Bridgerunde. Wichtig ist Anerkennung, eventuell durch eine ehrenamtliche Aufgabe oder in der

Familie. Vielen hilft auch der Gedankenaustausch in Selbsthilfegruppen, in denen man erfährt, dass andere an ähnlichen Problemen verzweifeln beziehungsweise wie sie sie in den Griff bekommen (→ Seite 138).

Negative Gefühle leugnen

Ständig auf Hörhindernisse zu stoßen und Verstehenslücken auszufüllen, ist kräftezehrend. Dazu kommt, dass die alltäglichen Erfahrungen mit anderen Menschen oft extrem frustrierend sind, wütend oder verzweifelt machen.

Meist fällt es schwer zuzugeben, dass man enttäuscht, traurig ist oder Neidgefühle hat. Aber es muss sein!

Denn ein Übermaß an negativen Gefühlen erhöht das Risiko für psychische und psychosomatische Erkrankungen. Entspannung und positive Gefühle sind ein Gegenmittel. Doch wichtiger ist es, Gefühle nicht zu unterdrücken, sondern zu äußern, sonst fangen sie an, in uns zu nagen, breiten sich aus und machen uns krank.

Hörgeschädigte leiden häufig unter Schlafstörungen, Herzproblemen, Kopfschmerzen und Magen-Darm-Beschwerden. Typisch ist das Gefühl, im Bauch Luft zu haben, „die raus muss". Aber eigentlich ist es die Wut, die raus muss. Manche Menschen werden mehrmals in der Nacht schweißgebadet wach. Dahinter

Unsicherheit macht Angst

- Angst drückt sich in Herzklopfen und Zittern, schneller Atmung und Schwitzen aus. Angst ist eine biologisch normale Reaktion auf gefährliche Situationen. Aber sie darf das Leben nicht beherrschen.
- Das kann bei einer Hörschädigung durchaus geschehen, wenn zu viele Situationen große Unsicherheit und Angst hervorrufen – und mit der Zeit angstbesetzt werden.
- Wer schlecht hört, fürchtet, dass er den Arzt nicht richtig verstanden hat, beim Joggen den Fahrradfahrer im Rücken zu spät bemerkt, in der Teamsitzung eine Frage stellt, die bereits beantwortet ist, bei einer Zugreise die Gleisänderung nicht mitbekommt, den Feueralarm nicht hört.
- Bei starken Ängsten benötigen Sie psychotherapeutische Hilfe.

steckt häufig Angst, die Angst zu versagen, einer Situation nicht gewachsen zu sein. Da sich solche Befürchtungen bei einer Hörschädigung aber leicht summieren, können Angstzustände beherrschend werden. Denn Ängste werden nicht nur gelernt, sondern auch verallgemeinert. Wenn Sie unter starken Ängsten leiden, benötigen Sie psychotherapeutische Hilfe. Ein Umlernen ist möglich.

Über Wut, Ärger und Ängste zu sprechen, entlastet und bringt uns anderen Menschen näher. Dies mag zu optimistisch klingen. Vielleicht fragen Sie sich: Dränge ich mich anderen damit nicht auf, gehe ich ihnen damit nicht auf die Nerven? Experten verneinen das. Nur wer insistiert, ständig jammert und jedes Gespräch mit seinen Problemen ausfüllt, stößt auf Ablehnung. Wer offen über seine Schwierigkeiten spricht, aber auch positiven Erfahrungen Platz einräumt, wird von anderen besser verstanden und angenommen.

Ein guter Rahmen, Wut, Trauer und Verzweifelung zu äußern, sind Betroffenenorganisationen beziehungsweise Selbsthilfegruppen (→ Seite 138). Denn in einer Gruppe Gleichbetroffener ist es viel leichter, sich belastende Erfahrungen klar zu machen, sie also zuzulassen, offen zu legen und zu verarbeiten. Zugleich erfahren wir, wie andere damit umgehen. Aber manchmal nützt das alles nichts und die Kränkungen belasten so stark, dass (psycho-)therapeutische Hilfe nötig ist (→ Seite 141).

Sich einsam und niedergeschlagen fühlen

Schwingungen in der Stimme, Modulationen, leiser und laut Gesprochenes – das alles sind Mittel, um Gefühle, Empfundenes mitzuteilen. Die Vielschichtigkeit der Stimme ist für mich nicht mehr hörbar und erlebbar. Wortspiele, Ironie, Witz – das geht fast immer verloren, und das aus doppeltem Grund: Zum einen kommt tatsächlich wenig oder nichts bei mir an, zum anderen vermittelt der Gesprächspartner aufgrund der Erfahrung auch immer weniger davon. Verständlich, denn wozu Geistreiches und Fantasievolles produzieren,wenn es verschwendet ist? Eigene Sprachlosigkeit ist die Folge. Ich merke, wie mir mehr und mehr das Gefühl für das gesprochene Wort verloren geht.

Die Lust am verbalen Austausch, am Kämpfen mit dem Wort um das Wort – sie lässt nach und macht einer Resignation Platz. Eine Resignation, die ab einem bestimmten Zeitpunkt nicht mehr begrenzbar ist. Sie lähmt auch die Gedanken, macht müde und depressiv.

Ingrid Burghardt-Falke,
Lektorin, selbst hörgeschädigt

Wer gut hört, wird sich kaum vorstellen können, wie belastend es ist, wenn das Gefühl für Sprache und die Sicherheit in der Unterhaltung oder bei Diskussionen verloren gehen. Nie kann man sicher sein, die anderen richtig verstanden zu haben, und immer muss man fürchten, nicht richtig verstanden worden zu sein.

Als Hörgeschädigte sind Sie häufig gezwungen, sich zu vergewissern. Doch Nachfragen blockiert den ungezwungenen Fluss des Austauschs, behindert die spontane Assoziation von Gedanken und lässt eine Unterhaltung eventuell sogar zusammenbrechen. Es gibt allerdings Möglichkeiten, gezielt nachzufragen, sodass die Gesprächspartner das Gesagte nicht vollständig wiederholen, sondern nur die Verstehenslücke ausfüllen müssen (→ Seite 151).

Weil Gespräche oft belastend und unerfreulich, die Lärmeindrücke hingegen unerträglich sind, zieht man sich von gesellschaftlichen Ereignissen zurück. Die „selbstgewählte" Isolation verdüstert die Stimmung noch mehr und kann zu einer behandlungsbedürftigen Depression führen. Wer immer schon wenig selbstbewusst und psychisch nicht sehr stabil war, ist eher betroffen. Doch auch großes Selbstbewusstsein schützt nicht vor den vielfältigen Problemen im Alltag: Wenn Sie zum Beispiel nach einem Hörsturz unter Ohrgeräuschen leiden, den Beruf als Lehrer aufgeben müssen und privat Probleme haben, können sich, je nach individueller Disposition, alle Arten von psychischen und psychosomatischen Störungen entwickeln. Dazu gehören das Burn-out-Syndrom, ernste Magen-Darm-Beschwerden, Phobien und Panikstörungen oder Depressionen.

„Wer selbstbewusst ist, muss strahlen können", wissen Psychologen. Bei einer Hörschädigung ist das vor allem im beruflichen

An eine Depression denken

- Menschen mit einem Hörverlust leiden häufiger unter einer Depression. Sie ist etwas anderes als die Trauer, die ausbricht, wenn man feststellt, dass es nicht mehr ohne Hörgerät geht. Sie ist auch etwas anderes als Rückzug und Resignation. Beides kann aber eine Depression auslösen.
- Wer depressiv ist, ist nicht nur traurig oder eine Zeit lang schlecht gestimmt, ihm fehlt auch jegliche Energie, jede Motivation. Andererseits quält oft innere Unruhe. Typisch sind Appetitlosigkeit, Gewichtsverlust, Verdauungs- und Schlafprobleme. Zu einer Depression gehört außerdem, auffallend vergesslich zu sein, sich niedergeschlagen und „zu nichts mehr nütze" zu fühlen.
- Wer unter einer Depression leidet, kann sich nicht mehr freuen – Dinge, die früher wichtig waren, sind ihm gleichgültig. Es scheint sinnlos weiter zu leben.
- Falls Sie diese Symptome bei sich selbst bemerken, sollten Sie sich um therapeutische Hilfe bemühen, um die Depression zu überwinden. Auch um erst gar nicht in das tiefe Loch zu fallen, gibt es Möglichkeiten der Prävention. Wenn Sie zu dieser Erkrankung Näheres wissen wollen – die Stiftung Warentest hat einen Ratgeber im Programm: „Depressionen überwinden", Bestelladresse → Seite 208.

Alltag oft schwierig. Doch wieder zu strahlen kann auch in der Freizeit gelingen und das Lebensgefühl verbessern: Vielleicht brillieren Sie als guter Koch, bei Golfturnieren, als gewiefter Boulespieler, Schachexpertin oder beim Malen.

Obwohl es verständlich ist, wenn Sie sich wegen eines Hörhandicaps zurückziehen, kappen Sie dadurch noch mehr die Verbindung zu Ihrer Umwelt – und wahrscheinlich auch zu den Menschen, die Sie lieben. Überlegen Sie daher, welche Art von Geselligkeit Ihnen gut tut (→ Seite 144).

Zuversicht und Selbstvertrauen verlieren

Menschen brauchen die Kommunikation nicht nur, um Informationen auszutauschen. Sie gibt auch Sicherheit. Hörschäden können daher zutiefst verunsichern und einen lebensbejahenden Menschen in einen Menschen verwandeln, der sich nicht viel zutraut und von Angst beherrscht wird. Bemühen Sie sich, gegen diese Verunsicherung anzugehen, indem Sie möglichst viel selbst erledigen und versuchen selbstbestimmt zu bleiben (→ Seite 132). Experten betonen: Immer auf fremde Hilfe zu setzen, untergräbt das Selbstvertrauen.

Was ist das Ziel psychologischer Hilfen für Schwerhörige? Ganz allgemein geht es darum, verlorenes Selbstvertrauen und ein Gefühl der Selbstwirksamkeit in der Kommunikation mit der Umwelt wieder aufzubauen. Es geht um das, was man in der Psychotherapie mit „Kontrollüberzeugungen“ bezeichnet, nämlich, dem Leben wieder mit der Einstellung zu begegnen, seinen Herausforderungen gewachsen zu sein.

Werner Richtberg,
Psychologe und Hörgeschädigtenexperte

Die Bedeutung der Kommunikation

Miteinander zu reden gibt uns das Gefühl von Zugehörigkeit und – in Abgrenzung von anderen Lebensentwürfen – das Gefühl von Einmaligkeit. Wir gehören zur Gruppe der Gegner oder Befürworter einer sich vergrößernden EU, der Fußballfreunde, der Operngänger, Krimileser, Kunstliebhaber ... Wir beeinflussen in Gesprächen andere und werden von ihnen beeinflusst. Individuelle Standpunkte bilden sich heraus. Durch das, was wir sagen, erhalten wir Aufmerksamkeit und Anerkennung, schon weil sich die Augen auf den richten, der sich mitteilt. All das funktioniert nicht mehr so reibungslos, wenn Sie mit einem Hörverlust zurecht kommen müssen. Sie werden auch nicht mehr so intensiv in ein Gespräch einbezogen. Ihre Gesprächspartner resignieren vielleicht oder es ermüdet sie, ständig Rücksicht zu nehmen. Das könnte Sie wiederum verletzen und unsicher machen.

Seiner Identität nicht sicher sein

Eine andere Erkenntnis aus der sozialpsychologischen Forschung besagt, dass wir das, was wir sind oder darstellen, in hohem Maße durch die Einschätzung anderer sind. Sie teilen uns mit, wie sie uns sehen, was sie von uns halten, und formen so unser Selbstkonzept, unsere Identität. Ob wir uns als humorvoll, attraktiv oder intelligent empfinden, hängt vor allem von ihren Reaktionen auf uns ab. Und da diese meist sprachlich vermittelt sind, erhalten Hörgeschädigte weniger – und weniger zuverlässige – Rückversicherungen durch ihre Mitmenschen.

Dazu kommt, dass die Interpretation dessen, was der andere gemeint hat, seiner Worte und Reaktionen eigentlich immer auf „wackeligen Beinen" steht. Auch gut Hörende müssen nachfragen, brauchen Präzisierungen. Dieses Nachhaken ist für Hörgeschädigte erst recht notwendig, aber schwieriger. So kommt es eher zu Missverständnissen und Fehlinterpretationen.

Da die meisten Hörschädigungen im Erwachsenenalter auftreten, gibt es ein weiteres Problem: Man verliert einen Teil seiner Identität, muss im Netz von Freunden und Bekannten seinen Platz neu (er)finden. Das ist eine mühsame Aufgabe, weil ja gerade die verbale Kommunikation erschwert ist.

Wenn mein Mann und ich alte Bekannte treffen, passiert es regelmäßig, dass sie mich im Gespräch mehr oder weniger ignorieren. Zunächst werde ich begrüßt, doch danach richten sich die Blicke konsequent auf meinen Mann. So als wäre ich nicht mehr da. Nicht ich werde angesprochen, sondern immer er. Auch dann, wenn ich mich einmische, etwas frage oder wenn es mich betrifft. Von ihm wird die Antwort erwartet.

Ingrid Burghardt-Falke, Lektorin, selbst hörgeschädigt

Das bedeutet, dass man sich vor allem auf die nicht-sprachlichen Reaktionen seiner Mitmenschen stützen und daraus ein Bild von sich, ein neues Selbstkonzept, entwickeln muss. Das fällt häufig ungünstig aus, denn im Alltag bekommen Menschen mit einem Hörverlust sehr häufig zu spüren, dass der Umgang mit ihnen schwierig ist. Diese Botschaften unterstützen dieses negative Bild noch zusätzlich. Und wer sein Hörgerät als Makel empfindet, unterstellt das oft auch den anderen: „Alle starren auf mein Hörgerät." Oder: „Jetzt will Frau XY nichts mehr von mir wissen." Doch er unterliegt wahrscheinlich einem Irrtum. Um solche Fehleinschätzungen aufzudecken, haben sich Sozialpsychologen

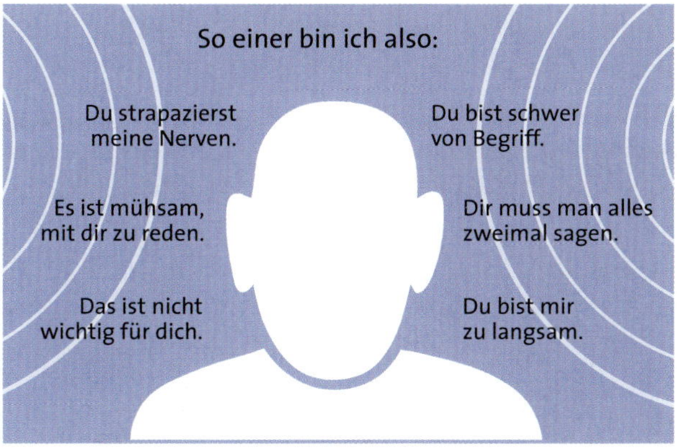

Was Kränkungen bewirken können.

aufschlussreiche Experimente überlegt (→ Kasten, unten).

Unstimmigkeiten in der wechselseitigen Wahrnehmung, Missdeutungen und falsche Unterstellungen belasten Kontakte mehr oder minder stark. Manchmal gefährden sie sogar langjährige Beziehungen. Eine erhebliche Belastung ist es zum Beispiel, wenn man als Hörgeschädigter annimmt, dass der andere absichtlich nicht deutlicher spricht, gezielt aus dem Nachbarzimmer ruft oder den Fernseher ganz bewusst zu leise einstellt. Dahinter stecken oft nur Nachlässigkeiten des Lebensgefährten, der Kinder oder Enkel. Betroffene interpretieren es aber als fehlende Rücksicht-

Ein aufschlussreiches Experiment

Unser Selbstbild beeinflusst nicht nur unser Auftreten und Verhalten, sondern auch, wie wir die Reaktionen anderer einschätzen. Mit einem Handicap belastet, vermuten wir leicht, dass die Menschen um uns herum uns als nicht gleichberechtigt, mit Distanz oder sogar von oben herab behandeln. Das illustriert folgender Versuch:
Durch ein Bühnen-Make-up wurde Studentinnen das Gesicht mit Narben verunstaltet. Nachdem sie ihr Aussehen im Spiegel betrachtet hatten, wurden die „Narben“ rückgängig gemacht – was die jungen Frauen allerdings nicht wussten. Ihnen wurde vielmehr erklärt, dass Feuchtigkeit aufgesprüht werde, um die Maske für den nun folgenden Test zu konservieren. Vorgesehen waren Gespräche der (angeblich) verunstalteten Frauen mit anderen Personen. Nach diesen Einzelgesprächen wurden die Studentinnen gefragt, wie ihr Gegenüber reagiert habe. Dabei zeigte sich, dass sie den Gesprächspartner als besonders distanziert, angespannt und herablassend erlebt hatten. Nachträgliche Videoanalysen und Vergleiche ergaben jedoch, dass das gar nicht der Fall gewesen war.
Das Empfinden war also falsch.

Fazit: Allein das negative Selbstbild hatte dazu geführt, dass die jungen Frauen das Verhalten ihres Gegenübers als ablehnend empfunden hatten – obgleich es das nicht war.

nahme – oder mehr. Dies strapaziert eine Beziehung eventuell tagtäglich und führt immer wieder zu Konflikten.

Solche Probleme können zweierlei bedeuten: Entweder ist es für den normal Hörenden zu schwierig, die – berechtigten, aber hohen – Ansprüche zu erfüllen. Oder er ist nicht gewillt, Rücksicht zu nehmen. Nicht selten werden im Übrigen ganz andere Konflikte auf dem Feld der Hörproblematik ausgetragen. In all diesen Fällen kann psychotherapeutische Hilfe die Situation verbessern.

Zu einem neuen Lebensgefühl finden

An meine Klienten gebe ich meine Erfahrung weiter: Meine Hörschädigung habe ich angenommen wie ein ungewolltes Kind. Am Anfang war sie mir fremd. Doch je mehr ich mich mit ihr auseinander gesetzt habe, desto besser konnte ich sie akzeptieren und verstehen. Meine Hörschädigung gehört inzwischen zu mir, sie ist ein Teil von mir.

Sabine Grehl, Audiotherapeutin, selbst hörgeschädigt

Es kommt darauf an, Verhaltensweisen zu entwickeln, mit denen man die Lebensqualität auf hohem Niveau hält. Aber es gibt keine allgemein gültigen Rezepte, zu verschieden sind die Auswirkungen der jeweiligen Hörschädigung – und zu unterschiedlich die Menschen: Wer sich ständig bemüht, so zu leben als hätte er kein Hörproblem, wer permanent seine Hörschädigung ignoriert, überfordert sich und treibt Raubbau an seinen Kräften. Er braucht andere Ratschläge als jemand, der sich kampflos zurückzieht und von anderen Schonung, Rücksichtnahme und Betreuung erwartet. Dass die Anforderungen zwar hoch, aber ein Teil der Probleme durchaus zu bewältigen ist, sieht er nicht. Zwischen diesen beiden Extremen muss jeder seinen Weg finden und diesen auch gehen. Dieses Ziel lässt sich auf drei Wegen erreichen:

- Kräfte gut einteilen und Entspannungsphasen einplanen,
- sich über die Behinderung, über Ärger und Verzweiflung mit anderen Betroffenen austauschen,
- Hilfen von Fachleuten und Beratungsstellen nutzen.

Die inneren Kräfte organisieren

Gerade nach einem plötzlichen Hörverlust steht man oft vor einem Berg von Problemen. Es ist wichtig, sie in kleinen Etappen anzugehen – und sich über jeden Erfolg zu freuen: Mit den neuen Hörgeräten den Ton der Türklingel von der Telefonklingel unterschieden, an der Volkshochschule einen Zeichenkurs belegt, das erste Mal vor den Augen anderer selbstbewusst – ganz ohne Scham – die Batterie des Hörgeräts ausgewechselt zu haben. Ein Schritt in die richtige Richtung ist es auch, wenn Sie die Einladung zu einer lauten Silvesterfeier – nach schlechten Erfahrungen – nicht annehmen oder das Installieren einer Ringleitung (→ Seite 106) im Opernhaus anregen.

Zahlreiche Probleme werden klein oder verschwinden, wenn man konkrete Schritte unternimmt: Sie wollen nicht auf den Partner angewiesen sein, um morgens pünktlich aufzustehen? Dann kaufen Sie sich einen Wecker, der Sie mit Licht weckt oder mit Vibrationen aus dem Schlaf rüttelt. Sie vermissen Konzertbesuche und trauen sich nicht mehr mit Ihrem Auto auf die Straße? Erkundigen Sie sich beim Veranstalter, zum Beispiel per Internet, ob der Konzertsaal für Hörgeräteträger eingerichtet ist und lassen Sie sich von Bekannten oder einem Taxi abholen.

„Überwinde eine Schwierigkeit und du wirst hundert andere fernhalten“, empfiehlt der chinesische Philosoph Konfuzius. Das kann Ihnen helfen. Mit dem Vibrationswecker werden Sie sich weniger abhängig fühlen und nach dem erfüllenden Klavier- oder einem Orgelkonzert weniger ausgeschlossen von kulturellen Ereignissen sein. Plötzlich ist die Kritik darüber in der Tageszeitung wieder interessant. Vielleicht besorgen Sie sich eine CD oder DVD des Interpreten.

Wie lässt sich aber mit den möglichen Kränkungen, erhöhten Anforderungen und Einschränkungen im Alltag umgehen? Es gibt verschiedene Möglichkeiten, die oft intuitiv genutzt, aber auch gezielt eingesetzt werden können.

Manchmal hilft es, eine Belastung zu **bagatellisieren**. Nach dem Motto: Es ist nicht das Schlimmste, was passieren kann. Ich habe schon anderes verkraftet. So zu denken, ist eine nützliche Selbstsuggestion – kein Selbstbetrug. Entlastend ist auch die Vorstellung, dass es weitaus tragischere Schicksalsschläge im Leben geben kann.

Sie können Ihre Hörschädigung sogar **als Vorteil sehen** und Ihre kleinen Computer im Ohr ausschalten, um Ruhe und Stille zu genießen, um sich in lauter Umgebung auf ein Buch zu konzentrieren, um vom Lärm der Umwelt Abstand zu gewinnen.

Sich abzulenken, wann immer es möglich ist, sorgt ebenfalls für Entlastung. Die Behinderung erhält dadurch weniger „Zuwendung", verliert an Gewicht und stört weniger, weil die Aktivität selbst Aufmerksamkeit erfordert. Ablenkung finden viele durch ein Buch, durch Entspannungstechniken oder ein Hobby, im Sport, bei Garten- und Handarbeiten.

Gerade dann, wenn an einem Tag vieles schief gelaufen ist und die Stimmung sich dem Tiefpunkt nähert, sollten Sie sich **etwas Gutes gönnen**. Versuchen Sie der stressenden Situation zu entkommen, verlassen Sie das Konfliktfeld. Das geht natürlich nicht in jedem konkreten Fall. Das Wort „Ersatzbefriedigung" hat vielleicht einen negativen Beigeschmack, sie ist aber eine wichtige und sinnvolle psychische Schutzmaßnahme. Ein Spaziergang oder eine Massage, sich einen Strauß Blumen pflücken oder kaufen, das wirkt oft Wunder. Sie können den Ärger vergessen, und Wohlbefinden kann sich ausbreiten.

Wer spürt, dass sein Wissen, sein Rat oder seine Hilfe gebraucht wird, kann darin **Selbstbestätigung** finden. Unsicherheit, Minderwertigkeitsgefühle und Versagensängste treten so in den Hintergrund. Wenn Sie nicht mehr im Berufsleben stehen, kommen vielleicht ehrenamtliche Tätigkeiten infrage. Suchen Sie sich Aufgaben, die Sie bewältigen können und wollen.

Hörverluste führen leicht dazu, dass man meint, dem Schicksal hilflos ausgeliefert zu sein. Doch auch als Hörgeschädigter können Sie **Ihre Selbstbestimmtheit** bewahren. Selbstständig zu bleiben und neue Freiheiten zu gewinnen, ist am ehesten möglich, wenn Sie optimales Hörverhalten in einem Kurs trainieren (→ Seite 141), und den Umgang mit Ihren Hörgeräten üben – statt sie in der Schublade zu versenken. Wenn Sie berufstätig sind, sind solche zielgerichteten Strategien besonders wichtig.

Hier und da braucht jeder Hilfe – ob behindert oder nicht. Der Wunsch nach Selbstbestimmtheit sollte deshalb nicht dazu führen, dass Sie auf Unterstützung ganz verzichten und meinen, alles allein schaffen zu müssen. Vertrauen Sie darauf, dass Sie sich auf Ihre Familie und Freunde verlassen können. Jedem gibt es Sicherheit, wenn er weiß, dass er sich nicht um alles selbst sorgen muss, mit seinen Schwierigkeiten und Problemen nicht alleine steht, jederzeit auf Hilfe von außen bauen kann, von anderen geliebt, geschätzt und gebraucht wird.

Wer schon immer positiv eingestellt war, hat es meist einfacher mit einer Behinderung zurecht zu kommen als jemand, der eher pessimistisch ist, negativ denkt. Wer zu viel nach innen schaut, auf seine Ängste und Sorgen, und nur über das Belastende, Unerfreuliche, Unvollkommene redet, kultiviert seine Unzufriedenheit, Besorgtheit und Trauer.

Kräfte schonen

Es kommt vor allem darauf an, dass Sie sich über die Ursachen und Konsequenzen der eigenen Hörminderung im Klaren sind. Je besser Sie sich mit Ihrem Handicap auskennen, desto eher können Sie stressenden und belastenden Situationen aus dem Wege gehen und den Alltag so planen, dass die Anforderungen erträglich sind.

Daher sollten Sie sich bei Ihrem Akustiker oder Ohrenarzt genau informieren und das eigene Audiogramm erklären lassen. Sie müssen darauf bestehen, dass er es so tut, dass Sie das für Sie Wesentliche verstehen! Erst wenn Sie selbst wissen, warum Sie das eine gut und das andere schlecht hören, können Sie dies auch anderen vermitteln und sie dazu bringen, sich richtig zu verhalten. An dieser komplexen Aufgabe führt kein Weg vorbei, auch wenn es manchmal frustrierend ist. Selbst der beste Freund muss mehrfach gesagt bekommen, worauf zu achten ist. Und oft bleibt der Erfolg aus. Und Tag für Tag wird es Situationen geben, in denen Sie sich erneut erklären müssen.

Gesprächspartner informieren

Ihr gut hörendes Umfeld sollte wissen, dass Hören und Verstehen Ihnen enorm viel Konzentration abverlangen. Es wird oft vergessen, dass trotz Hightech im Ohr nicht immer alles zu verstehen ist. Das Zuhören kostet viel mehr Kraft und es ist zudem auch sehr viel schwieriger, selbst etwas zum Gespräch beizutragen. Sie werden immer wieder die Erfahrung machen, dass es nicht so einfach gelingt, sich einzuschalten. Sie müssen sich ja erst einmal darauf konzentrieren zu hören, abzusehen, zu kombinieren, weil Sie „anders" (meist verzerrt) hören, weil die Hörgeräte zwar ein hilfreiches Hilfsmittel sind – aber eben nur ein Hilfsmittel – und das gesunde Gehör nicht ersetzen können. Ein Gespräch zu verfolgen, ist gerade noch zu schaffen. Bevor Sie dann aber selbst etwas sagen könnten, hat meist ein anderer schon wieder das Wort ergriffen.

TIPPS Erholen und abschalten

- Bewegung ist in jedem Fall gut. Oft reichen schon kleine Spaziergänge. Auch ist Sport eine erholsame Ablenkung – vor allem, wenn der Gehörsinn dabei nicht gebraucht wird.
- Manchmal ist ein kurzes Nickerchen zwischen zwei Terminen die beste Entspannung.
- Nehmen Sie sich mehrmals am Tag eine Auszeit: Für zwei bis fünf Minuten die Muskeln lockern, bewusst atmen und an etwas Schönes denken. Die Atmung kann man durch Mitdenken oder Mitsprechen beruhigender Zweisilber unterstützen: Ru-he, Son-ne, Won-ne.
- Auch visuelle Sinneseindrücke entspannen. Die Bilder, die Sie in einer Ausstellung sehen oder selbst malen, lenken ebenso von akustischen Überforderungen und Ohrgeräuschen ab wie die Blumenpracht in Gärten, Tanzdarbietungen und Naturbeobachtungen.
- Wenn die Augen vom Mundabsehen müde sind, sollten Sie ihnen Entspannung gönnen: Reiben Sie die Handflächen beider Hände aneinander, bis ein angenehmes Wärmegefühl entsteht. Schließen Sie die Augen und legen Sie dann die gewölbten Handflächen über die Augenhöhlen. Diese Entspannungsübung sollten Sie mehrmals am Tag durchführen, damit sich die Muskulatur Ihrer Augen erholen kann.
- Vielen Betroffenen nützt einfach die Stille im eigenen Zimmer (und zwar ohne Hörgerät). Aber manch einer kann sich besser erholen, wenn er ruhiger Musik oder Naturgeräuschen lauscht. Vor allem bei Tinnitus profitiert der strapazierte Gehörsinn von einer sanften Schallkulisse, die lästige Ohrgeräusche überlagert.
- Tiefe Entspannung vermitteln auch der Geschmacks- und der Geruchssinn. Freuen Sie sich über Blumenduft, das Bukett eines Rotweinkorkens, ein selbstgekochtes Kompott oder ein gutes Essen. Vorsicht: Intensives Parfüm und Duftöle verträgt nicht jeder. Sie können Kopfschmerzen, Allergien und andere Unverträglichkeitsreaktionen auslösen.

Ein wenig nützt es, wenn Sie erklären, wie man Ihnen dabei helfen kann, mehr zu verstehen, zumal dies von Person zu Person sehr unterschiedlich sein kann. Oft sind kleine Verhaltensänderungen ausschlaggebend, wie das Vermeiden von Nebengeräuschen durch Rascheln mit Papier oder Geschirrklappern während eines Gesprächs.

Die Hauptschwierigkeit für Normalhörende besteht darin, die erforderlichen Verhaltensänderungen durchzuhalten. Ein typisches Problem gerade im Berufsleben (→ Seite 186). Allerdings sollten Sie von Ihren Gesprächspartnern auch nicht zu viel erwarten. Sobald eine Unterhaltung engagiert und impulsiv wird, geht unweigerlich eine Menge an Ihnen vorbei. Lehnen Sie sich dann zurück, versuchen Sie abzuschalten. Auch diese Reaktion müssen Sie wahrscheinlich erklären, damit sie nicht als Desinteresse oder Protest missverstanden wird. Kompliziert ist es ja immer auch für die anderen.

Rückzugsmöglichkeiten finden

Immer wenn Sie sich stark konzentrieren, brauchen Sie zwischendurch kurze Pausen zum Abschalten. Nach einem Arbeitstag, dem Einkaufen oder nach einem Arzttermin haben Sie sicher sogar eine längere Ruhepause nötig. Aber jeder findet Erholung anders: Der eine verschwindet in sein Zimmer und hört eine Entspannungs-CD, der andere werkelt in seinem Garten oder erholt sich auf der Terrasse. Vielleicht wollen Sie gar nichts mehr hören, legen sich auf die Couch und nehmen die Hörgeräte heraus. Ein Trugschluss ist es jedenfalls zu denken, dass schon die eigenen vier Wände genug Entspannung bieten. Das glauben vor allem gut hörende Familienmitglieder. Zuhause ist es oft viel schwieriger, sich den Ansprüchen anderer zu entziehen, sich zurückzuziehen und die vielen kleinen unbewussten Rücksichtslosigkeiten wegzustecken.

Was einem gut tut, ist eine äußerst individuelle Angelegenheit. Erholung lässt sich oft mit den einfachsten Mitteln realisieren. Teure Kurse brauchen Sie dazu nicht, aber das Gruppenerlebnis und das Erlernen neuer Entspannungstechniken, können durchaus bereichernd sein (→ Seite 137).

Musik anders erleben

Ob Sie Musik auch weiterhin als Genuss empfinden, hängt von der Art und Stärke Ihrer Hörminderung ab, von der jeweiligen Komposition, den Instrumenten. Die warmen und voluminösen Töne einer Orgel werden in der Regel als angenehmer empfunden als hohe Töne. Wer Hörverluste im Hochtonbereich hat, für den klingen vor allem Geigen meist schrill und unangenehm.

Ein wichtige Rolle für das Musikerleben spielt die Einstellung: Bin ich Perfektionist und Musik ist nur ein Genuss, wenn diese so klingt wie früher, als ich noch gut gehört habe? Oder kann ich mich darauf einlassen, dass die geliebte Musik anders klingt? Fragen Sie sich (und andere), was den Genuss steigern könnte. Oft übersieht man, dass schon die Wahl des Sitzplatzes in Oper oder Konzert wesentlich sein kann.

Wenn ich sehe, wie das Cello spielt, kann ich meine Wahrnehmungen erweitern. Ich höre nicht nur die Töne, sondern sehe das Instrument. Dann ist es für mich leichter, mich in die Klänge einzufühlen.

Sabine Grehl, Audiotherapeutin, selbst hörgeschädigt

Mithilfe Ihres Hörgeräte-Akustikers sollten Sie versuchen, alle technischen Möglichkeiten auszuschöpfen. Bei hochwertigen Geräten kann er Ihnen zum Beispiel ein „Musik-Programm“ einrichten. Bei vielen HdO-Geräten können Sie auf die T-Spule umschalten und hören dann etwa in Kirchen, die sehr häufig mit einer Ringleitung ausgestattet sind, die Musik sehr viel besser (→ Seite 106).

Vieles spricht dafür, trotz einer Hörminderung und obwohl Hörgeräte den gewohnten Klang nicht wieder herstellen können, Musik zu hören beziehungsweise zu machen. Die Klänge beeinflussen das Gefühlsleben und haben einen therapeutischen Effekt: Bemühen Sie sich, auf die Qualität, den Rhythmus und die Dynamik von Musik zu achten – auch wenn nach dem Anpassen von Hörgeräten anfangs alles so kalt und technisch klingt. Wenn Sie bewusst einer CD von J. S. Bach oder Ihrem Soulfavoriten lauschen, trainieren Sie die Verarbeitung von

Tönen und Klängen, gewöhnen sich besser an den neuen Klang. Hierdurch empfinden Sie das, was Sie hören, mit der Zeit als normaler. Sie lernen um. Ihre Hörzentren im Gehirn erkennen schließlich bekannte Melodien besser wieder und bewerten Musik wieder als angenehm. Dasselbe geschieht, wenn Sie häufiger dem Vogelgesang lauschen oder Lesungen besuchen, bei denen sich Text und Musik abwechseln.

Es gibt zahlreiche schwerhörende Menschen, die gerne noch ihr Instrument spielen, und es gibt andere, die mit – oder sogar wegen – einer angeborenen Hörschädigung bereits in jungen Jahren ein Instrument gelernt haben. Wenn Sie also Cello, Klavier oder Flöte spielen, dann bleiben Sie möglichst dabei. Und wenn Sie nicht (mehr) berufstätig sind, finden Sie eventuell die Zeit wieder zu musizieren.

Jeder Hörverlust wirkt sich auf das Klangerleben anders aus. Musik wird nicht nur mit den Ohren wahrgenommen, sondern gerade die tiefen Töne berühren uns auch. Wie sich Musik anfühlen kann, zeigt der Dokumentarfilm „Touch the sound“ (→ Kasten, unten).

Gefühlte Rhythmen und Klänge

Der Film „Touch the sound“ von Thomas Riedelsheimer illustriert, wie wunderbar Musik trotz einer starker Hörschädigung wirken kann. In dem biografischen Bericht dreht sich alles um die schottische Musikerin Evelyn Glennie, der „First Lady des Schlagzeugs“. Durch eine Erkrankung in der Kindheit hört sie nur noch die höchsten und tiefsten Töne, sie ist fast taub. Ihr Klavierspiel hat sie dennoch nicht aufgegeben und die Schlaginstrumente (Perkussion) wurden mit der Zeit zu einer besonderen Passion. Um ihre Musik intensiver wahrzunehmen, spielt Evelyn Glennie sie gern mit bloßen Füssen und spürt dabei all die Schwingungen besonders intensiv, die von der Luft an den Boden und so auf ihre Fußsohlen übertragen werden. Sie hört die Töne hinter den Tönen, hat ein Filmkritiker formuliert. Als Solo-Perkussionistin ist Evelyn Glennie heute ein Weltstar.

Entspannungstechniken

Wer schlecht hört, unter Tinnitus leidet oder Hörgeräte trägt, braucht nicht nur die Möglichkeit zwischendurch abzuschalten,

TIPP **Erholsame Übungen**

Techniken wie progressive Muskelentspannung, Quigong und Yoga sind nicht nur einfach in der Umsetzung, sie können auch wahlweise in der Gruppe oder zuhause durchgeführt werden. Wer sie noch nicht kennt, kann sie mit wenigen Übungsstunden in einer privaten Einrichtung oder an Volkshochschulen lernen. Manchmal reicht ein Übungsbuch.

sondern ist auch auf Entlastung durch tiefe Entspannung und Loslassen angewiesen.

Manche Techniken sind bei einer Hörschädigung eher ungeeignet, etwa autogenes Training, weil dabei die Augen meist geschlossen sind und die suggestive Sprache des Lehrers wichtig ist. Es gelingt allerdings, wenn die Abläufe bereits geläufig sind. Zudem sind für Hörgeräteträger Übungen ungünstig, bei denen man oft auf dem Boden liegt. Dann drückt das Hörgerät und beginnt auf Grund von Rückkopplungen oft zu pfeifen. Es muss schließlich bedacht werden, ob man eine Gruppe vorzieht – um dem Alleinsein zu entkommen –, ob man sich Einzelstunden leistet oder als Autodidakt per Handbuch und CD eine Technik erlernt.

Ergründen Sie, was Ihnen entspricht und probieren Sie verschiedene Verfahren aus:

- Entscheiden Sie zunächst, ob Sie Geselligkeit bevorzugen.
- Teilen Sie gleich in der ersten (Probe-)Stunde Ihr Hörproblem mit.
- Finden Sie heraus, ob die Akustik im jeweiligen Übungsraum angenehm ist.
- Prüfen Sie, ob der Lehrer oder die Lehrerin verständlich spricht und technische Hilfsmittel (→ Seite 106) einsetzen würde.
- Testen Sie, ob die Gruppe Ihnen genügend Verständnis und Hilfe entgegenbringt, oder ob es Ihnen regelmäßig zu laut ist.

Selbsthilfe

Selbsthilfegruppen sind für viele Betroffene nicht nur eine Art geschützter Raum, in dem die Kommunikation und Hördefizite keine Rolle spielen. Viele finden hier auch ein Trainingsfeld, um das Selbstbewusstsein zu stärken, um sich im gemeinschaftlichen Erleben auf akustisch schwierige Situationen vorzubereiten. Gemeinsam durchgeführte Aktionstage und öffentliche

Veranstaltungen bieten eine enorme Schubkraft für das eigene Selbstbewusstsein. Außerdem verfügen Selbsthilfegruppen über einen Pool an Informationen: über Technik, zu politischen Regelungen im Bereich der Sozialgesetzgebung, aber auch über Erfahrungen mit der Qualität der ärztlichen Behandlung und der Hörgeräteversorgung. Hier finden viele Betroffene die einzige Möglichkeit, um sich unabhängig von den Leistungsanbietern Informationen zu besorgen.

Harald Seidler, HNO-Arzt, selbst hörgeschädigt

Allein zu sein, kann durchaus ein gutes Gefühl sein. Wer schlecht hört, ist aber nicht nur oft allein, er ist auch oft einsam. Einsam ist er manchmal sogar in Gesellschaft, denn er fühlt sich ausgeschlossen, unverstanden, nicht dazugehörig. Das ist unter Betroffenen in Selbsthilfegruppen selten der Fall. Sie fördern das Gemeinschaftserlebnis, da sie Isolierung und Einsamkeit aufheben, Solidarität erleben lassen, Ichstärke fördern, die Kommunikationsfähigkeit – auch untereinander – verbessern, die Versöhnung mit dem eigenen Schicksal erleichtern und durch seelische Entlastung neue Kräfte freisetzen.

Von anderen Betroffenen erfahren Sie vieles, was Ihnen wegen der Hörschädigung im Alltag verloren geht, weil Sie nicht so selbstverständlich – wie gut Hörende – ganz nebenher Informationen aufnehmen, zum Beispiel in der Straßenbahn, vom Autoradio, im Pausengespräch der Kollegen. Dieses unbewusste Wahrnehmen fehlt.

Und es geht in Selbsthilfegruppen vor allem auch um Austausch als solchen. Sie treffen dort Menschen mit ähnlichen Erfahrungen und Problemen. Das macht es leichter offen zu sein, unverstellt, vertrauensvoll. Denn Sie können in diesem Umfeld Ihr Leiden eher zulassen und äußern, müssen es nicht leugnen oder wegschieben. Das entlastet, denn durch die unvermeidbaren täglichen Kränkungen verfestigen sich negative Gefühle, über sie zu reden, entschärft hingegen die Wut und die Verletzungen des eigenen Selbstwertgefühls.

Der Kontakt zu anderen hörgeschädigten Menschen bedeutete für mich eine Offenbarung – einen Meilenstein auf meinem Weg zur Akzeptanz meiner Behinderung. Ich lernte andere hörgeschädigte Menschen mögen und schätzen, und ich fragte mich: Wenn Du diese Menschen mit ihrer Hörschädigung so sehr magst, warum magst du dich nicht selbst mit deiner Hörschädigung? Daher meine Überzeugung: Zur Akzeptanz der eigenen Behinderung ist die Wertschätzung anderer hörgeschädigter Menschen eine wichtige Voraussetzung.

Ulrich Hase, Landesbeauftragter, selbst hörgeschädigt

Professionelle therapeutische Hilfe

Nicht immer reichen gute Freunde, Entspannungstechniken oder Selbsthilfegruppen, um mit den Belastungen eines Hörverlusts fertig zu werden. Manchmal ist professionelle Unterstützung notwendig. Suchen Sie sich dann einen Arzt, der sich mit den Problemen von Hörgeschädigten auskennt oder bereit ist, sich eingehend zu informieren. Dann können Sie sich dort Rat holen, wenn Sie einmal nicht weiter wissen.

Wichtig für den Erfolg einer Behandlung ist, dass Sie den Therapeuten oder die Therapeutin (akustisch) verstehen und sich mit Ihrem Hörhandicap angenommen fühlen.

Audiotherapie

Die Audiotherapie richtet sich an Menschen mit Hörschädigung, die sich aktiv mit ihrem Handicap auseinander setzen wollen. Die Hauptziele sind, dass Betroffene die technischen Hilfsmöglichkeiten optimal einsetzen, zu einem realistischen Selbstbild und zu sinnvollen Verhaltensstrategien kommen. Dadurch lässt sich die eigene Hörschädigung besser akzeptieren und die Behinderung eher bewältigen.

Meist sind es psychologische oder pädagogische Fachkräfte, die sich in Audiotherapie weiterbilden. Audiotherapeuten arbeiten in Rehazentren, in Selbsthilfeeinrichtungen oder haben sich – etwa als Psychologe mit eigener Praxis – niedergelassen.

Audiotherapie wird von einigen Ortsvereinen des Deutschen Schwerhörigenbunds angeboten und auch von Selbsthilfegruppen organisiert. Für deren Mitglieder ist das oft kostengünstiger als die Therapie bei einem niedergelassenen Therapeuten eigener Wahl. Und es spielt eine Rolle, ob Sie in der Gruppe arbeiten wollen oder eine Einzeltherapie vorziehen.

Fragen Sie bei Ihrer Krankenkasse nach, ob Ihnen eine Audiotherapie erstattet wird. Möglicherweise erhalten Sie aber nur einen Absehkurs bezahlt. Wo Sie Audiotherapeuten finden, lesen Sie unter www.audiotherapie.info.de.

Psychotherapie

Psychotherapeuten und Psychotherapeutinnen sind darauf spezialisiert, bei der Verarbeitung von seelischen Krisen zu helfen, zum Beispiel auch, wenn sich aus dem Hörhandicap zwischenmenschliche Probleme ergeben. Wichtig ist allerdings, dass der Therapeut Erfahrung im Hörgeschädigtenbereich hat. Sonst wird das Problem der Hörschädigung allzu leicht bagatellisiert, obwohl es die seelische Notlage ausgelöst hat.

Ideal sind Therapeuten mit einer Weiterbildung in Audiotherapie (→ Seite 140). Von solchen Fachleuten, die als psychologischer Psychotherapeut zugelassen sind, gibt es allerdings bisher nur eine Handvoll. Reine Audiotherapie dürfen diese Experten als Kassenleistung nicht durchführen, aber durchaus eine Psychotherapie, in der audiotherapeutische Aspekte mitberücksichtigt werden können. Für eine notwendige Therapie dieser Art übernehmen alle Krankenkassen die Kosten.

Logopädie

Logopäden und Logopädinnen bemühen sich insbesondere um das Sprechvermögen – in der Regel bei Patienten, deren Sprechen nach einem Schlaganfall oder durch eine Erkrankung des Sprechapparats eingeschränkt ist. Logopädie brauchen Hörgeschädigte, sofern sie Gesprochenes nur noch sehr unvollständig und verzerrt wahrnehmen können. Unter diesen Umständen läuft man Gefahr unsauber und zunehmend unverständlicher zu sprechen, weil man sich selbst kaum mehr hört. Das behindert die Möglichkeit, die eigene Artikulation zu

TIPP **Eine saubere Aussprache erhalten**

Machen Sie es sich zur Gewohnheit, regelmäßig laut zu lesen und dabei auf saubere Artikulation zu achten. Sie können das Gelesene auch auf Band aufnehmen und später abhören oder von einem gut Hörenden kontrollieren lassen.

kontrollieren, was jeder normal Hörende permanent – aber ganz nebenbei – erledigt.

Logopäden (www.dbl.de) trainieren im Fall eines solchen Kontrollverlusts die Lautbildung. Sie zeigen Ihnen, welche Muskeln wann gebraucht werden, oder erklären, wie weit der Mund bei dem einen oder anderen Laut geöffnet sein muss. Die Kosten für eine notwendige Therapie werden von den Krankenkassen übernommen.

Damit die Kommunikation gelingt

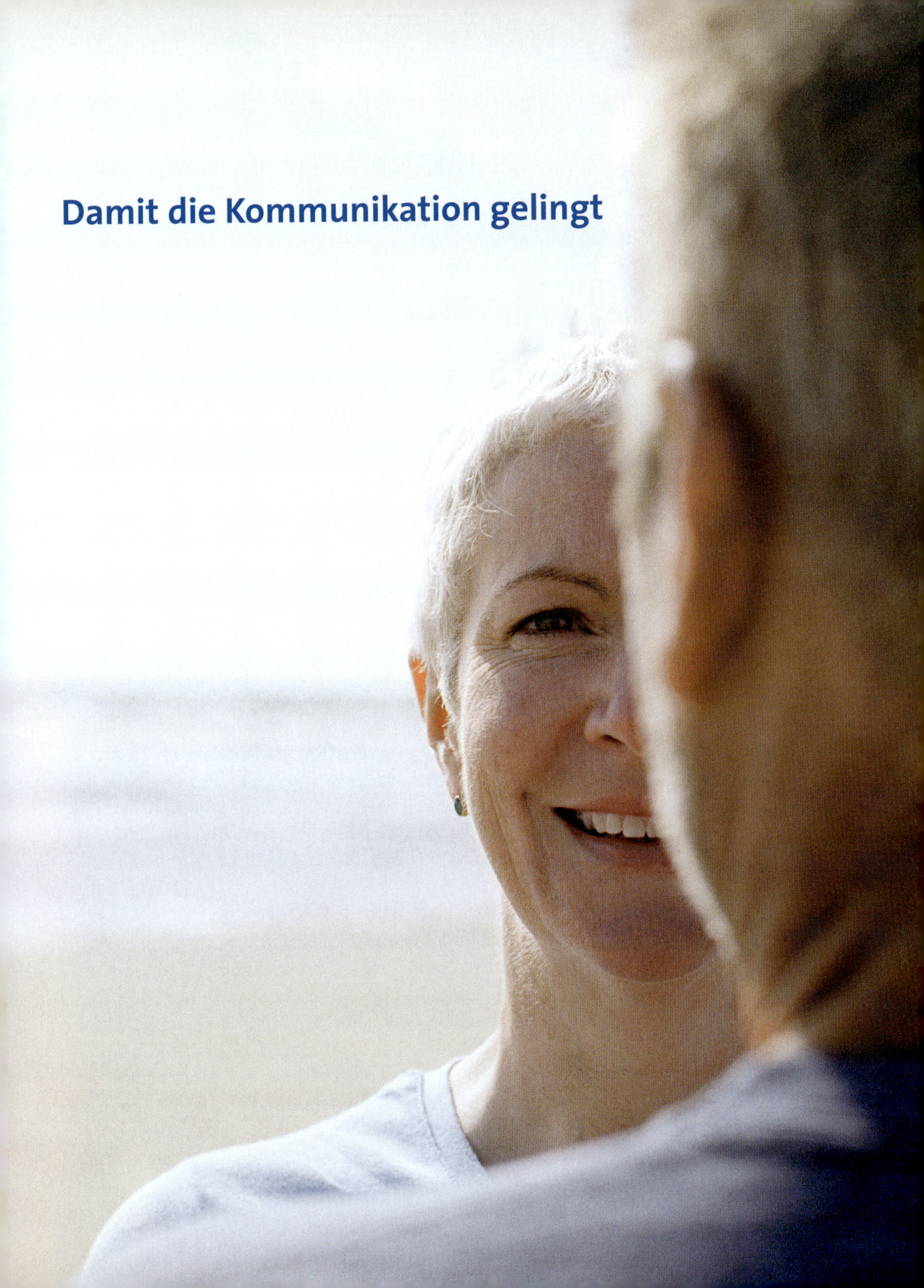

Als Hörgeschädigter müssen Sie vor allem für das Gespräch einiges neu „lernen“ und bislang Gewohntes ändern. Dazu gehört zum Beispiel, die Gesprächssituationen bewusst zu gestalten und zu beeinflussen. Hörgeräte und Zusatztechnik allein reichen oft nicht. Aber auch Ihre gut hörenden Gesprächspartner können helfen, indem sie zum Beispiel nicht ständig durcheinander reden (→ Sprechdisziplin, Seite 149).

Kommunikation beruht nicht nur auf verbaler Sprache, sondern in großem Maße auch auf Gestik, Mimik, Körperhaltungen. Diese sollten Sie bei einer Hörminderung gezielt nutzen. Darüber hinaus lässt sich einiges entziffern, wenn Sie bewusst lernen, die sichtbaren Mundbewegungen anderer in Wörter zu übersetzen. Unbewusst verwendet jeder diese Technik, wenn das Gesprochene schwer verständlich ist. Mit etwas Übung und Strategie lassen sich viele Verstehenslücken immer besser füllen.

Da Sie in Gesprächsrunden jetzt etwas taktisch vorgehen müssen, geht sicher ein Stück Spontaneität verloren. Akzeptieren Sie es. Der Gewinn spricht dafür: Sie profitieren wieder von Gesprächen und sind mehr dabei.

Die Gesprächssituation gestalten

Bei einer Sehbehinderung verschaffen ein verfeinerter Tastsinn und das Gehör Informationen, die das Auge nicht mehr liefern kann. Umgekehrt lassen sich bei einer Hörschädigung zahlreiche visuelle Eindrücke nutzen. Wichtige Faktoren: die Mundbewegungen beim Sprechen und das Verhalten Ihres Gegenübers.

Günstige Lichtverhältnisse schaffen

Um Mimik, Gestik und das Absehen vom Mund als „Hörersatz“ ausnutzen zu können, sind gute Lichtverhältnisse Voraussetzung. Die einbrechende Dämmerung, ein wolkenbezogener Himmel, ein Halbdunkel durch zu schwache Lampen und Kerzenlicht sind sehr ungünstig. Schummriges Licht macht die Verständigung anstrengender, und Ermüdung tritt früher ein. Auch wenn Gesprächspartner im Schatten sitzen oder mit dem Rücken zum Fenster, ihr Gesicht also nicht ausgeleuchtet ist, wird es schwierig, Mimik und Mundbewegungen zu erkennen und zu interpretieren.

Was Sie tun können:

- Sorgen Sie für gute Beleuchtung.
- Platzieren Sie Ihren Gesprächspartner so, dass sein Gesicht im Licht und nicht im Dunkeln oder etwa durch Bäume verschattet ist.
- Kümmern Sie sich um gute Sehschärfe. Tragen Sie Ihre Brille oder Ihre Kontaktlinsen.

TIPP **Die Sehschärfe optimieren**

Weil die Augen Zusatzaufgaben übernehmen, sollten Sie dafür sorgen, dass Ihr Sehvermögen optimal ist. Lassen Sie kleine und große Sehschwächen durch eine Sehhilfe oder – etwa einen Grauen Star – durch eine Operation korrigieren. Machen Sie regelmäßig Entspannungsübungen für die Augen (→ Seite 116).

Die optimale Hörposition wählen

Unterhaltungen über eine größere Distanz sind bei einer Hörschädigung kaum möglich. Zudem: Wenn das Gesicht des Gesprächspartners zu weit entfernt ist, kann in ihm nicht mehr gelesen werden.

Am besten gelingt die Kommunikation, wenn Sie Ihrem Gesprächspartner gegenübersitzen. Denn Hörgerätmikrofone sind zumeist nach vorn ausgerichtet. Von (schräg) hinten wird Ihnen auch sehr lautes Sprechen wenig nützen, da Sie nicht vom Mund absehen können und laute Stimmen erst recht unverständlich sind.

Was Sie tun können:

- Sorgen Sie dafür, dass Ihr Gesprächspartner vis-à-vis sitzt; möglichst etwa eine Armlänge entfernt, damit Sie vom Mund absehen können.
- Wenn Sie auf einem Ohr besser hören, sollte er auf dieser Seite platziert sein.
- Erklären Sie ihm, dass ein Ansprechen von der Seite oder von hinten Ihnen gar nicht hilft.
- Vermitteln Sie auch, dass Sie Zurufe aus dem Nachbarzimmer oder von einer anderen Etage nicht verstehen; und dass eine Unterhaltung nicht funktioniert, wenn Ihr Gesprächspartner im Raum umhergeht.

In der Wohnung für Ruhe sorgen

Für viele Menschen sind laute Wohnräume, in denen man eigentlich Ruhe und Entspannung sucht, ein Greuel. Wer hörgeschädigt ist, kann die allgegenwärtigen, oft unvermeidbaren Geräusche schlechter wegfiltern und leidet besonders – zumal Hörgeräte auch Störschall verstärken (→ Geräuschüberempfindlichkeit, Seite 44).

Wenn Sie sich länger und intensiv unterhalten wollen, sollten Türen und Fenster geschlossen sein, denn es kommt mehr Lärm herein, als ein Hörender denkt. Wenn Radio oder Fernsehen laufen, sind Gespräche – ob mit oder ohne Hörgeräte – praktisch unmöglich. Sie müssen also die Geräte ausschalten (lassen).

Die Geräusche von Waschmaschinen, Geschirrspüler, Ventilatoren, Dunstabzugshauben, Rühr- und Mixgeräten, selbst Kaffee- und Espressomaschinen und natürlich Klimaanlagen sind ebenfalls (auch für gut Hörende) „Unterhaltungskiller".

Was Sie tun können:

- Achten Sie beim Kauf von Haushaltsgeräten auf geringe Geräuschemission, also auf niedrige Dezibelzahlen.
- Erklären Sie bei erstmaligen Besuchen in anderen Wohnungen gleich zu Beginn, warum eine ruhige Umgebung für Sie wichtig ist, und was Sie beziehungsweise Ihr Hörvermögen, beeinträchtigt. Wahrscheinlich werden Sie das immer wieder einmal tun müssen, denn für gut Hörende ist es schwierig, sich auf
- Ihre Hörwelt einzustellen.

Lärm in Restaurants umgehen

Bei einer Hörschädigung ist der Lärm in Restaurants unerträglich. Es stören das klappernde Geschirr, die Registrierkasse, das Klingeln von Handys oder laute Gespräche am Nachbartisch. In immer mehr Cafés und Hotels ist oft schon das Frühstück mit Musik oder einem Radioprogramm „garniert". Den Platz wechseln hilft nur, wenn Sie sich von der Lärmquelle entfernen können. Meist muss das verordnete Untermalungsprogramm hingenommen werden. Die Folge ist, dass rundherum „gegen den Lärm" und damit lauter gesprochen wird. Das macht die eigene Unterhaltung schwierig, manchmal unmöglich.

TIPP **Ruhige Restaurants**

Es gibt Adressenlisten für Lokale ohne musikalische Untermalung. Informieren Sie sich unter: www.pipedown.de/restau.html.

Was Sie tun können:

- Wollen Sie zum Essen ausgehen, wählen Sie am besten Zeiten, die vor oder nach dem großen Ansturm liegen.
- Wenn Sie das Restaurant noch nicht kennen, erkundigen Sie sich bei Reservierungen, ob Sie mit Hintergrund- oder Livemusik rechnen müssen. Fragen Sie gegebenenfalls, ob es auch einen Raum gibt, in dem keine Musik spielt.
- Bitten Sie gegebenenfalls das Personal, die Musik leiser zu stellen – oder sie ganz abzustellen. Oft lässt sich der Lautsprecher in der Nähe Ihres Tisches abschalten.
- Manchmal hilft bei unzumutbarer Beschallung nur „help yourself": Entweder Sie wechseln das Lokal oder – wenn Sie allein sind – nehmen Sie die Hörgeräte heraus.
- Reservieren Sie einen Platz, der entfernt ist von der Eingangstür, der Theke, von einem Durchgang zu Toiletten oder zur Küche. Er sollte auch nicht direkt neben einem größeren reservierten Tisch oder einem Kindertisch liegen. Dort geht es oft lauter zu.
- Bevorzugen Sie Plätze am Rand des Raumes, am besten in der Ecke, und setzen Sie sich mit dem Rücken zur Wand. Der Geräuschpegel ist dort niedriger, Sie selbst können alles überblicken, und Sie haben die Chance, dass Ihre Gesprächspartner häufiger zu Ihnen schauen.
- Wenn Sie auf einem Ohr besser hören als auf dem anderen, setzen Sie sich so, dass das schlechter hörende Ohr in den (lärmenden) Raum weist und das gut hörende zu Ihren Gesprächspartnern.
- Weisen Sie bei Ihrer Bestellung auf Ihre Hörbehinderung hin – damit vermeiden Sie unnötige Verwirrung bei dem Kellner.
- Bitten Sie, dass man Sie beim Sprechen anschaut, und wenn Sie dann Nachfragen des Personals immer noch nicht verstehen, lassen Sie sie aufschreiben.

Räume mit starkem Hall meiden

Hallende Räume sind ein großes Problem – auch das werden Sie bereits bemerkt haben. Unterhaltungen sind schwierig, der produzierte Hall an sich belastet: Es fliegen Ihnen sozusagen zusätzlich Schallwellen um die Ohren. Sie werden länger von den Wänden zurückgeworfen (Nachhall) und von den Hörgeräten verstärkt. Das stresst und behindert das Verstehen. In den eigenen vier Wänden können Sie den Hall durch schallschluckende Oberflächen und Grünpflanzen mindern. Im öffentlichen Raum werden Sie dem aber nicht immer entgehen können, zum Beispiel wenn es um Behördenräume geht, Arztpraxen, Kliniken, Pflegeheime. Machen Sie aber Ihre Gesprächspartner in einer solchen Umgebung immer auf Ihr Problem aufmerksam. Ob Sie damit grundsätzlich an der Ausstattung von Räumen etwas ändern können, ist fraglich, aber steter Tropfen höhlt den Stein. Sie sind sicher nicht der einzige, der ein Hörgerät trägt. Vielleicht aber der erste, der auf das Problem hinweist.

Was Sie tun können:

- Statten Sie Ihre vier Wände mit Gardinen, Raufasertapeten, Teppichen und Teppichboden aus. Auch Kissen, Decken, Polstermöbel und Grünpflanzen schlucken viel Schall.
- Weisen Sie in Kliniken oder im Pflegeheim auf das Problem hin, wenn Zimmer oder Gemeinschaftsräume zu sehr hallen. Abhilfe ist oft möglich.

Die Konzentration fördern

Sich mit einer Hörschädigung mit anderen zu unterhalten, erfordert ein Höchstmaß an Konzentration. Sie haben es einfacher, wenn Sie das Thema des Gesprächs kennen und möglichst wenig durch visuelle Reize abgelenkt werden. Dann können Sie sich besser auf Mundbewegungen und das Minenspiel konzentrieren, und die Augen schweifen nicht ungewollt umher.

Was Sie tun können:

- Eine Umgebung mit wenig Publikumsverkehr ist für wichtige Gespräche vorteilhaft.
- Setzen Sie sich so, dass Sie nicht leicht abgelenkt werden, aber Wichtiges im Blick haben. Bei Vorträgen oder im Theater ist ein Sitzplatz in den vorderen Reihen am günstigsten.

Weniger ist mehr

Grundsätzlich sind Gespräche zu zweit oder zu dritt bei einer Hörschädigung besser als in einer größeren Gruppe. Die Wahrscheinlichkeit, dass sich Äußerungen überschneiden und Sie nichts verstehen, nimmt mit der Gruppengröße zu. Außerdem ist es schwieriger, die notwendige Gesprächsdisziplin einzuhalten, und es verringert sich die Chance, dass Sie Ihre Gedanken einbringen können. Ferner ist der Geräuschpegel um so höher, je mehr Menschen zusammen sind. Und es werden mehr Nebengeräusche produziert. Kleine Gruppen sind auch deshalb ein Vorteil, weil es für Sie einfacher ist, sich günstig zu platzieren. Außerdem ist es leichter zu bitten: „Es spricht möglichst nur einer."

Was Sie tun können:

- Wenn Sie eine Einladung planen: Halten Sie die Gästezahl niedrig. Laden Sie dafür lieber öfter ein.
- Verlassen Sie Veranstaltungen und Festlichkeiten, wenn Sie sich nicht wohl fühlen, wenn Gespräche an Ihnen vorbeigehen und Sie der Situation nichts anderes abgewinnen können, indem Sie zum Beispiel das Essen oder die Atmosphäre genießen, einfach nur beobachten oder eine ruhige Ecke finden.
- Wenn Sie zu größeren Festlichkeiten oder Veranstaltungen eingeladen werden, sollten Sie eventuell gleich ablehnen, sofern Sie schon schlechte Erfahrungen gemacht haben. Jeder Gastgeber wird Ihnen erst einmal versichern, dass man Rücksicht nehmen wird. Aber Sie sind es, der damit wirklich Erfahrung hat. Eine Alternative ist, dass Sie von vornherein nur einen kurzen Besuch zusagen. Dann weiß der Einladende Bescheid und kann sich über Ihr Kommen freuen.

Sprechdisziplin hilft ...

... wenn alle sich daran halten! Wer nicht mehr gut hört, profitiert, mehr noch als alle übrigen der Gruppe, von einer guten Sprechdisziplin. Dazu gehört, dass die Gesprächspartner einander nicht ins Wort fallen, sondern alle Beteiligten jeweils ausreden können. Es hilft, wenn deutlich und in ganzen Sätzen gesprochen wird.

Weil das Absehen von den Lippen so wichtig ist, sind Menschen mit einem Hörhandicap darauf angewiesen, dass der Mund des Gesprächpartners gut zu sehen ist. Sie verstehen schlecht, wenn jemand die Hand vor den Mund hält oder so gestikuliert, dass die Lippen verdeckt werden. Aus dem selben Grund sind Bartträger für hörgeschädigte Menschen sehr schwierige Gesprächspartner. Kauen (ob Kaugummi oder anderes) und Rauchen verändern die Mundbewegungen beim Sprechen so stark, dass das Absehen fast unmöglich ist – beides sollte auf Sprechpausen beschränkt werden. Lachen verändert zwar ebenfalls die Mundbewegungen – es zu unterdrücken wäre aber ein großer Verlust im Miteinander, es gehört zu einer Unterhaltung einfach dazu.

Was Sie tun können:

- Machen Sie Ihre Gesprächspartner darauf aufmerksam, dass es für Sie einfacher ist, wenn nacheinander gesprochen wird, beziehungsweise dass Sie nichts verstehen, wenn durcheinander gesprochen wird.
- Wenden auch Sie sich beim Sprechen Ihrem Gegenüber bewusst zu – das kann helfen, den anderen immer wieder daran zu erinnern, es ebenfalls zu tun.
- Sprechen Sie selbst diszipliniert, also ruhig und mit Pausen, dann werden Ihre Gesprächspartner das eher übernehmen.

Fünf goldene Regeln

1. Offen informieren: Ob Sie zum Arzt gehen, zum Kaffeekränzchen oder zu einer Podiumsdiskussion eingeladen sind, sagen Sie im Vorgespräch oder gleich am Anfang, dass Sie ein Hörproblem haben. Erklären Sie auch, was Ihnen hilft. Sagen Sie zum Beispiel: „Bitte fallt einander nicht ins Wort, sprecht nicht so schnell und nicht zu laut. Schaut beim Reden zu mir hin.“ Bringen Sie eine Hinweiskarte mit, auf der all das steht, wenn Sie es nicht immer und immer wieder sagen möchten.

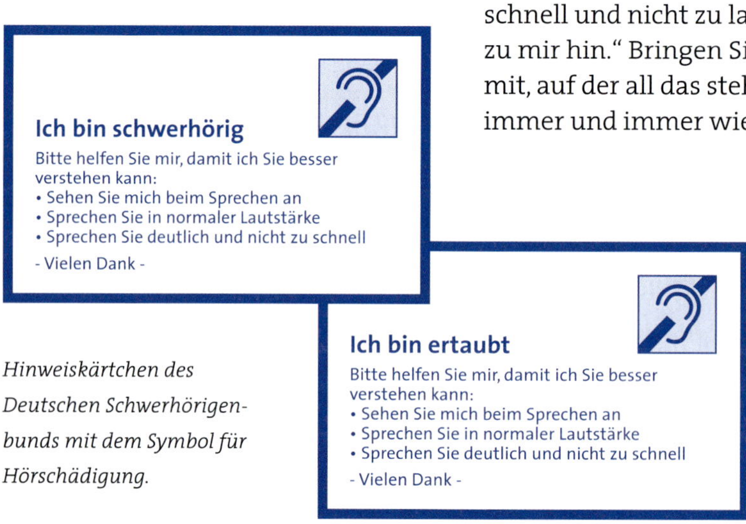

Hinweiskärtchen des Deutschen Schwerhörigenbunds mit dem Symbol für Hörschädigung.

2. Nichts vortäuschen: Geben Sie nicht vor, Sie hätten verstanden, wenn es nicht so ist. Wenn Sie immer nicken oder lächeln, müssen Ihre Gesprächspartner davon ausgehen, dass Sie mit der Art und Weise der Unterhaltung zurecht kommen. Aus welchem Grund sollten sie Ihre „Ich-habe-verstanden-Signale" auch anzweifeln? Es ist also besser zu sagen, dass das Gespräch zu anstrengend geworden ist und um eine Gesprächspause zu bitten.

3. Gezielt nachfragen: Dass Sie etwas nicht verstehen, ist eigentlich normal. Fragen Sie ruhig nach – raten bringt Sie nicht weiter. Um das zu erfahren, was Sie wissen möchten, müssen Sie gezielt fragen. Das heißt, Sie müssen versuchen, das in die Frage einzubauen, was Sie glauben verstanden zu haben. Damit erreichen Sie zweierlei: Sie können überprüfen, ob Sie wenigstens einen Teil richtig verstanden haben, und erhalten zudem auch nur den Teil an Information, der Ihnen tatsächlich fehlt.

TIPPS Geschickt nachfragen

- Wenn Sie gar **nichts** verstanden haben, können Sie nach dem Thema fragen:
  - Worüber hast du gesprochen?
  - Worum geht es jetzt?

  Damit machen Sie deutlich, dass Sie das Thema an sich nicht mitbekommen haben.

- Wenn Sie **etwas** verstanden haben, sollten Sie das Verstandene in die Frage einbinden.

  Wenn Sie mitbekommen haben, dass es um eine Frage geht, können Sie zum Beispiel formulieren:
  - Was haben Sie mich gefragt?
  - Was willst du von mir wissen?

  Damit weiß Ihr Gegenüber, dass Sie wissen, dass er etwas gefragt hat. Er muss also nur noch den Inhalt der Frage wiederholen.

  Wenn Sie zum Beispiel das Wort „übermorgen" oder den Satzfetzen „übermorgen will ich" verstanden haben, sollten Sie in etwa so fragen:
  - Worum geht es übermorgen?
  - Was hast Du übermorgen vor?

  Indem Sie das Wort in Ihre Frage einbauen, signalisieren Sie, dass Sie verstanden haben, dass es irgendwie um „übermorgen" geht.

  Wenn Sie zum Beispiel die Wörter „Reise" und „Paris" verstanden haben, sollten Sie in etwa so fragen:
  - Was ist mit der Reise nach Paris?
  - Wann machst Du eine Reise nach Paris?

  Nun kann Ihr Gesprächspartner seine Antwort so formulieren, dass Sie die Verbindungsstücke auch noch verstehen.

Sie müssen dadurch nicht so viel Gesprochenes verarbeiten, und Sie erleichtern Ihrem Gesprächspartner auch die Kommunikation mit Ihnen. Im Übrigen sollten Sie mit Ihrer Frage möglichst das Satzende abwarten, denn gerade in der Umgangssprache kommt das informativste Wort oft am Schluss. Beispiel für eine solche Wortstellung: „Du musst zugeben, er hat wirklich Pech mit seinem **neuen Handy**." Es geht also um ein Handy. Das erfahren Sie am Schluss.

Das A und O einer erfolgreichen Nachfragetechnik sind offene Fragen, die mit: Was wurde ...? Wann wird ...? Wer hat...? eingeleitet werden. Der Grund: Auf diese Fragen kann Ihr Gegenüber nicht einfach mit einem „Ja" oder „Nein" antworten, sondern wird den fehlenden Teil der Information nachliefern. Sinnvoll ist es auch, wenn Sie selbst zur Sicherheit noch einmal zusammenfassen, was Sie verstanden haben.

4. **Hartnäckig bleiben**: Es ist immer wichtig sofort klarzustellen, dass man eine wichtige Information nicht verstanden hat. Bitten Sie an Schaltern, beim Arzt, im Verkauf und bei Behörden, dass man Sie beim Sprechen anschaut. Höflicher ist das sowieso. Und bitten Sie um Notizen, wenn etwas unverständlich bleibt. Dafür sollten Sie immer Papier und Stift dabei haben. Hilfreich ist auch eine kleine „Zaubertafel", auf der Sie Geschriebenes wieder löschen können.

5. **Akzeptieren**: Vor allem in größeren Runden müssen Sie das Gespräch eventuell einfach (an sich vorbei) laufen lassen. Zumindest phasenweise. Sie können nicht erwarten, dass man Ihnen alles verständlich macht – es gehört nun einmal zu einem lebendigen Gespräch, dass es manchmal wie bei einem flotten Ballspiel zugeht. Das macht auch seinen Reiz aus – so traurig es ist, dass Sie bei dem Ballspiel am Rand stehen müssen. Entlasten Sie sich in dieser Situation, indem Sie vorab sagen, dass es Sie zu sehr anstrengen würde, alles zu verfolgen, und Sie damit aber klar kommen. Dann können Ihre Kollegen oder Bekannten (eventuell Notizen machen und) besser damit umgehen, wenn Sie zwischendurch abschalten oder sich zurückziehen.

Mit den Augen „hören"

Wer schlecht hört, profitiert davon, wenn sein Gesprächspartner (auch) mit dem Körper redet. Selbst in Deutschland, wo man eher zurückhaltend gestikuliert, ergeben sich daraus eine Menge visueller Hilfen. Achten Sie einmal bewusst darauf, dann werden Sie mit Erstaunen feststellen, wie viel sich aus Mimik, von den Lippen und aus der Körpersprache ablesen lässt. Dazu kommt, dass ein Teil der Körpersprache willentlich gar nicht zu beeinflussen ist und hierdurch zu einer Informationsquelle wird: Wir werden rot, wenn uns etwas peinlich ist, werden bei Freude aufgeregt, blass vor Schreck, und Angst weitet die Pupillen.

Während wir Körpersprache und Mimik spontan richtig verstehen, weil wir sie in der Kindheit automatisch erwerben, müssen andere visuelle Unterstützungen, die schwer Hörenden die Kommunikation erleichtern, trainiert werden – und zwar von beiden Seiten, also auch von den gut hörenden Familienmitgliedern und anderen Nahestehenden. Es macht ja keinen Sinn, wenn zwar der schlecht Hörende ein weiteres Kommunikationsmittel zur Verfügung hat, der Gesprächspartner aber nicht.

Gebärdensprache

Die Gebärdensprachen sind international nicht vereinheitlicht, sondern es gibt verschiedene. Mit der deutschen (DGS = Deutsche Gebärdensprache) verständigt man sich anders als mit der französischen oder der amerikanischen (ASL = American Sign Language). Außerdem entwickeln sich leicht regionale Dialekte. Dennoch können sich die Gehörlosen aller Länder mit Gebärdensprache relativ gut verständigen.

Die deutsche Gebärdensprache ist vor allem die Sprache der Menschen, die taub geboren wurden oder ihr Gehör verloren haben, bevor sie sprechen lernten. Mit Gebärden sich zu unterhalten, ist für viele von ihnen so selbstverständlich, natürlich und entspannend wie das Sprechen für all diejenigen, die mit der Lautsprache groß geworden sind. Sie können so unkompliziert in größeren Runden kommunizieren und erleben die Gruppe als etwas Positives und Vereinendes. Die Gebärdensprache ist ein wichtiger Teil der Identität Gehörloser und oft auch für CI-Träger eine hilfreiche Stütze.

Gebärdensprachen funktionieren anders

Gebärdensprachen haben eine eigene Grammatik und nutzen ein eigenes Bedeutungssystem (Semantik). Während in der Lautsprache das zeitliche Nacheinander der Wörter für den Sinn entscheidend ist, wird in der Gebärdensprache vieles gleichzeitig ausgedrückt, weil auf mehreren Ebenen Informationen geliefert werden (Handzeichen, Körperhaltung, Gesten und Mimik) und weil es nicht nur auf die Form eines Handzeichens ankommt, sondern auch auf die Handposition und die Bewegung.

Spät Hörgeschädigte beherrschen die DGS meistens nicht. Da in diesen Fällen die Hörminderungen vielfach erst jenseits der Fünfzig manifest werden, ist es schwierig, Gebärden zu lernen, weil das Denken in Gebärden grundsätzlich anders funktioniert als auf der Grundlage von Lautsprache. Spät Hörgeschädigte leben oft auch in einem Umfeld, das die Gebärdensprache nicht beherrscht. Und schließlich fehlen die Motivation und die unbedingte Notwendigkeit, sofern man nicht taub ist.

Lautsprachbegleitende Gebärden

Leichter zu erlernen und eine gute Unterstützung sind die lautsprachbegleitenden Gebärden (LBG). Dabei handelt es sich um mimische Untermalungen, Hand- und Körperbewegungen, die die Lautsprache ergänzen, nicht ersetzen. Die Einzelgebärde entspricht denen der Gebärdensprache, aber Grammatik und Satzbau sind analog zur deutschen Lautsprache.

Fingeralphabet

Das Fingeralphabet ist relativ leicht zu erlernen. Freunde, Kollegen und Familienmitglieder können es sich also aneignen. Die einzelnen Sprachlaute werden mit der Hand und ihren Fingern symbolisiert, man sagt auch daktylisiert oder „gefingert". Sie werden gebeugt, gestreckt, nach oben oder unten gerichtet. Es gibt so viele „Handfiguren" wie Buchstaben. Für ein Wort aus vier Buchstaben braucht man also auch vier Handzeichen. Das Fingeralphabet erscheint vielleicht etwas aufwendig, es hilft aber, Namen und Wörter zu verstehen, die schwer vom Mund abzusehen sind, etwa das K von Kino. Meist reicht der Anfangsbuchstabe aus, um dem anderen auf die Sprünge zu helfen.

Up to date bleiben

Je stärker die Hörschädigung ist, desto anstrengender wird es, Gesprächen zu folgen und auf dem Laufenden zu sein. Das eine hängt aber von dem anderen ab. Versuchen Sie also, gut informiert zu sein, dann können Sie leichter mitreden und profitieren mehr von den Unterhaltungen.

Dabei geht es nicht nur um die großen politischen, kulturellen und wirtschaftlichen Ereignisse, sondern um alles, was Sie und andere interessiert: die kleinen Skandale im heimatlichen Fußballclub, die Klatschgeschichten aus der Promiszene, die baulichen Vorhaben in Ihrer Kommune, Filme, die im Gespräch sind – was auch immer.

Mit Zusatztechnik fernsehen

Das Fernsehen ist eine vielseitige Informationsquelle, vor allem dann, wenn Sie die Sprecher verstehen. So hören Sie gleich, wie aktuell wichtige Namen und Begriffe ausgesprochen werden. Das macht Sie im Gespräch sicherer.

Bei Verstehproblemen lohnt es herauszufinden, welche Sendungen besser verständlich sind. Das hängt unter anderem von der Ausbildung der Sprecher ab. Außerdem unterscheiden sich die Sender in der Tonqualität. Vermutlich profitieren Sie von längeren Beiträgen mit weniger Filmschnitten mehr als von kurzen, sehr gerafften Zusammenfassungen. Eine große Rolle spielt auch, ob Sie das Gesicht des Sprechers von vorne sehen und vom Mund ablesen können.

Funkempfänger
Kinnbügelkopfhörer, der Funk empfängt und mit kleinen Lautsprechern arbeitet.

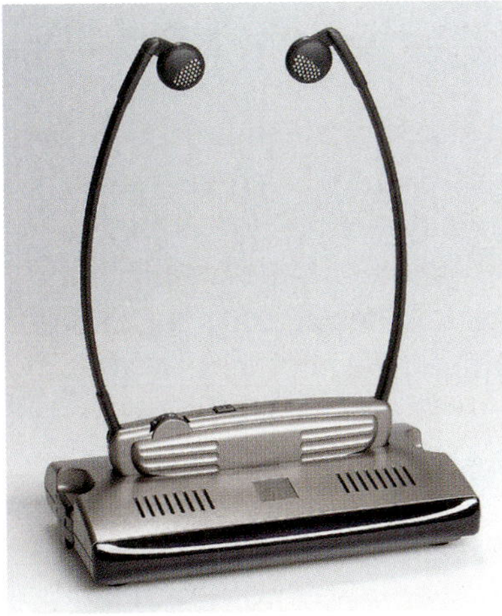

Falls Sie nur leicht oder einseitig hörgeschädigt sind, ist es oft hilfreich, über (schnurlose) Kopf- oder Kinnbügelhörer den Ton zu empfangen (→ links). Testen Sie, ob dabei die Hörgeräte im Ohr bleiben können, oder ob dann Rückkopplungsgeräusche entstehen und Umweltgeräusche stören.

Bei normalen Kopfhörern sollten Sie unbedingt da-

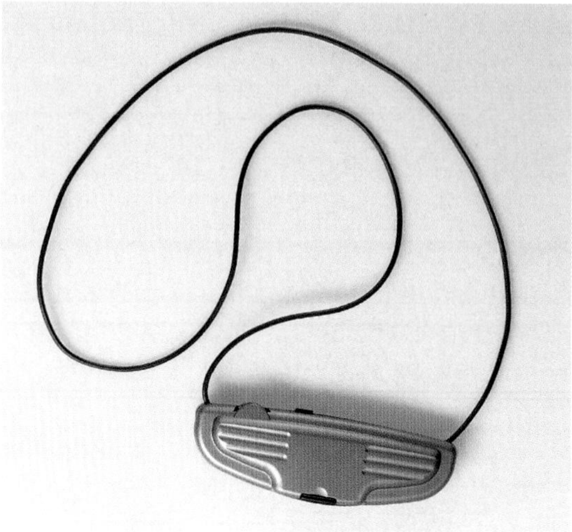

Funkempfänger
mit Teleschlinge, die per Induktion das Hörgerät anspricht.

rauf achten, die Lautstärke nicht zu sehr zu erhöhen, denn das kann für Ihr Gehör schädlich sein. Wenn es in einem Film plötzlich laut wird, strapaziert das Ihr Gehör, speziell Ihr Innenohr (→ Seite 24). Vor allem Werbeeinblendungen sind oft extrem laut.

Optimal ist eine Übertragungsanlage, die mit Infrarot-, Induktions- oder Funkwellen (→ Seite 105) arbeitet und den Ton in Ihre Hörgeräte beziehungsweise den aufgesteckten Audioschuh speist. Vielleicht ist der Klang ungewohnt, aber Experten betonen immer wieder, dass die Gewöhnung an die veränderten Klangeigenschaften besser gelingt, wenn sich das Gehirn nicht ständig umstellen muss: Wer meist ohne Hörgeräte fernsieht, wird es in anderen Situationen, in denen er diesen Übertragungsweg braucht, oft schwer haben. Er unterläuft den Gewöhnungsprozess.

Wenn Sie den Fernsehton trotz zusätzlicher Technik nur (noch) mit Mühe entschlüsseln können, profitieren Sie vor allem von Sendungen, die untertitelt sind. Hier können Sie sich eher auf die öffentlich-rechtlichen Sendeanstalten verlassen; aus Programmzeitschriften und den Internetseiten der Sender können Sie entnehmen, welche Beiträge untertitelt sind. In der Regel sind sie mit dem Schwerhörigensymbol gekennzeichnet (→ Abbildung, Seite 113).

An eines werden Sie sich allerdings gewöhnen müssen: Die Untertitel sind meist weniger ausführlicher und weniger differenziert als die lautsprachlichen Kommentare und Texte. Das gilt insbesondere für Live-Beiträge. Bei manchen Sendungen können Sie im Internet die schriftliche Fassung des Beitrags nachlesen.

In den dritten Programmen läuft ein wöchentliches Magazin für Hörgeschädigte und Behinderte, das vom Bayerischen Rundfunk produziert wird. „Sehen statt Hören“ informiert über alle gesellschaftlichen Bereiche, nicht nur über behindertenspezifische Themen und rechtliche Belange. Die meisten Sender strahlen das Programm am Samstag- oder Sonntagmorgen aus. Die re-

TIPPS **Worauf Sie beim Kauf eines Fernsehers achten sollten**

- Prüfen Sie, ob Ihnen die Tonqualität des TV-Geräts gefällt, bevor Sie es kaufen. Die Unterschiede sind groß.
- Erkundigen Sie sich, ob das Gerät Untertitel anzeigt.
- Nützlich sind TV-Geräte mit einem eingebauten Infrarotsender. Sie brauchen dann nur noch einen kleinen Infrarotempfänger für Ihre Hörgeräte. Entweder kann der Empfänger an einer Kordel um den Hals getragen werden und wird per Kabel mit dem Audioeingang der Hörgeräte verbunden, oder der Empfänger überträgt per Induktion (→ Teleschlinge, Seite 107) an Ihre Hörgeräte.
- Achten Sie beim Kauf eines Fernsehgeräts darauf, dass genügend Steckmöglichkeiten für Zusatztechnik vorhanden sind, damit Sie zum Beispiel Funk- oder Infrarotsender anbringen können.
- Beim Erwerb von Kopfhörern sollten Sie nachfragen, ob sie für Ihr Fernsehgerät geeignet sind, und ob gut Hörende gleichzeitig den Normalton hören können.

gional unterschiedlichen Zeiten erfahren Sie im Internet unter www.br-online.de oder per Videotext (Bayerntext Seite 560, NDR-Text Seite 387). Per Faxabruf können Sie auch die schriftliche Fassung der Texte der Sendungen abrufen (Fax 0 190/ 15 07 41 07).

Zeitungen, Zeitschriften, Bücher ...

Wenn das Gehör nachlässt, bekommen Zeitungen und Zeitschriften einen besonderen Stellenwert, denn hier sind all jene Feinheiten ausformuliert, die Ihnen im Gespräch oft entgehen. Außerdem ist Lesen entspannend, während Hören und vom Mund abzusehen viel Konzentration erfordern. Versuchen Sie unbedingt, regelmäßig eine gute Tages- und vielleicht sogar noch eine Wochenzeitung zu lesen. Je mehr Sie dort erfahren, desto besser können Sie Informationen aus Gesprächen oder dem Fernsehen nutzen. Gönnen Sie sich, wenn möglich, auch ein Journal, das Ihren Hobbys entspricht.

Suchen Sie gezielt nach Büchern, die Ihnen gut gefallen. Sie brauchen nicht nur solche, die informieren, sondern auch solche, die unterhaltsame Geschichten erzählen, amüsieren, tief bewegen oder spannend sind – kurz gesagt Emotionen wecken. Denn von den Gefühlen und inneren Gedanken, die andere bewegen, bekommen Sie über das Gehörte leider weniger mit.

Medienhinweise finden

Das Internetportal für Gehörlose und Schwerhörige listet Sendungen im aktuellen Fernsehprogramm auf, die sich mit Problemen von Hörgeschädigten beschäftigen (www.deaftv.de). Außerdem finden Sie Hinweise auf regelmäßige Hörgeschädigtensendungen und es gibt Internetadressen (Links) zu Listen von DVDs, Videos und Musik-DVDs mit deutschem Untertitel. Solche Hinweise finden Sie auch auf den Internetseiten anderer Betroffenenverbände zum Beispiel www.schwerhoerigen-netz.de.

Film, Video und DVD

Kinobesuche sind problematisch, weil die Hintergrundmusik (Soundtrack) oft zu laut ist, sodass sie eben nicht im Hintergrund bleibt, sondern alles unverständlich macht. Bei den vielen synchronisierten Filmen kommt erschwerend hinzu, dass die Mundbewegungen nicht zu dem Gehörten passen – das irritiert und verunsichert. Vor allem fehlt im Spielfilm oft das Gesicht zur Sprache.

Ein großer Vorteil sind Kinosäle, in denen eine Ringschleife verlegt ist. Dort können Sie per Induktion und mit Hilfe der T-Einstellung an den Hörgeräten den Filmton direkt und störungsfrei hören (→ Seite 106).

Filme auf Video oder DVD sind ein Segen, da eine Menge deutschsprachig untertitelt sind. Achten Sie beim Kauf immer darauf, welche Sprachen und Untertitel eingeblendet werden können. Wie bei Videofilmen haben Sie bei DVDs die Möglichkeit den Film „zurückzuspulen", um etwas besser zu verstehen. Mit vielen Videorekordern lassen sich beim Kopieren einer Sendung auch die Untertitel aufnehmen. Das leisten DVD-Brenner zum Speichern von Fernsehfilmen noch nicht. Neu, aber noch teuer, sind Festplattenrekorder, die TV-Beiträge samt Untertitel digital aufzeichnen. Sie können den Mitschnitt anschließend auf Video überspielen oder als DVD brennen. Um Spielfilme in Ruhe genießen zu können, empfiehlt sich die Ausleihe in einer Bibliothek oder Videothek.

Moderne Kommunikationstechnik einsetzen

Jeder muss herausfinden, welche Technik für ihn geeignet ist. Die Möglichkeiten der eigenen Hörgeräte spielen ebenso eine Rolle wie die Fingerfertigkeit und die Ansprüche. Auch viele CI-Träger können telefonieren. Und wer wegen eines Mittelohrschadens auf die Knochenleitung angewiesen ist, kann per Knochenleitungshörer ebenfalls das Telefon nutzen.

Telefone anpassen

Manche Menschen telefonieren problemlos ohne Hörhilfen, obwohl sie im Alltag Hörgeräte brauchen. Vielen anderen fällt das Telefonieren aus verschiedenen Gründen schwer:

Zum Beispiel fehlen die visuellen Informationen wie Mimik und Mundbewegungen. Bildtelefone sind eine Hilfe, aber nicht jeder möchte beobachtet werden, wenn er telefoniert. Darum haben sich diese Geräte nicht durchgesetzt. Eine neue Entwicklung, aber noch nicht im Handel, sind Computerprogramme (Software wie „SimFace"), die am Bildschirm Sprachlaute in Mundbewegungen übersetzen. Noch ist unklar, ob sich diese Technik durchsetzen kann.

Andere Knackpunkte beim Telefonieren sind, dass Telefone nur die tieferen Frequenzen von Sprache übertragen. Das bedeutet Informationsverlust. Doch vor allem sind Hintergrundgeräusche störend. Diesen können Sie am ehesten entgehen, wenn Sie den Hörer nahe an das Mikrofon Ihres Hörgeräts halten.

Eine andere Möglichkeit haben Sie, wenn Sie bei Ihren Hörgeräten die T-Einstellung wählen können oder diese sich automa-

Versuchen Sie es mit Verstärkung

Manchmal kann ein Telefonverstärker helfen. Ideal für Reisen sind Modelle, die am Hörer zu befestigen sind. Sie helfen eventuell auch in einer Telefonzelle – zumal im Ausland. Im Beruf eignen sich eher Zusatzgeräte, mit denen sich die Lautstärke im Hörer stufenlos verändern lässt, oder Spezialtelefone für Hörgeschädigte mit Induktion und/oder Lautstärkenregelung.

Telefondienst für Hörgeschädigte

In Deutschland gibt es seit 2001 eine Vermittlungsstelle, die Hörgeschädigten hilft zu telefonieren. Voraussetzung ist ein Computer mit Internetzugang. Den ersten Kontakt kann man auch per Schreibtelefon, Fax oder E-Mail herstellen. Danach wird der Anruf von der Vermittlungsstelle eingeleitet. Alles, was Ihr angewählter Gesprächspartner dann sagt, wird bei der Vermittlungsstelle sofort verschriftlicht. Sie können es auf dem Computerbildschirm lesen und per Telefon reagieren. Das bedeutet zum Beispiel: Der angerufene Arzt hört Sie und Sie „lesen" ihn.

Neue Dienste Vogelsberg
Fulder Tor 24d
36304 Alsfeld

Telefax: 0 66 31/91 12-0
Telefon: 0 66 31/91 12-39
Schreibtelefon: 0 66 31/9 11 20-77

(Festnetz 0,21 Euro/Minute,
Hessen 0,03 Euro/Minute)

www.neue-dienste-vb.de

Montag – Donnerstag 7 – 17 Uhr
Freitag 8 – 14 Uhr

tisch einstellt (→ Seite 76, 107).

Die (schnurlosen) Home-Handys haben leider oft nur ein schwaches Magnetfeld, dadurch funktioniert das induktive Telefonieren nicht immer. Es gibt aber im Fachhandel Magnetfeldverstärker. Probieren Sie aus, ob sie Ihnen nützen. Wichtig ist, den Hörer nah und in der optimalen Ausrichtung – das müssen Sie austesten – an die T-Spule zu halten.

Damit alle hör- und sprachbehinderten Menschen telefonieren können, setzen sich die Betroffenenverbände für einen bundesweiten Vermittlungsdienst ein. Schriftdolmetscher sollen zum Beispiel per SMS, Schreibtelefon oder am PC und Gebärdensprachdolmetscher via Bildtelefon oder PC (mit Webcam) rund um die Uhr Telefonate zwischen hörgeschädigten und gut hörenden Menschen vermitteln. Informationen finden Sie im Internet unter www.deutsche-gesellschaft.de und auch Hinweise auf einen Gebärdensprachen-Dolmetscherdienst per Bildtelefon für Berufstätige (Telesign Deutschland).

Mobiles Telefonieren und SMS

Mobiles Telefonieren ist bei einem stärkeren Hörverlust schwierig, da in vielen Situationen die Umwelt zu laut ist. Es hilft jedoch eventuell, wenn Sie das **Handy** mit Kopfhörern verbinden (Headset), sodass die Umweltgeräusche ausgeblendet werden.

Bei analogen Hörgeräten erzeugen Handys manchmal Störschall. Moderne digitale Hörgeräte kommen damit meist gut zurecht. Sie müssen aber erkunden, ob Handy und Hörgerät kompatibel sind, und es vor dem Kauf unbedingt ausprobieren.

Eine Alternative sind schließlich Handys, die speziell für Hörgeschädigte konzipiert wurden: Manche sind mit großen Tasten und großem Bildschirm ausgerüstet, alle können etwa 20 bis 40 dB lauter gestellt werden und ermöglichen induktives Hören per T-Spule.

Darüber hinaus gibt es im Fachhandel umhängbare Induktionsschleifen, die es erlauben, per T-Spule mobil zu telefonieren und die Lautstärke bei Bedarf zu erhöhen.

Handys haben gerade für Hörgeschädigte noch einen wichtigen Vorteil: Es können Mitteilungen per SMS (Short Message Service) gesendet und empfangen werden. Dazu brauchen Sie ein wenig Fingerfertigkeit und bei Bedarf eventuell ein Handy mit großen Tasten. Man kann mit modernen Handys sogar ein Fax schicken oder eine längere E-Mail erhalten und senden. Dazu müssen Sie wissen, dass dies teuer ist und wie Sie mit dem Handy per Internetverbindung „online gehen".

Hörverstärker für Handys, mit Induktionsschlinge (links) oder Kopfhörer (rechts)

Da die Möglichkeiten der mobilen Telefone sich ständig ändern, ist die Wahl mühsam. Tipps und Hilfen bekommen Sie bei den regionalen Verbänden des Deutschen Schwerhörigenbunds und beim Deutschen Gehörlosen-Bund (Adressen →

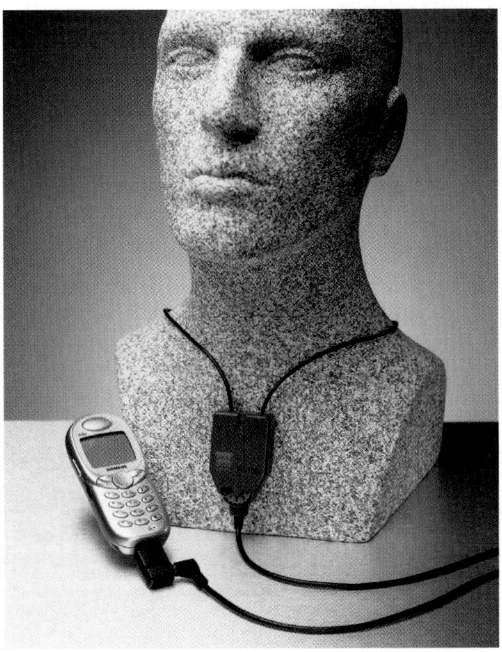

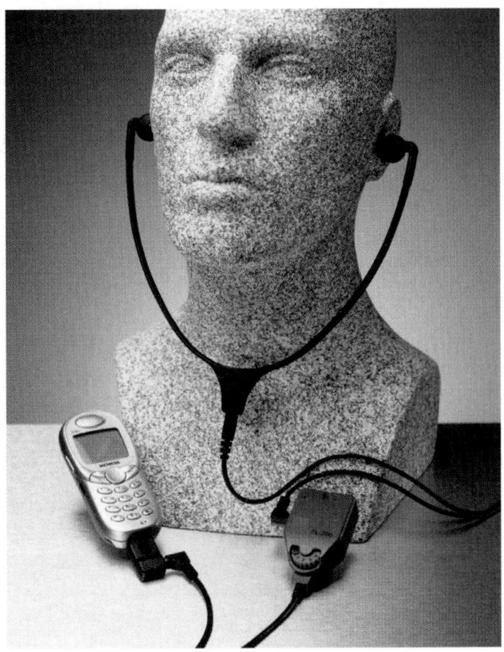

Seite 200 ff.). Unter www. schwerhoerigen-netz.de und www.taubenschlag.de finden Sie im Internet viele Hinweise und einen regen Erfahrungsaustausch unter Betroffenen. Zum Beispiel erfahren Sie über die Betroffenenverbände auch, ob bestimmte Handy- oder Netzanbieter für Hörgeschädigte oder Gehörlose Spezialtarife anbieten.

Computer und Internet

Für Hörgeschädigte ist der Computer mit Internetzugang ein wunderbarer Fortschritt. Er ermöglicht eine sehr spontane Kommunikation via **E-Mail** zwischen Freunden und über Kontinente hinweg.

Im **Internet** können Sie unzählige Informationen aller Art abrufen. Aber seien Sie vorsichtig! Es gibt auch unseriöse Adressen. Sofern Sie Fragen zu Ihrer Hörschädigung und Hilfsmitteln haben, können Sie zum Beispiel direkt bei den Anbietern nachschauen, welche Hörgeräte oder Zusatztechnik im Handel sind. Aber natürlich vermischen sich auch hier Werbung, Verkauf und medizinische Informationen. Wichtige Informationen finden Sie auch auf den Einstiegsseiten (Homepages) des Deutschen Schwerhörigenbunds. Seine Online-Beratung im Hörgeräte-Kompetenzzentrum (www. schwerhoerigen-netz.de), die Deutsche Gesellschaft zur Förderung der Gehörlosen und Schwerhörigen (www.deutsche-gesellschaft.de) oder das Portal der Gehörlosen (www.taubenschlag.de) gehören dazu. Weitere Adressen im Serviceteil, Seite 200 ff.

Buch TIPP **Ganz leicht!**

Die Stiftung Warentest hat zu diesem Thema einen Ratgeber veröffentlicht: Schritt für Schritt ins Internet, PC-Schule für Senioren, Bestelladresse → Seite 208.

Auch noch als Senior vernetzt

Wer den Umgang mit dem PC nicht gelernt hat, kann auch noch jenseits der 70 zum Fan werden. Einführungskurse für Senioren bieten unter anderem Volkshochschulen an. Das Grundwissen zu erwerben, ist nicht schwer. Wichtig sind das tägliche Üben und entspanntes Rumprobieren. Aber dabei hilft die junge Generation meist gern.

Aktiv und selbstbestimmt bleiben

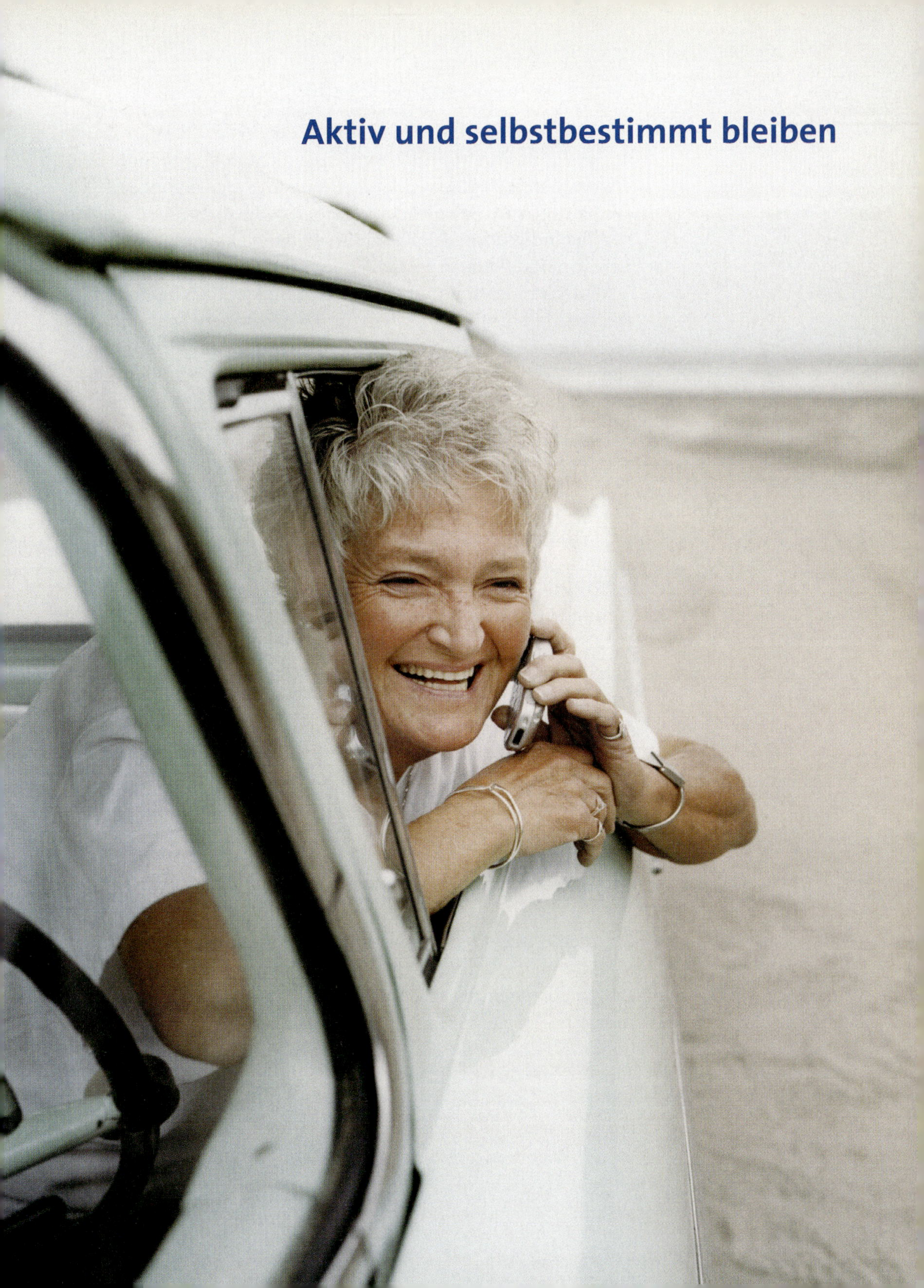

Im Alltag gibt es viele Situationen, in denen die Kommunikation schwierig ist, wichtige Informationen nicht richtig oder gar nicht ankommen. In solchen Fällen helfen manchmal ergänzende Hilfsmittel, zum Beispiel der Wecker mit Blitzlicht, ein Rüttelkissen, die Induktionsschleife im Kino oder ein Rauchmelder, der per Lichtsignal Alarm schlägt.

Aber Sie müssen gut abwägen, was Sie wirklich benötigen, und werden die theoretischen (und beworbenen) Möglichkeiten nicht immer ausschöpfen können. Achten Sie darauf, dass Zusatzgeräte zu den vorhandenen Hilfsmitteln passen, also kompatibel sind. Viele Geräte sind leider störanfällig (→ Infrarot, Seite 107), manche behindern sich gegenseitig. Probleme zeigen sich erst nach dem Einkauf im täglichen Einsatz.

Notwendiges Zubehör wird teilweise von den Krankenkassen übernommen, etwa eine Signalanlage mit Licht („Lichtklingel") und Vibration, wenn man den Klingelton nicht mehr wahrnimmt. Aber manchmal müssen Sie sehr hartnäckig sein, um Hilfsmittel erstattet zu bekommen. Erkundigen Sie sich vor einer Anschaffung nicht nur bei Ihrem Akustiker, sondern auch bei Beratungsstellen, den Kostenträgern, per Internet oder direkt bei den Unternehmen, die diese Geräte herstellen, über Kosten und Kostenübernahme. Um den Nutzen zusätzlicher Technik einschätzen zu können, sind vor allem die Erfahrungen anderer Betroffener wichtig. Scheuen Sie diese Nachfragen nicht, sie zahlen sich später aus. Darüber hinaus gibt es Anbieter, deren Mitarbeiter für die gezielte Planung zu Ihnen nach Hause kommen.

„Ohren" für den häuslichen Alltag

Eine kostengünstige und bewährte Technik, um in den eigenen vier Wänden etwa Musik aus der Hi-Fi-Anlage oder den Nachrichtensprecher im Fernsehen besser zu hören sind Induktionsanlagen (→ Seite 106).

Damit Sie pünktlich sind

Wenn Sie auf Hörgeräte angewiesen sind, benötigen Sie wahrscheinlich einen Wecker, der mit hellem Blinklicht oder Vibration weckt. Vor allem auf Reisen ist er wichtig. Da Sie ohne Hörgeräte

Ringschleife – per Induktion und T-Spule hören

Eine Ringschleifenanlage erhalten Sie beim Akustiker oder bei Anbietern für Hörhilfen. Sie besteht aus einem Ringschleifenverstärker und der Ringschleife. Das ist ein langes Kabel, das zum Beispiel unter dem Teppichboden, verläuft. Es zu verlegen ist kein Problem. Die Ringschleife geht vom Verstärker aus und führt wieder dorthin zurück. Mit dem Verstärker lassen sich mehrere Audiogeräte verbinden, beispielsweise CD-Player, Fernseher und eventuell auch das Telefon.

Wenn Sie nach der Installation Ihre Hörgeräte auf die Position T oder M/T stellen (oder Ihr Gerät dies automatisch erledigt), hören Sie den Schall aus der Musik- oder Telefonanlage direkt und gut.

schlafen, können Sie Weckklingel und Signale (Türklopfen, normales Telefonklingeln) vielleicht nicht (mehr) registrieren.

Wer die Lichtblitze am frühen Morgen nicht mag oder sich gern die Decke über den Kopf zieht, dem hilft eventuell ein Rüttelkissen, das vom Lichtwecker aktiviert wird. Unter das Kopfkissen gelegt oder zwischen Matratze und Rahmen geklemmt, holen die Vibrationen fast jeden Träumer aus dem Schlaf. Für Tiefschläfer gibt es sogar Rüttelanlagen, die am Lattenrost oder Bettrahmen befestigt werden und das ganze Bett vibrieren lassen.

Für manche Situationen sind Armbanduhren mit Vibrationsalarm genau das Richtige. Zum Beispiel, wenn man nachts zu bestimmten Zeiten Medikamente einnehmen muss.

Die Türklingel wahrnehmen

Wer schlecht hört, bemerkt oft das Klingeln an der Haus- oder Wohnungstür nicht mehr zuverlässig oder gar nicht. Es belastet fürchten zu müssen, dass der Postbote vielleicht unverrichteter Dinge wieder geht oder wichtiger Besuch vergebens läutet. Das muss nicht sein, denn entweder kann man den Klingelton lauter stellen, seinen Klang verändern, oder man verbindet die Klingelanlage mit einem Licht- oder Vibrationssender.

Für die Haus- oder Wohnungstürklingel haben sich Signalumsetzer bewährt, die Lichtsignale auslösen. Notwendig ist ein Türklingelsender, der nahe des Türläutewerks oder bei der Gegensprechanlage angebracht wird. Der Sender registriert zum Bei-

Hilfreicher Komfort

Eine Entlastung sind Gegensprechanlagen, bei denen Sie auf einem Bildschirm sehen, wer vor der Tür steht. Gleichzeitig kann der Besucher an der Haustür auch Sie auf einem Monitor sehen. Wenn es zu „Versteh"problemen kommt, kann man diese zum Beispiel mit einer Induktionsanlage (→ Seite 165) verbinden. Dann hören Sie über die T-Spule Ihres Hörgeräts besser.

spiel per Mikrofon das Klingeln, erzeugt daraus ein neues Signal und sendet dieses über die Stromleitung an den jeweiligen Empfänger (→ Abbildung unten).

Während in diesem Fall der Signalumsetzer den Schall umwandelt (akustische Übertragung per Mikrofon), holen andere Systeme die Signale aus der Klingelleitung und senden sie quer durch die Wohnung (→ Abbildung, Seite 167).

Den Empfänger können Sie an jedem beliebigen Ort in der Wohnung in eine Steckdose stecken. Es gibt aber auch Modelle, die an Rock- oder Hosenbund geklippt werden können. Der Empfänger kann ein Blinklicht erzeugen („Lichtsignalanlage") oder vibrieren, sobald es an der Tür klingelt. Manche Modelle können auch beides. Tragbare Funkempfänger verbrauchen allerdings Batterien. Dafür bemerken Sie das Klingeln auch, wenn Sie zum Beispiel im Garten werkeln. Die Reichweite hängt von den baulichen Verhältnissen ab. Innen sind es etwa 50, außen bis zu 300 Meter.

Die Wohnung im Auge haben

Längst ist die Technik so weit entwickelt, dass Sendeanlagen nicht nur das Klingeln an der Tür per Funk oder über den Stromkreis übertragen. Mit einem Empfänger können Sie sogar gleichzeitig mehrere Zimmer „im Auge haben", wenn dort entsprechende Sendeanlagen installiert sind. So lassen sich gleichzeitig die Haustürklingel im Flur, das Baby im Kinderzimmer und das Telefon im Wohnzimmer überwachen. Jeder Kanal hat sein eigenes Signal. Sie können am Blink- oder Vibrationsrhythmus erkennen, woher die Meldung kommt, und auch an den Symbolen auf Ihrem Empfangsteil (→ Abbildung links).

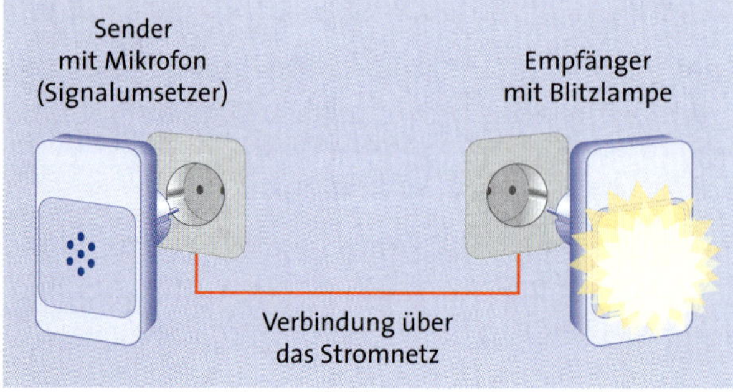

Auch Alarmsignale können auf

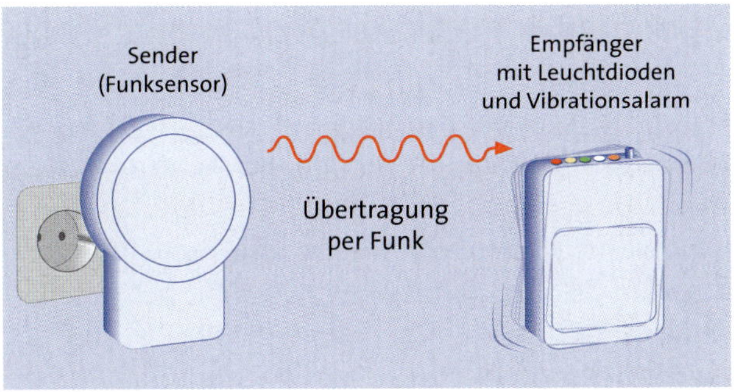

ein solches Gerät übertragen werden, zum Beispiel vom Rauchmelder in der Küche oder vom Infrarot-Bewegungssender am Fenster, der bei Einbruch anschlägt und Sie durch Licht oder Rütteln warnt.

Signale vereinbaren

Wer nicht mehr gut hört, wird ständig überrascht, weil er es oft nicht bemerkt, wenn andere Personen kommen. Das erzeugt erhöhte Anspannung, Schrecksituationen und vielleicht Nervosität. Treffen Sie daher in den eigenen vier Wänden Vorsorge.

Man kann vereinbaren, dass beim Betreten des Zimmers, in dem Sie sich gerade aufhalten, immer sofort der Lichtschalter kurz an- oder ausgeschaltet wird.

Noch besser ist es, wenn die Schalter jeweils vor den Zimmern installiert sind. Sie können die vorhandenen umsetzen oder zusätzliche anbringen lassen.

Die beste Möglichkeit sind Schaltungen, die innen nur ein schwaches Licht erzeugen. Aber auch das kann viele Hörgeschädigte und ihre Mitmenschen nerven. Daher wurden mittlerweile auch vibrierende Signalgeber entwickelt. Damit ist Ihnen ein diskreter, persönlicher Signalempfang möglich, was insbesondere im Berufsleben wichtig ist – und auch Arbeitskollegen weniger stört. Mit Unterstützung des Integrationsamts können Sie diese Technik kostenfrei für Ihren Arbeitsplatz erhalten. Für die Installation fallen, wenn überhaupt, nur geringe Kosten an. Die übernimmt meist der Arbeitgeber (vorher erkundigen!).

TIPPS Das Miteinander in den eigenen vier Wänden

Bitten Sie Ihren Partner, Ihre Verwandten und Besuch unbedingt darum,

- dass ein Signal gegeben wird, wenn man Ihr Zimmer betritt.
- dass man sich Ihnen von vorn nähert, nicht von hinten und nicht von der Seite.
- dass bestimmte Berührungen verabredet und eingehalten werden müssen, wenn man Sie auf etwas aufmerksam machen will. Zum Beispiel ein Streicheln am Arm, ein Tippen auf die Schulter, ein schlichtes Wedeln mit der Hand oder ein In-die-Hände-klatschen.
- dass tatsächlich immer die verabredeten Signale verwendet werden.

Den Haushalt unter Kontrolle bringen

Im Haushalt steht man mit einer Hörschädigung oft vor ärgerlichen Problemen: Während gut Hörende nur die Ohren ein wenig zu spitzen brauchen, müssen Sie sich häufig „vor Ort" begeben. Und weil viele technische Hilfen lärmen, werden Sie bei der Hausarbeit wahrscheinlich Ihre Hörgeräte herausnehmen oder herunterschalten. Dadurch wird manches nicht bemerkt: das Tropfen des Wasserhahns, das überkochende Wasser, der pfeifende Wasserkessel. Falls keine zusätzliche Signalleuchte anspringt, wenn die Dunstabzugshaube arbeitet, läuft sie eventuell stundenlang. Und ob bei Waschmaschine oder Geschirrspüler die Programme abgelaufen sind, lässt sich ohne Hörgeräte – und oft auch mit ihnen – nicht akustisch registrieren.

Was also tun? Gefragt sind technische Fantasie und ein wenig Know-how in der Familie oder von Freunden. Wenn Sie neue Geräte anschaffen, sollten Sie unbedingt nachfragen, ob akustische Signale durch optische unterstützt werden – sei es beim Waffeleisen oder bei der Zeitschaltuhr einer Mikrowelle.

„Draußen vor der Tür"

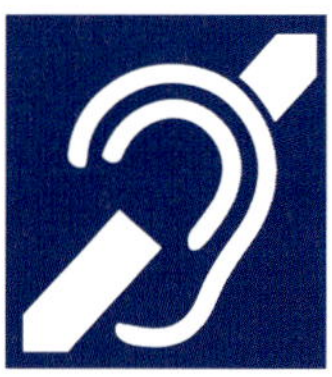

Hörgeschädigtensymbol

Wenn Sie kein Hörgeschädigtensymbol tragen, sind Sie außerhalb der eigenen vier Wände sozusagen inkognito unterwegs. Niemand erkennt Ihr Handicap, niemand kann es berücksichtigen. Und selbst wenn Sie eines tragen: Das „durchgestrichene Ohr" ist noch zu wenig bekannt. In diesem Punkt tut also „Nachhilfe" Not.

In vielen Situationen ist es gut und wichtig, sich zu offenbaren. Deshalb sollten Sie immer eine Hinweiskarte dabei haben (→ Seite 150). Weiß Ihr Gegenüber Bescheid, können Sie mit mehr Rücksicht und Einfühlungsvermögen bei Missverständnissen rechnen. Die erwähnte Hinweiskarte ist vor allem dann notwendig und kann sogar lebensrettend sein, wenn Ihnen unterwegs etwas passiert. Zusätzlich sollten Sie wichtige Dokumente mit einem Aufkleber versehen. Das durchgestrichene Ohr gibt es in verschiedenen Größen – auch als Aufkleber für die Rückscheibe des Pkw kann man es verwenden. Sie sollten immer mit Papier und Stift oder einer magischen Tafel aus dem

Haus gehen. So sind Sie auf Situationen, in denen die Verständigung gar nicht funktioniert, gut vorbereitet. Dabei hilft auch ein Handy, das auf Ihre Bedürfnisse zugeschnitten ist.

Einkaufen, Friseur

Was früher durchaus entspannend sein konnte – mit Bedacht auswählen, sich beraten lassen, vergleichen und schließlich kaufen –, das kann mit zunehmender Hörschädigung zu einem ungeliebten Muss werden.

Geschäfte mit Selbstbedienung werden Sie wahrscheinlich als eine Erleichterung schätzen, weil Sie nicht darauf angewiesen sind, das Verkaufspersonal zu verstehen. Allerdings müssen Sie dann oft auf Beratung verzichten und Gedränge in Kauf nehmen. Dem Rummel entgehen Sie am ehesten, wenn Sie versuchen vormittags einzukaufen. Dann ist meist auch das Personal entspannter, und Sie treffen vielleicht auf eine Verkäuferin, die sich gern und gut auf Ihre Kommunikationsbedürfnisse einstellt.

Im Friseursalon ist es ebenfalls meist laut, das heißt, Sie verstehen die Vorschläge der Friseure nur teilweise. Zum Waschen, beim Färben und Schneiden oder wenn Sie unter dem Haartrockner sitzen, sollten Sie die Hörgeräte herausnehmen. Denn Feuchtigkeit und Hitze vertragen die kleinen Hightech-Geräte nicht.

Wenn Haustüren verschlossen bleiben

Bei starker Schwerhörigkeit kann es passieren, dass Sie schon daran scheitern, in das Haus zu kommen, in das Sie hinein wollen. Zum Beispiel sind Türen, bei denen ein Summton signalisiert, dass sie sich öffnen lassen, für Hörgeräteträger oft ein unüberwindbares Hindernis – zumal wenn der Straßenverkehr laut ist. Manchmal hilft es, die Hand auf den Lautsprecher zu halten und damit die Vibrationen zu nutzen, oder man lehnt sich sofort nach dem Klingeln gegen die Tür.

Angenehmer sind Haustürsysteme, die neben einer akustischen auch eine optische Rückmeldung geben, zum Beispiel „Bitte sprechen“, oder besser noch „Ich komme“ – als Hinweis, dass das Klingeln gehört wurde; oder ein grünes Licht, das aufleuchtet, wenn man gegen die Tür drücken soll. Bei Gegensprechanlagen mit Bildschirm können Sie sich sogar mit Zeichen oder Gebärden verständigen.

Wenn Sie Besuche in einem unbekannten Umfeld planen, ist es wichtig, die möglichen Probleme vorher zu besprechen. Vielleicht verabreden Sie ein besonderes Klingelsignal.

Bei Behördengängen erfordern Lautsprecheraufrufe ohne visuelle Signale, dass man Sie persönlich abholt, sobald Sie an der Reihe sind. Machen Sie Ihr Handicap jeweils bei Ihrer Anmeldung von vornherein und nachdrücklich klar – das erspart Frust und Zeitverlust!

Beim Arzt, in der Klinik

Eigentlich sollte es selbstverständlich sein, dass Ärzte Gespräche mit hörgeschädigten Patienten so führen, dass keine Unklarheiten zurückbleiben. Da das aber eben oft nicht so ist, hilft nur eines: Zu einem wichtigen Arzttermin sollten – vor allem ältere Hörgeschädigte – in Begleitung eines Angehörigen oder einer Vertrauensperson gehen. In der Regel ist man schon durch die Krankheit an sich mitgenommen und der Praxisbesuch aufregend genug. Da müssen Sie sich nicht allein durchkämpfen.

Grundsätzlich haben Sie einen Rechtsanspruch auf eine schriftliche Diagnose. Und wenn es um wichtige Entscheidungen geht, können Sie oder Ihr Arzt auch einen Schriftdolmetscher oder, falls Sie die Gebärdensprache beherrschen, einen Gebärdensprachdolmetscher anfordern (→ Seite 192).

Wenn Sie sich zu einem Termin begleiten lassen

- Sorgen Sie dafür, dass gleich am Anfang das Hörproblem angesprochen und deutlich notiert wird.
- Machen Sie aber auch klar, dass Ihre Begleitung nur für den „Notfall" und zur Sicherheit dabei ist.
- Halten Sie den Blickkontakt mit Ihrem Gesprächspartner, also dem Arzt oder dem Rechtsanwalt, dem Mitarbeiter der Bank oder dem Finanzbeamten – er soll mit Ihnen sprechen, nicht mit Ihrem Begleiter.
- Ihre Begleitung sollte nur an Ihrer Seite sitzen. Bitten Sie sie, während des Gesprächs wichtige Informationen mitzuschreiben.

So können Sie die Probleme angehen

Bei der Anmeldung

Schon bei der Anmeldung werden Ihre Nerven strapaziert, wenn Sie Hörgeräte tragen: Das Telefon läutet und vielleicht gibt es auch noch eine musikalische Untermalung. Oft wendet sich die Sprechstundenhilfe ab, blickt zum Computer und fragt gleichzeitig nach Versicherungskarte, Überweisungsschein oder den Grund des Kommens – ohne hochzuschauen!

Machen Sie bei der Anmeldung deutlich darauf aufmerksam, dass Sie Hörprobleme haben. Zeigen Sie zum Beispiel Ihre Hinweiskarte (→ Seite 150). Sorgen Sie dafür, dass auf Ihrer Karteikarte der Hörstatus deutlich vermerkt wird – am besten durch einen Aufkleber mit dem Hörgeschädigtensymbol. So hat auch der Arzt die Möglichkeit, sich auf Ihr Handicap einzustellen.

Machen Sie unbedingt klar, dass Lautsprecheransagen und Aufrufe für Sie meist unverständlich sind, dass man Ihnen also persönlich Bescheid sagen muss.

Im Sprechzimmer

Erinnern Sie Arzt oder Ärztin an Ihr Hörproblem, vielleicht stecken Sie sich einen Button mit dem unübersehbaren Hinweis „ich bin schwerhörig" an den Kragen und erklären, was Ihnen die Kommunikation leichter macht. Die Umsetzung fällt vielen Ärzten dennoch schwer. Fragen Sie also bei Verständnisproblemen ohne Scheu und wenn nötig mehrmals nach oder lassen Sie sich Wichtiges notieren. Schriftlich brauchen Sie vor allem die Diagnose und den Behandlungsplan. Sie können auch eine kleine Höranlage (zum Beispiel *MikroLink* oder *Conversor* → Seite 108) mit in die Sprechstunde nehmen.

Bei Untersuchung und Behandlung

Bitten Sie den Arzt und das zuständige Personal, alle Untersuchungs- und Behandlungsschritte vorher zu erklären, denn oft müssen Sie Ihre Hörgeräte herausnehmen. Darüber hinaus machen Umgebungs- und Rückkopplungsgeräusche durch medizinisches Gerät das Verstehen schwerer.

Auf Röntgenstrahlen und andere Strahlen reagieren Hörgeräte empfindlich, da zum Beispiel der Mikrochip beeinträchtigt

Beim Zahnarzt

Viele Zahnärzte arbeiten mit Mundschutz, um die Ansteckungsgefahr zu verringern. Aber Sie hören den Arzt dadurch schlechter, und das Mundabsehen ist ganz unmöglich. Bitten Sie Ihren Arzt, bei Erklärungen den Mundschutz abzunehmen. Eventuell müssen Sie dann erst Ihre Hörgeräte einsetzen, da die Geräusche bei der Behandlung mit Hörhilfe unerträglich wären.

wird. Cochlea-Implantate sind ein Problem bei der Kernspintomographie und der Computertomographie. Durch die Metalle im CI kann es zur Schädigung des Implantats kommen. Der Gerätehersteller muss angeben beziehungsweise gefragt werden, ob sein System sicher ist.

Wenn notwendig, vereinbaren Sie vorher ein Zeichen, das Ihnen signalisiert, wann ein neuer Untersuchungsschritt beginnt, und ein anderes, wenn er beendet ist oder wenn Sie sich beispielsweise umdrehen sollen. Ihre Hörgeräte sollten Sie so aufbewahren, dass Sie sie auch wiederfinden.

Wenn es um eine medikamentöse Behandlung geht, sollten Sie auch selbst darauf achten, dass Sie keine gehörschädigenden Medikamente verordnet bekommen (→ ototoxische Mittel, Seite 66). Diese könnten Ihr Wahrnehmungsvermögen weiter verschlechtern.

Im Krankenhaus

Auf Ihrer Patientenakte muss vermerkt sein, dass Sie hörgeschädigt sind. Zu empfehlen ist ein Aufkleber mit dem Hörgeschädigtensymbol oben auf der Akte.

Nehmen Sie bereits bei der Einweisung in das Krankenhaus Kontakt zum Sozialdienst der Klinik auf und bitten Sie um Unterstützung. (Informationen zum Klinikaufenthalt bieten auch die Deutsche Gesellschaft zur Förderung der Gehörlosen und Schwerhörigen und der Deutsche Schwerhörigenbund an. Adressen → Seite 200 ff.). Erkundigen Sie sich, ob es Fernsehgeräte mit Videotext gibt, damit Sie untertitelte Sendungen verfolgen können. Ein Vorteil ist es auch, wenn Sie per Kopfhörer fernsehen können. Fragen Sie auch nach einem Telefon, das den Gebrauch der T-Spule (Induktion) ermöglicht, und ob Sie Ihr Handy oder das Faxgerät der Station nutzen können.

Lassen Sie – wenn möglich – an Ihrem Bett ein Schild anbringen, das auf Ihre Hörschädigung hinweist. Dazu die wichtigsten Tipps, wie Sie am besten verstehen (→ Seite 150). Lassen Sie sich

TIPPS **Ihr Recht auf Kommunikationshilfe**

- Als Hörgeschädigter haben Sie unter anderem bei wichtigen Arztgesprächen, juristischen Verhandlungen und Behördengängen das Recht auf eine Kommunikationshilfe. Das kann ein mitschreibender Schriftdolmetscher sein, ein Dolmetscher für Gebärdensprache oder lautsprachliche Gebärden, eine kleine Höranlage (FM-Anlage) oder ein Oraldolmetscher, der die Mundbewegungen Ihres Gegenübers synchron mitmacht. Adressen für solche Hilfen erhalten Sie beim Deutschen Schwerhörigenbund (www.schwerhoerigennetz.de), bei regionalen Beratungsstellen wie dem Berliner HörBiz oder der Beratungsstelle Essen. Auch Schriftmittleragenturen – etwa in Dresden (www.schriftdolmetscher.de) –, der Deutsche Gehörlosenbund und der Berufsverband der Gebärdendolmetscher helfen weiter (→ Adressen, Seite 200 ff.).

Auf Antrag übernehmen Krankenkassen diese Kosten:

1. Wenn Sie aufgrund Ihres Hörschadens auf eine Kommunikationshilfe angewiesen sind, müssen Sie zunächst bei Ihrer Krankenkasse, einem anderen Rehaträger oder der zuständigen Behörde den grundsätzlichen Bedarf anmelden.
2. Wenn Sie dann – etwa vor einer Operation – einen Schriftdolmetscher benötigen, muss ein aktueller Antrag gestellt und die Kostenübernahme beantragt werden. Dabei helfen Beratungsstellen für Hörgeschädigte.
3. Sobald die Kommunikationshilfe genutzt wurde, wird vom Arzt eine Bestätigung über Art und Dauer des Dienstes erstellt. Das ist Ihre Abrechnungsgrundlage mit der Krankenkasse.

alle wichtigen Informationen schriftlich geben. Dazu brauchen Sie Papier und Stift oder eine „Zaubertafel“ am Nachttisch. Wenn bei der Visite mehrere Ärzte, Assistenten, Krankenschwestern anwesend sind, werden Sie kaum mitbekommen, worum es geht. Lassen Sie sich alles nachträglich von einer zuverlässigen Person – Krankenschwester oder Assistenzarzt – erklären. Gegebenenfalls muss ein Schriftdolmetscher angefordert werden (→ oben).

Bei der Versorgung und der Krankenpflege

Da hörgeschädigte Patienten beim Waschen oder Ankleiden oft keine Hörgeräte tragen, nur schlecht oder nicht verstehen und eigentlich immer auf Blickkontakt angewiesen sind, sind für Schwestern und andere Pflegekräfte die Versorgung und Betreuung zeitaufwendiger. Angemessen vergütet wird das nicht (→ Seite 112).

Die Probleme, die daraus entstehen können, sollten offen angesprochen werden. Sinnvoll ist es zum Beispiel, vorher zu erklären, was Schritt für Schritt getan wird, und von dieser Routine möglichst selten abzuweichen.

Kulturelle Angebote nutzen

Immer mehr Veranstaltungsräume sind mit Ringschleifen ausgestattet und können per Induktion den Schall übertragen – für Hörgeschädigte ein großer Gewinn. Besonders Kirchen arbeiten mit dieser Technik, sodass dort nicht nur Gottesdienste, sondern auch andere Veranstaltungen gut zu hören sind. Auch ein Teil der Konzertsäle verfügt (auf bestimmten Sitzplätzen) über eine Ringschleife. Erkundigen Sie sich beim Veranstalter danach. Sie finden entsprechende Listen außerdem im Internet. Zum Beispiel, wenn Sie dort mithilfe einer Suchmaschine die Begriffe „barrierefrei“ oder „Induktion“ und den Namen Ihrer Region oder Stadt eingeben.

Dennoch: Wer schlecht hört, hat es bei einer Foto-Ausstellung einfacher, als wenn er sich ein Theaterstück anschaut. Aber beides geht, sofern Sie sich vorbereiten und beispielsweise das Stück vorher lesen oder sich technische Hilfen verschaffen. Dazu gehört, sich kundig zu machen und die Anforderungen der Behinderung anzupassen. Hier ein paar Tipps:

Museen und Ausstellungen

Grundsätzlich gilt: Besucherschwache Zeiten sind nicht nur bei einer Hörschädigung angenehmer.

Professionelle Führungen, etwa in einem Schloss oder durch eine Sonderausstellung, sind mit einem Hörgerät kaum zu verstehen – selbst wenn Sie nah bei der Sprecherin stehen. Denn sie wird sich immer wieder vom Publikum abwenden und einem Objekt zuwenden. Erkundigen Sie sich daher vorher – beispielsweise per Internet –, ob es speziell für Hörgeschädigte

Führungen mit Funkanlagen gibt und ob man sich dafür anmelden muss. Einige Museen besitzen bereits tragbare Höranlagen, bei denen der Ton direkt in Ihr Hörgerät gespeist wird (→ Seite 107). Man kann sie auch bei Beratungsstellen oder Selbsthilfeorganisationen ausleihen.

Wer schlecht hört, profitiert von Audio-Guides, also vorfabrizierten Führungen auf einem Kassettengerät. Viele Museen bieten sie gegen eine Gebühr an. Während des Rundgangs können Sie Ihr Hörgerät herausnehmen und hören nur über die Kopfhörer. (IdO-Geräte können Sie eventuell auch belassen.) Die geschulten Sprecher artikulieren sehr klar. Unverständliche Passagen lassen sich auch mehrmals anhören. Manche Audio-Guides lassen sich über den Audioschuh oder den Audioeingang des Hörgeräts direkt anschließen. In der Regel ist sogar induktives Hören mittels T- oder T/M Einstellung des Hörgeräts möglich.

Symbol für Induktionsanlage

Kinobesuche

Ein Kinobesuch stellt höchste Anforderungen an Ihr Gehör und Ihre Kombinationsgabe. Es gibt aber Erleichterungen:

- In manchen Kinos ist eine Induktionsschleife verlegt, sodass Sie bei Ihrem Hörgerät die T- oder M/T-Position einschalten können. Fragen Sie welche Plätze geeignet sind.
- Bevorzugen Sie Filme, die in deutscher Sprache gedreht sind, damit Sie vom Mund absehen können – sofern die Sprecher im Bild sind. Das wird Ihr Verstehen unterstützen.
- Gehen Sie ansonsten lieber in Filme mit Originalsprache, die untertitelt sind. Meist ist die Untertitelung aus Platzgründen sehr vereinfacht, und das Mitlesen schränkt den Genuss ein.
- Manchmal ist es hilfreich, bei untertitelten Filmen auf Hörgeräte zu verzichten. Dann fehlt zwar ein Teil der Stimmung, die von der Musik und der Intonation ausgeht. Doch überlaute Hintergrundmusik kann irritierend sein.
- Wenn alles nichts hilft, dann sollten Sie warten und sich den Film sobald wie möglich als Video oder DVD besorgen – am besten mit Untertiteln.

Schauspiel, Konzert, Oper(ette), Musical, Ballett

Kammermusik, Konzerte und Ballettabende sind wahrscheinlich leichter zu verfolgen und bringen mehr Genuss als ein Schauspiel.

Hier kommt es darauf an, wie gut Sie auf den Text vorbereitet sind und wie gut Ihre Hörverluste durch Technik kompensiert werden können. Sie müssen es einfach ausprobieren. Natürlich kann man mit einer Hörschädigung Musicals und die Oper besuchen, Jazz- und Rockkonzerte hören. Schädlich sind normalerweise auch die lauten Stücke nicht, sofern Sie Ihre Hörgeräte tragen. Denn diese verfügen über Filter, die extremen Schall automatisch dämpfen. Allerdings sollten Sie nach einem Hörsturz laute Geräusche meiden.

Wenn Sie mit einer Darbietung sehr schlecht zurechtkommen, kann das an der Raumakustik, Ihrer Verfassung oder den Schauspielern liegen. Und wie Musik in Ihren Ohren klingt, hängt nicht nur von der Art Ihres Handicaps ab, sondern auch von Ihren Erwartungen (→ Seite 136).

Sportlich bleiben

Ein Hörhandicap ist beileibe kein Sporthandicap. Sport zu treiben ist gerade dann eine gute Möglichkeit, sich zu entspannen und sich – je nach Sportart – ohne viele Worte in der Gruppe wohl zu fühlen.

Hörgeschädigte können natürlich zusammen mit gut Hörenden Sport treiben, aber manchmal – etwa beim Fußball – ist es angenehmer, sich mit Gleichbetroffenen zusammenzutun. Das hängt vor allem von der Stärke Ihres Hörverlusts ab.

Sowohl mit IdO- als auch mit HdO-Geräten lassen sich die meisten Sportarten ausüben. Einige Einschränkungen gibt es zwar, aber sie gelten nicht unbedingt für jeden. Auch hier gilt wie bei den Kulturangeboten: Ausprobieren!

- Mannschaftssport in der Halle ist wegen der Akustik eventuell unangenehm. Doch auf Ihr Hörgerät können Sie schlecht verzichten, weil Sie Ihre Mitspieler hören oder Zurufe verstehen müssen.
- Sie werden auch feststellen, dass es Probleme mit Druck- und Rückkopplungseffekten gibt, wenn Sie sich mit Hörgeräten auf den Boden legen (→ Seite 93).
- Oft entstehen auch Druckgefühle im Ohr, bedingt durch die körperliche Anstrengung. Sie erschweren das Hören oder füh-

ren dazu, dass die Hörgeräte zeitweise nicht getragen werden können.

- Da jede Art von Feuchtigkeit den Geräten schlecht bekommt, sind sportliche Aktivitäten, bei denen Sie stark schwitzen (etwa Squash), nicht so günstig.
- Beim Schwimmen müssen Sie wegen der Nässe auf Ihre Hörgeräte verzichten.
- Beim Wintersport kann man nicht ohne Mütze oder Stirnband auskommen. Beide drücken auf die Ohren, provozieren damit Rückkopplungsgeräusche und erschweren das Hören.
- Wegen des hohen Tempos sind Alpinski und Snowboard nicht unbedingt zu empfehlen. Sehr viel muss, weil das Hören eingeschränkt ist, blitzschnell mit den Augen gecheckt werden – und nachfolgende Fahrer werden nicht bemerkt.

Gut geeignet für Hörgeräteträger sind Qigong und Taichi, Gymnastik, Wandern und Nordic Walking, aber auch Dart, Bogenschießen und (Mini)Golf. Selbst Tennis oder Bowling sind oft kein Problem. Sie können auch rudern, paddeln, segeln, Skilanglauf betreiben – und natürlich joggen. Machen Sie gegebenenfalls mit dem vergrößerten Hörgeschädigten-Symbol auf Ihr Handicap aufmerksam, damit zum Beispiel ein Fahrradfahrer erst gar nicht versucht, Sie aus dem Weg zu klingeln. Hilfreich ist ein Überzieher oder ein T-Shirt mit dem durchgestrichenen Ohr. Den Aufdruck können Sie im Kopiercenter machen lassen.

Mit dem Handicap unterwegs

Visuelle Eindrücke, das Entdecken einer neuen Umgebung und genaues Beobachten, das alles wird für Sie wichtiger – als Ersatz und Kompensation für das, was nicht mehr so gut gelingt. Allerdings müssen Sie sich auf neue Situationen einstellen. Im fremdsprachlichen Ausland ist die Kommunikation oft besonders schwierig, da das Absehen vom Mund meist nicht gelingt. Andererseits wird man mit Ihnen als Nicht-Muttersprachler langsamer und deutlicher sprechen und sich wohl auch mehr Zeit nehmen.

Wenn Sie bisher oft allein unterwegs waren und sich nun überfordert fühlen, sollten Sie überlegen, ob Sie sich in einer

Gruppe von Gleichbetroffenen wohler fühlen würden. Diese Art des Reisens ist mit vielen Vorteilen verbunden: Die Reisebusse sind zum Beispiel mit einer Höranlage ausgestattet oder eine mobile Funkanlage kann eingesetzt werden, und für Gehörlose können die Begleiter – in der Regel – gebärden. Bei Führungen wird ebenfalls durch Technik, LBG- oder Gebärdensprachdolmetscher für gutes Verständnis gesorgt, und nebenbei gibt es neue Kontakte und Tipps. Und man muss sich nicht um alles selbst kümmern.

Allerdings ist die Kommunikation unter schwer Hörenden auch nicht immer einfach. Vielleicht beginnen Sie einmal mit einer Kurzreise. Gruppenreisen für Hörgeschädigte werden von verschiedenen Reiseveranstaltern angeboten. Sie finden sie unter anderem in Zeitschriften für Hörgeschädigte wie dem DSB-Re-port oder dem Journal „Die Schnecke" für Cochlea-Implantierte.

Im Straßenverkehr

Der Straßenverkehr wird an Sie größere Anforderungen stellen als bisher! Vor allem die Augen sind gefordert, denn mit den Hörgeräten ist es oft unerträglich laut, und Sie werden dazu neigen, sie leiser zu stellen. Dadurch müssen Sie im Straßenverkehr viel mehr mit den Augen erfassen, zumal das Richtunghören durch Hörverluste oft eingeschränkt ist.

Dass man Ihnen das Handicap nicht ansieht, hat ebenfalls Konsequenzen: Unbewusst berücksichtigt jeder Verkehrsteilnehmer viele akustische Informationen – und geht davon aus, dass andere dies auch können. Mit einer Hörschädigung gelingt das jedoch nicht mehr. Autos, Straßenbahnen und Fahrräder werden leicht überhört – auch wenn diese hupen oder klingeln.

- Als Fußgänger sollten Sie Kreuzungen und Straßen nie diagonal queren, denn Fahrzeuge, die sich von der Seite nähern, fallen aus Ihrem Blickwinkel – und hören können Sie sie nicht!
- Achten Sie an Kreuzungen mit einer Ampelanlage bewusst auf abbiegende Fahrzeuge.
- Auch (klingelnde) Fahrräder, die sich von hinten nähern, sind gefährlich – zumal sie häufig Fußgängerwege nutzen. Für Kinder bis zehn Jahren ist dies Vorschrift.

Hilfe für Autofahrer

- Wenn Sie sich per SMS oder Fax an den ADAC wenden, geht diese Meldung bei der ADAC-Zentrale in Landsberg als Fax ein. Dazu müssen Sie eine der unten genannten Nummern wählen. Binnen zwei Minuten erhalten Sie via SMS Rückfragen oder Ihnen wird direkt mitgeteilt, wann mit Pannenhilfe zu rechnen ist.

ADAC:

Fax		0 81 91 - 93 83 03
SMS	D1/D2	99 - 0 81 91 - 93 83 03
	E-Plus	15 51 - 0 81 91 - 93 83 03
	O2	3 29 - 0 81 91 - 93 83 03

- Auch der VW-Autokonzern hat einen neuen Dienst für stark hörgeschädigte Menschen aufgebaut: Per SMS oder Fax können Sie Pannen- oder Unfallhilfe anfordern. Nähere Informationen: www.VW-service.de

Ob Sie sich mit Ihrem Handicap (weiterhin) aufs Rad wagen, sollten Sie je nach Ihrer Hörbeeinträchtigung und eventuellen Gleichgewichtsproblemen, nach der Verkehrsdichte und dem Fahrradweg-Netz entscheiden.

Das Autofahren ist auch mit einem Hörhandicap in der Regel kein Problem. Aber die Augen sind natürlich mehr gefordert. Sie schauen häufiger in den Rückspiegel, und es ist wichtig, dass Sie den zweiten Außenspiegel rechts benutzen. Insgesamt werden Sie noch konzentrierter sein müssen als gut Hörende.

Sie sollten mit Ihrem Mitfahrer die zusätzlichen Anforderungen, die Sie als hörgeschädigter Fahrer erfüllen müssen, besprechen – dann kann er sich angemessen verhalten und weiß Bescheid.

Neuerdings gibt es technische Entwicklungen, die die Kommunikation im Auto erleichtern. Dazu gehören kleine FM-Anlagen wie der *Conversor* oder der *MikroLink* (→ Seite 107). Im Handel sind außer solchen Funkanlagen und der Möglichkeit, eine Bluetooth-Verbindung zum Hörgerät herzustellen (→ Seite 108) auch Induktionsanlagen für das Auto, sodass es in Zukunft einfacher wird, sich beim Fahren zu unterhalten, das Autoradio oder die Freisprechanlage nutzen. Aber vor einer Anschaffung brauchen Sie unbedingt eine eingehende Beratung durch Ihren Akustiker oder durch andere Betroffene. Gerade bei technischen Neuerungen ist es sinnvoll, auch im Internet nach Erfahrungen zu fragen (www.schwerhoerigen-netz. de/CHAT oder www.taubenschlag.de unter Foren).

Für Unfallsituationen empfiehlt es sich, ein Hinweiskärtchen mit dem Hörgeschädigtensymbol parat zu haben. Empfohlen werden auch häufigere Pkw-Inspektionen, da viele Defekte sich zunächst durch Geräusche bemerkbar machen – die Ihnen vielleicht entgehen. Für Notfälle, Wegbeschreibungen oder andere Informationen sollten Sie immer eine magische Tafel, Papier und Stift oder ein Handy dabei haben. An Notrufsäulen müssen Sie als erstes deutlich sagen, dass Sie hörgeschädigt sind und dann die wichtigsten Daten angeben: Standort (möglichst Kilometerzahl des Straßenabschnitts), Geschehen, Verletzte. Leider ist die akustische Verständigung an Notrufsäulen schwer. Aber es gibt Alternativen: Sie können Hilfe zum Beispiel per Handy anfordern: akustisch, via SMS, E-Mail oder Fax.

Im öffentlichen Nahverkehr

Hier sind die Hürden, mit denen jeder zu tun hat, für Sie gravierender: Busfahrer sprechen undeutlich, Lautsprecherdurchsagen sind unverständlich. Wenn Verbindungen ausfallen, bekommen Sie nicht mit, wie die Fahrt weitergeht. Daran wird sich erst etwas ändern, wenn grundsätzlich und überall nach dem Zwei-Sinne-Prinzip informiert wird. Das heißt, es wird akustisch per Durchsage und visuell über Anzeigetafeln oder Bildschirme bekannt gegeben, dass zum Beispiel am nächsten Stopp wegen einer Baustelle die U-Bahn gewechselt werden muss. Aber natürlich kommen Sie auch dann zurecht, wenn Sie mutig fragen, Stift und Zettel dabei haben.

Wer einen zweifarbigen Schwerbehindertenausweis besitzt, erhält unter bestimmten Umständen in öffentlichen Verkehrsmitteln und im regionalen Nahverkehr Vergünstigungen – oder alternativ eine Ermäßigung bei der Kfz-Steuer. Ob das bei Ihnen der Fall ist, hängt von dem Grad der Behinderung (GdB) und den im Behindertenausweis eingetragenen Kennzeichen ab. Informieren Sie sich bei Beratungsstellen für Hörgeschädigte oder dem Landesamt für Soziales (Versorgungsamt).

Barrierefrei reisen

In den letzten Jahren wurden viele neue Regelungen geschaffen, damit Menschen mit einer Behinderung reisen können, ohne auf unüberwindliche Hindernisse zu treffen. Das Ziel ist „Barrierefreiheit“. Schon jetzt gibt es Verbesserungen – auch für Hörgeschädigte. Und die Betroffenenverbände drängen auf eine rasche Umsetzung weiterer Veränderungen.
Oberste Priorität hat, dass bei Notfällen Alarmsignale akustisch und visuell übertragen werden können. Abweichungen vom Fahrplan und andere reiserelevanten Informationen müssten hörbar und lesbar vermittelt werden. Alle Durchsagen sollten von sprachgeschulten Mitarbeitern gesprochen werden.

Was Sie im Flugzeug bedenken sollten

- Sitzplätze an den Notausstiegen werden aus Sicherheitsgründen nicht an Menschen mit einer Behinderung vergeben.
- Wenn Sie ein Cochlea-Implantat tragen, dürfen Sie die Sicherheitsschleusen nicht passieren. Dort wird mit Magnetfeldern gearbeitet, die das Implantat beeinträchtigen. Weisen Sie sich mit Ihrem CI-Ausweis aus.
- Durch Zusatzgeräte im Gepäck (Mikroportanlage, Lichtwecker) kommt es manchmal zu Verzögerungen bei der Kontrolle, wenn das Sicherheitspersonal sich damit nicht auskennt.
- Es kann auch passieren, dass es auf dem Flug zu Interferenzen mit anderen elektronischen Geräten kommt. Dann müssen Sie auf Ihre Hörgeräte vorübergehend verzichten.
- Die Luftdruckveränderungen an Bord, die Ihnen vielleicht schon vor der Hörschädigung Probleme gemacht haben, können sich verstärken, wenn Sie Hörgeräte tragen – dann müssen Sie sie eventuell herausnehmen. Die Erfahrungen sind sehr unterschiedlich. Mit Bonbons zum Lutschen oder Kaugummi fördern Sie den Druckausgleich.

Auf Bahnreisen

Auf Bahnsteigen und in Bahnhöfen sind Lautsprecheransagen oft unverständlich. Personal finden Sie selten, und am Service Point sind die Mitarbeiter oft nicht zu verstehen. Bei größeren Hörproblemen sollten Sie sich daher an den Behinderten-Service der Bahn wenden. Bahnreisen sind eigentlich stressarm, aber natürlich sind alle Reisenden in Eile; wenn etwas schief läuft, werden alle doppelt hektisch. Manchmal reicht es, sich nach dem Verhalten anderer zu richten oder eben die direkte Nachfrage zu probieren. Wenn Sie sagen, dass Sie ein Hörproblem haben, sind viele Menschen sehr hilfsbereit. In Zukunft können Sie aber noch mehr mit direkten Informationen rechnen: Es werden nach und nach überall LCD-Anzeigen installiert, die per Leuchtschrift nicht nur zeigen, welcher ICE tatsächlich einläuft, sondern auch über Fahrplan oder Gleisänderungen Auskunft geben.

Im Flugzeug

Bei Flugreisen ist manches vorteilhaft: Viele Informationen erscheinen auf Monitoren, und Durchsagen sind in Flughäfen oft besser verständlich, weil es in ihnen ruhiger zugeht als auf Bahnhöfen. Bei größeren Problemen können Sie sich immer auch an den Behinderten-Service des Airports wenden.
In der Luft profitieren Sie davon, dass das Bordpersonal als persönlicher Ansprechpartner zur Verfügung steht – und von einem direkten Sitznachbarn. Beide sollten Sie auf Ihr Handicap aufmerksam machen, damit es nicht zu Irritationen kommt.

TIPPS **Nicht vergessen!**

- Gute Laune, etwas Mut und eine reichliche Portion Gelassenheit
- Aufkleber und Hinweiskarte mit Hörgeschädigtensymbol (→ Abbildung, Seite 150) – auch in der Landessprache, wenn Sie im Ausland sind
- Schwerbehindertenausweis
- Zettel und Stift griffbereit oder eine magische Tafel
- Aufbewahrungsbox für die Hörgeräte
- eventuell Ersatzhörgeräte
- Trockenbox
- Reinigungsset mit Desinfektionsmittel bei Reisen ins (sub)tropische Klima
- Batterien für die Hörgeräte und die sonstigen Zusatzgeräte, die Sie mitnehmen
- Handy für SMS und auch zum Wecken mithilfe von Licht oder Vibration (oder einen Wecker mit Lichtsignal Seite 166)
- kleine Funkanlagen, die Sie gegebenenfalls an die Sprecher ausleihen (→ Seite 108).

Für Sicherheit sorgen

Es gibt viele Gründe, warum sich Hörgeschädigte in Situationen unsicher fühlen, die für gut Hörende kein Problem sind:

Sirenen und Alarmsignale werden etwa bei Feuer(übungen) nicht wahrgenommen, bei Gefahren und Unfällen verstehen Betroffene die Helfer und Informanten nicht, vor allem in der Dämmerung und bei Dunkelheit werden Hörgeschädigte von plötzlich auftauchenden Personen überrascht. Schritte oder Rascheln kündigen gut Hörenden an, dass jemand in der Nähe ist. Hörgeschädigte bemerken dies nicht.

Aus diesen Gründen ist es sinnvoll, Vorkehrungen für Gefahrensituationen zu treffen. Einige Probleme lassen sich durch Zusatzgeräte auffangen, andere müssten auf sozialpolitischer Ebene als grundsätzliche Verbesserung für Hörgeschädigte durchgesetzt werden

In Gefahrensituationen

Opfer eines Überfalls kann jeder werden. Ob man mit einem äußerlich sichtbaren Emblem wie dem Hörgeschädigtensymbol stärker gefährdet ist, ist nicht bekannt. Wenn Sie der Hörverlust unsicher macht, sollten Sie in der Dunkelheit gut beleuchtete Wege und Plätze bevorzugen, damit andere Personen eher und besser sichtbar sind.

Eine gute Hilfe ist ein Handy, lieber nicht so klein und vor allem für Senioren mit großem Bildschirm (Display). Dann können Sie leichter den Notruf betätigen oder eine Kontaktperson erreichen. Sie müssen sich ausführlich beraten lassen und das Handy ausprobieren, um festzustellen, welches Gerät gut zu handhaben und mit Ihren Hörgeräten kompatibel ist (→ Seite 160).

Eine SMS gibt weniger Sicherheit, als man meistens denkt, denn sie kann zwar durchaus nach einigen Sekunden bei der Notrufzentrale oder einer Bekannten eingehen, aber eben auch viel später. Darüber hinaus sollten Sie Textbausteine vorbereiten. Denn das Schreiben kostet Zeit.

Für ältere Menschen, denen übliche Handys zu filigran und kompliziert sind, gibt es Alarm-Handys mit nur zwei oder drei Tasten. Damit können Sie per Tastendruck zu einer bestimmten Person, einer Institution, der Notrufzentrale bei Polizei oder Feuerwehr Verbindung aufnehmen.

Für Menschen mit einer Behinderung und Senioren, die allein leben, wurden tragbare Alarmanlagen entwickelt. Zum Beispiel wird der *Alarmbody*, der mit einer Kette am Handgelenk getragen wird, aktiv, sobald die Kette zerreißt. Manche Geräte setzen ein lautes akustisches Signal frei, andere blinken zusätzlich. Aber man muss nicht immer etwas Besonderes anschaffen, eine schlichte Trillerpfeife ist ebenfalls ein guter Alarmgeber.

Auch bei Verletzungen und Unfällen ist es wichtig, dass Sie per Hinweiskärtchen unkompliziert auf Ihr Handicap verweisen oder dass Helfer diese rasch finden. Sie sollten darauf Ihre wichtigste Kontaktperson notieren und können das durchgestrichene Ohr als Mini-Aufkleber auf Ihren Personalausweis kleben.

Sperr-Notruf

Wenn Ihnen Ihre Geldbörse entwendet wurde, müssen Sie sofort Ihre EC-Karten, sonstige Ausweise und Handys blockieren lassen. Dafür gibt es inzwischen eine bundeseinheitliche Rufnummer 116-116 Dieser Service arbeitet rund um die Uhr. Sie können den Notruf auch per Fax an dieselbe Nummer senden oder im Internet unter: www.sperrnotruf.de.

Bei Feuer

Alarmsignale werden bei einer Hörschädigung oft nicht wahrgenommen, vor allem wenn die Hörhilfe gerade nicht getragen wird. Auch die Unruhe in benachbarten Räumen – sei es im Hotel oder zu Hause – wird meist nicht bemerkt oder richtig gedeutet. Deshalb sollten Feuer- und Rauchmelder grundsätzlich auch Lichtsignale abgeben. Sie tun es aber nicht, falls Sie sich nicht selbst um eine entsprechende Installation kümmern (→ Seite 168). Grundsätzlich müssen Hörgeschädigte persönlich auf einen Brand hingewiesen, abgeholt beziehungsweise begleitet werden.

Notrufe kennen und vorbereiten

Wenn Sie unterwegs sind, erreichen Sie Feuerwehr oder Polizei am leichtesten mit einem Handy. Geben Sie als erstes an, dass Sie schlecht hören, und teilen Sie dann Ihren Standort und den Grund des Anrufs mit.

Seit kurzem gibt es außer den einheitlichen Telefon-Notrufnummern auch einen Faxnotruf: 110 (Polizei) und 112 (Feuerwehr). Die 112 soll künftig europaweit geschaltet sein. Erkundigen Sie sich beim Deutschen Schwerhörigenbund, welche anderen Notdienststellen in Ihrer Region per Fax oder Schreibtelefon zu erreichen sind.

Wer stark hörgeschädigt ist, sollte zuhause einen Faxvordruck, den er im Notfall nur absenden muss, ausgefüllt neben sein Gerät legen. Das gleiche gilt für Autofahrer, deren Pkw mit einem Faxgerät ausgerüstet ist.

Das Handicap im Beruf

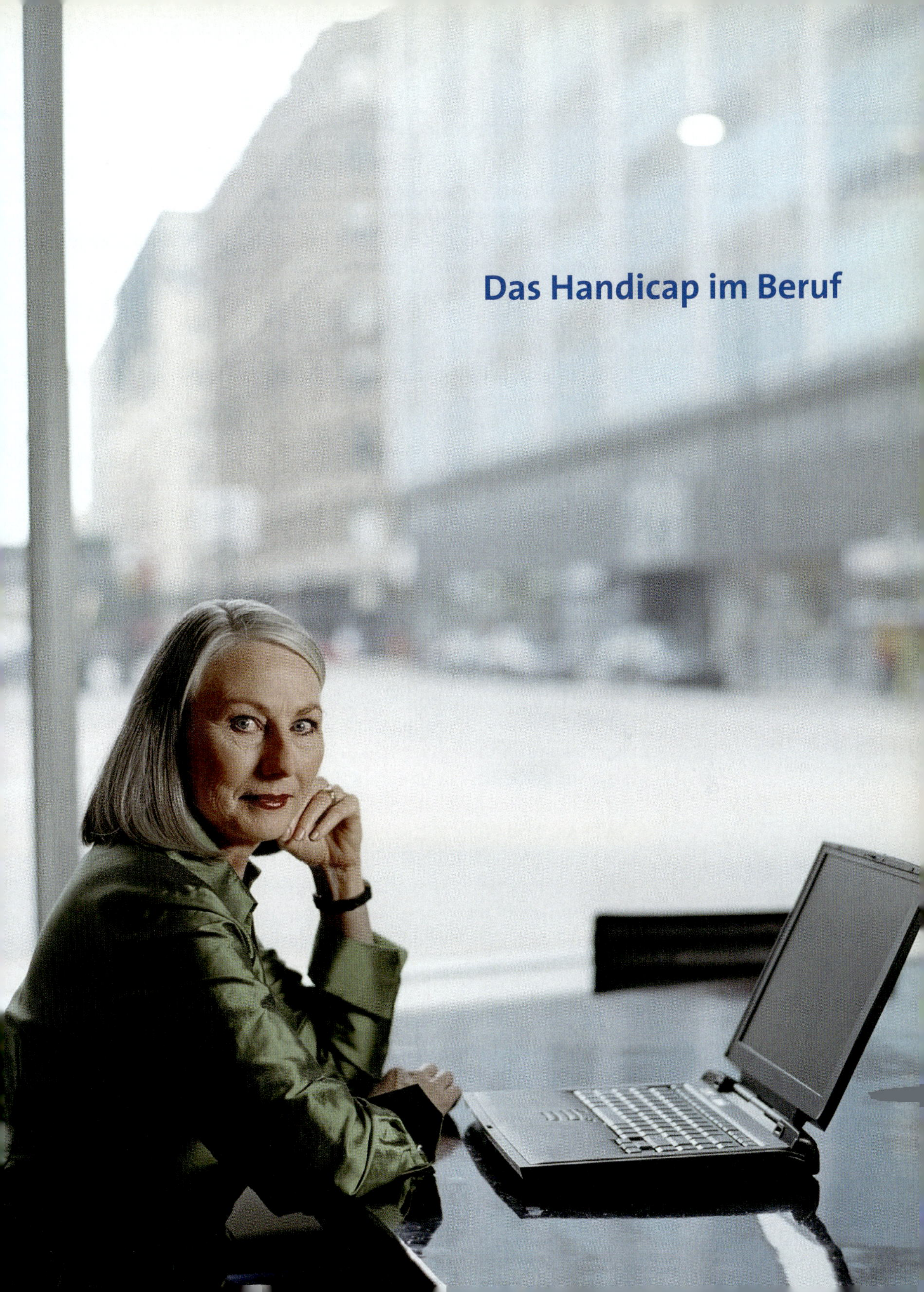

Sie werden die Erfahrung gemacht haben, dass Ihnen durch eine Hörminderung die gewohnten beruflichen Aufgaben schneller als früher über den Kopf wachsen – zumal schon im Privatleben die psychischen Belastungen enorm sein können. Zusätzliche Schwierigkeiten lassen sich durch organisatorische Veränderungen rund um den Arbeitsplatz bessern (→ Seite 191), genauso wichtig sind einfühlsame Kollegen, die an Lösungen mitarbeiten.

Es kann Ihnen Mut machen, dass dank moderner Hörgerätetechnik, diverser Rehamaßnahmen, Förderung in Schule und Ausbildung viele Hörgeschädigte als Facharbeiter, Selbstständige und Akademiker im Berufsleben stehen. Es geht also – im Prinzip. Mit einer Hörschädigung den Arbeitsplatz zu erhalten oder einen neuen zu bekommen, ist dennoch nicht leicht. Informieren Sie sich gut. Durch das Internet ist das heute einfacher als je zuvor.

Probleme ansprechen

Vielen Betroffenen fällt es schwer, über ihre Schwierigkeiten zu sprechen, sich Kollegen zu offenbaren und Erwartungen an andere zu formulieren, weil sie Angst haben, nicht mehr als belastbar oder „vollwertig“ gehalten zu werden. Doch nur wenn Sie Ihr Handicap öffentlich machen, können andere lernen, Hörprobleme angemessen zu berücksichtigen. Und nur so lassen sich mit der Zeit Vorurteile abbauen und Verständnis gewinnen.

Während bei einer allmählichen Hörminderung der Schritt, sich zu „outen“, häufig nicht so dringlich erscheint, bleibt einem gar keine andere Wahl, wenn durch eine Krankheit oder einen Unfall ganz plötzlich ein schwerer Hörschaden eintritt. Dann werden Sie im Berufsleben auf besonders viele Hindernisse stoßen und kaum die Möglichkeit haben, sich darauf vorzubereiten.

So erleichtern Sie sich selbst den Berufsalltag, wenn bereits an der Tür oder auf Ihrem Arbeitsplatz ein Schild angebracht ist, das mit großen Lettern auf Ihre Hörprobleme hinweist und ein paar Tipps gibt. Vergrößern Sie einfach das Hinweiskärtchen des DSB (→ Seite 150). Dann müssen Sie nicht immer wieder erklären, was zu tun ist, damit die Kommunikation gelingt (→ Seite 144). Wenn Sie offen mit Ihrem Hörproblem umgehen,

Drei Grundregeln

- Machen Sie auf Ihre Probleme aufmerksam, verstecken Sie sie nicht.
- Kümmern Sie sich um Hörgeräte, die auch Ihren Bedürfnissen im Berufsleben entsprechen.
- Tragen Sie Ihre Hörgeräte, nutzen Sie zusätzliche Technik und passende Hörstrategien.

können Sie auch besser vermitteln, weshalb diese oder jene Arbeitsplatzgestaltung für Sie wichtig ist, mehrstündige Besprechungen meist zu anstrengend sind und warum Sie sich bei Geselligkeiten im Betrieb zurückziehen.

Vielleicht fühlen Sie sich im Arbeitsalltag ausgeschlossen, denn trotz Hörgeräten geht gerade der lockere kommunikative Austausch oft verloren, und damit auch häufig „nebensächliche" Informationen. Die Folge: Es entsteht das Gefühl, nicht dazuzugehören, „abgehängt" zu sein. Der oft zitierte Satz von Immanuel Kant „Blindheit trennt von den Dingen, Taubheit von den Menschen" gilt auch für die Gefühle schwer Hörender gegenüber Kollegen. Diese Distanz zu anderen schmerzt und macht manchmal misstrauisch (→ Seite 128).

Sie sind aber gerade als Hörgeschädigter besonders auf Unterstützung von Kollegen angewiesen: Für Gespräche sollten diese sich mehr Zeit nehmen, weil nicht alles von Ihnen sofort verstanden oder gar missverstanden wurde, und vieles, was am Rande einer Arbeitsbesprechung erwähnt oder nur angedeutet wurde, muss nachträglich geklärt werden. Auch Spannungen und die Stimmung im Betrieb bleiben Ihnen aufgrund der Hörschädigung eher verborgen. Daraus ergeben sich Aufgaben für Ihr Umfeld. Ihre Kollegen sollten es schaffen, dass Sie sich akzeptiert fühlen und darauf vertrauen können, dass Sie auf dem Laufenden gehalten werden. Dabei können die Tipps helfen (→ Seite 190) oder auch Arbeitskollegenseminare (→ Seite 188, unten).

Abläufe und Strukturen anpassen

Es kann sein, dass Hörgeräte und Kommunikationsregeln nicht ausreichen, Ihre Hörminderung zu kompensieren. Oft müssen Sie zusätzlich etwas an der Ausstattung Ihres Arbeitsplatzes verändern oder verändern lassen.

Wer für die Kosten der Arbeitsplatzgestaltung aufkommt, ist

TIPPS **Erste Schritte**

- Prüfen Sie Ihren Arbeitsplatz im Hinblick auf Ihre Stärken und Grenzen. Bei welchen Arbeitsvorgängen stört und belastet die Hörschädigung wenig, wann bedeutet sie eine große Einschränkung?
- Denken Sie über eine Umstrukturierung Ihres Arbeitsbereichs durch Umverteilung von Aufgaben nach. Wenden Sie sich mit Vorschlägen an Ihre Vorgesetzten.
- Überlegen Sie, ob gezielte – auch technische Hilfen – Ihnen den beruflichen Alltag erleichtern. Holen Sie sich dazu auch Rat bei Fachleuten! Ein Möglichkeit ist der technische Beratungsdienst beim Integrationsamt → Seite 192.

eine Frage des Schwerbehindertenstatus oder der so genannten Gleichstellung (→ Seite 196). Nützliche Hilfen sind zum Beispiel schallschluckende Elemente, festschließende Fenster, eine ruhige Umgebung – also nicht in der Nähe eines Kopierers oder Druckers –, eine die Konzentration fördernde Raumgestaltung und eine gute Beleuchtung, die Ihnen das Mundabsehen erleichtert. Häufig ist es von Vorteil, wenn Ihre Blickrichtung zum Eingangsbereich weist, damit Sie überschauen, wer kommt und geht, und den Überblick behalten. Eine wichtige Erleichterung ist es auch, wenn Ihr Arbeitsplatz nicht wechselt und folglich alle technischen Hilfsmittel immer vor Ort sind. Wer im Bürobereich arbeitet, profitiert sicher, wenn er einen Raum für sich allein hat und per Computer einen großen Teil der Kommunikation abwickeln kann – aber nicht jeder möchte dies. Bei anderen Berufen ist es wichtig, dass Hilfsmittel zur Verfügung stehen, die auch im Außenbereich etwa via Funk die Kommunikation erleichtern (→ Seite 105).

Kontaktperson

Wer erheblich hörgeschädigt ist, wird von einer gut hörenden Bezugsperson in seinem Arbeitsumfeld profitieren, die für detaillierte Informationen und den Kontakt mit anderen Kollegen sorgt. Für diese Aufgabe können sich Interessierte etwa bei einem Arbeitskollegenseminar im Rehazentrum Rendsburg ausbilden lassen (Adresse → Seite 200 ff.). Dort werden hörgeschädigte Mitarbeiter gemeinsam mit ihren gut hörenden Kollegen in fünftägigen Seminaren – im Rahmen eines Bildungsurlaubs – geschult. Die Initiative kann von dem Hörgeschädigten, einem seiner Arbeitskollegen, dem Arbeitgeber oder der Schwerbehindertenvertretung ausgehen. Stellt der Arbeitgeber einen entsprechenden Antrag, können die Kosten von den Integrationsämtern (→ Seite 192) aus der Ausgleichsabgabe finanziert werden.

Arbeitsassistenz

Ferner kann man wegen eines Hörverlusts beim Integrationsamt Arbeitsassistenz beantragen. Auch Selbstständige haben diese Möglichkeit. Assistenz im Beruf kann für bestimmte Aufgaben finanziert werden, die aufgrund der Behinderung nicht (mehr) ohne Unterstützung zu erfüllen sind. Der Umfang der Förderung hängt von den jeweiligen Kommunikationseinschränkungen sowie dem Bedarf am Arbeitsplatz ab. Dieser ist durch die Tätigkeitsmerkmale der Berufsausübung definiert. Für besonders stark hörgeschädigte oder ertaubte Menschen kann zum Beispiel eine Arbeitsassistenz finanziert werden, die bei wichtigen Besprechungen mitschreibt. Auch bei Telefonaten hilft eine solche Mitschreibkraft. Andernfalls kann ein Telefondienst eingeschaltet werden, bei dem mittels Schrift, lautsprachbegleitenden Gebärden oder Gebärdensprache das Gesprochene für Sie sichtbar gemacht wird.

TIPP **Einfacher telefonieren**

Unter www.deutsche-gesellschaft.de finden Sie Hinweise auf eine Bildtelefon-Dolmetschstation für Berufstätige (Telesign Deutschland), die stark schwerhörigen, ertaubten und gehörlosen Menschen hilft, solche Telefonate zu führen, die für ihre Arbeit nötig sind (→ Seite 160).

Umschulung

Falls es nicht mehr möglich ist, den bisherigen Beruf auszuüben, kommt eine Umschulung infrage. Hierzu beraten die zuständigen Fachleute vom Integrationsfachdienst oder von der Bundesagentur für Arbeit, aber auch die Rentenversicherungsträger – also LVA und BfA, die künftig gemeinsam als Deutsche Rentenversicherung firmieren werden – und die Berufsgenossenschaft. Falls Sie an einer Rehamaßnahme teilnehmen, erhalten Sie auch dort orientierende Informationen.

Wer hilft in welchen Fällen weiter?

Im Betrieb selbst gibt es außer dem Chef vor allem den Personalrat oder den Betriebsrat und die Schwerbehindertenvertretung (vorgeschrieben bei mindestens fünf schwerbehinderten Beschäftigten). Die Vertretung setzt sich nicht nur für diejenigen ein, die bereits einen Schwerbehindertenausweis besitzen, sondern hilft auch bei den Formalitäten zur Feststellung einer Schwerbehinderung (→ Seite 196).

Was Sie Ihren Kollegen vermitteln sollten

Einige Erklärungen helfen, das Miteinander für beide Seiten zu erleichtern. Das bedeutet allerdings auch, dass Sie etwas von Ihren Gefühlen preisgeben müssen:

- „Warnen" Sie davor, dass Sie manchmal unnötig laut sprechen und sagen Sie, dass Sie dankbar sind, darauf aufmerksam gemacht zu werden. Erklären Sie, dass Sie Ihre eigene Stimme nicht mehr gut oder gar nicht mehr hören und diese demzufolge schlechter kontrollieren und steuern können.
- Machen Sie auch darauf aufmerksam, dass bei den Hörgeräten aufgrund von Rückkopplung ab und an ein Pfeifton entsteht, den Sie dann nicht wahrnehmen. Und dass Sie froh sind, wenn Sie darauf hingewiesen werden.
- Wenn Sie sich in Gruppensituationen zurückziehen, sollten Sie das begründen. Sagen Sie, dass es nichts mit Ablehnung zu tun hat, sondern dass das Miteinander sehr anstrengend ist, weil Sie kaum mitreden und auch nicht mitlachen können, wenn das Verstehen nicht gelingt.
- Sie sollten immer wieder daran erinnern, dass es für Sie wichtig ist, vom Mund absehen zu können, und dass man Sie beim Sprechen möglichst anschauen sollte.
- Dass Sie schwerer an Informationen kommen, die unter Kollegen nebenbei ausgetauscht werden (und oft weitreichende Bedeutung haben) – auch diesen Punkt sollten Sie ansprechen. Damit signalisieren Sie zugleich, dass Sie darauf vertrauen, in dieses „informelle Informationsnetz" einbezogen zu werden. Offenheit gerade in diesem Punkt ist wichtig, denn die Weitergabe solcher Mitteilungen ist zu einem großen Teil eine Frage von Sympathie und Antipathie, eine Frage von Nähe.
- Bringen Sie Ihrem Umfeld nahe, dass Hörgeräte nur Hilfsmittel sind und ein gesundes Gehör nicht ersetzen können. Sie sollten den „Mut" haben zu erklären, dass Zuhören für jeden Hörgeschädigten viel anstrengender ist, als gut Hörende es sich vorstellen können. Sie brauchen bei längeren Gesprächen und Diskussionen unbedingt ab und an Pausen, und das sollten Sie den Kollegen nicht verschweigen.
- Werden Sie energisch, wenn mit Ihnen in einer Art „Babysprache" gesprochen wird. Erklären Sie, dass Sie durch das Absehen und Kombinieren viel besser verstehen, wenn ganz normal gesprochen wird.

TIPPS Den Arbeitsplatz optimieren

- Eine Licht- oder Vibrationsklingel außen an der Bürotür ist bei sehr starken Hörschäden eine große Erleichterung.
- Vor allem im Bürobereich können Telefonverstärker, Bildtelefon, Faxgerät, Mobiletelefon mit SMS-Funktion und natürlich der Computer mitsamt Zugang zum Internet oder Intranet eine Hörminderung zu einem guten Teil kompensieren. Manchmal ist auch eine Induktionsanlage sinnvoll (→ Seite 106).
- Insbesondere bei Konferenzen oder bei der betrieblichen Fort- und Weiterbildung sind Sie auf technische Hilfsmittel oder eine „menschliche" Kommunikationshilfe angewiesen (→ Seite 188). Daher sollten Sie versuchen zu erreichen, dass in Besprechungs- und Konferenzräumen Funk-, Infrarot- oder Induktionsanlagen vorhanden sind (→ Seite 105). Andernfalls müssten sie ausgeliehen oder ein Schriftdolmetscher hinzugezogen werden.
- Sie sollten durchsetzen, dass bei Besprechungen die Materialien grundsätzlich in Schriftform vorliegen und alle Vortragenden und Diskutanten Sprechdisziplin einhalten (→ Seite 149).
- Für Arbeitsplätze im Freien oder in großen Werkhallen sind Funkrufsysteme eine Hilfe, die entweder mit den Hörgeräten gekoppelt sind oder mittels Minibildschirm eine schriftliche Kommunikation ermöglichen.
- Tinnitusmasker können Berufstätigen helfen, sich trotz lästiger Ohrgeräusche zu konzentrieren.

Kleinere Probleme können manchmal bereits mit Unterstützung des Arbeitgebers gelöst werden. Doch wenn es um Anschaffungen, Hörtrainings- oder Weiterbildungsmaßnahmen geht, die nicht der Betrieb übernimmt, müssen diese bei einem Rehabilitationsträger wie der Kranken-, Unfall- oder Rentenversicherung beantragt werden, eventuell auch bei der Hauptfürsorgestelle beziehungsweise dem Integrationsamt oder dem Sozialamt. Liegt der Eintritt der Schwerbehinderung länger als drei Jahre zurück, ist immer das Integrationsamt zuständig.

Während bei der Arbeitsplatzausstattung üblicherweise der Arbeitgeber die notwendigen Anträge stellen muss, liegt diese Aufgabe in anderen Fällen bei Ihnen. Wenn Sie zum Beispiel einen Dolmetscherdienst (→ Seite 173) benötigen, müssen Sie sich an den Rehabilitationsträger oder das Integrationsamt

Was sind die Aufgaben des Integrationsamts?

- Das Integrationsamt – in manchen Regionen heißt es Hauptfürsorgestelle – kümmert sich nicht nur um die Einhaltung des besonderen Kündigungsschutzes für Menschen mit einer Behinderung; es ist auch für solche Hilfeleistungen zuständig, die sie benötigen, um ihren Arbeitsplatz zu erhalten. Es gewährt unter anderem Zuschüsse für die technische Arbeitplatzgestaltung oder Arbeitsassistenz.
- Viele Integrationsämter unterhalten darüber hinaus **Integrationsfachdienste**, die für die Vermittlung und Sicherung des Arbeitsplatzes sowie für die sozialpsychologische Betreuung zuständig sind, und einen **technischen Beratungsdienst**, der zum Beispiel bei der Arbeitsplatzgestaltung berät. An ihn können sich sowohl Hörbehinderte als auch deren Arbeitgeber wenden. Für beide Seiten entstehen keine Kosten.

wenden. Alle finanziellen Mittel werden allerdings nur bewilligt, wenn Sie einen Schwerbehindertenausweis besitzen oder wenn Sie einem Schwerbehinderten gleichgestellt sind (→ Seite 196).

Die Eingliederungszuschüsse, die der Arbeitgeber erhält, wenn er einen schwerbeschädigten Arbeitnehmer einstellt, muss er hingegen bei der Bundesagentur für Arbeit beantragen. Diese Mittel gibt es auch, wenn ein Angestellter oder Arbeiter bereits vor dem Eintritt der Schwerbehinderung in dem Betrieb beschäftigt war. Das ist übrigens einer der Gründe, weshalb ein Schwerbehindertenausweis eventuell hilft, den bisherigen Arbeitplatz zu behalten oder im Betrieb einen besser geeigneten zu bekommen.

TIPP

Nicht anerkannt – was dann?

Gelten Sie nicht als schwerbehindert und sind Sie einem Schwerbehinderten auch nicht gleichgestellt, sollten Sie sich dennoch bei Schwierigkeiten am Arbeitsplatz an die Beratungsstellen wenden (→ Seite 192, 196). Ferner helfen die Verbände der Hörgeschädigten gerne weiter (Adressen → Seite 200 ff.).
Es lohnt sich, im Internet unter verschiedenen Adressen nach aktuellen Hinweisen und Tipps zu suchen und per E-Mail Anfragen zu stellen.

Neubeginn mit gezielter Rehabilitation

Durch eine Hörschädigung entstehen möglicherweise so erhebliche Verständigungsprobleme, dass Sie das Gefühl haben ausgeliefert und hilflos zu sein. Bei manchen Problemen können ambulante Absehkurse, der Austausch in Selbsthilfegruppen oder ein Entspannungstraining entlasten. Vor allem am Anfang, wenn Sie sich auf Hörgeräte oder das Leben mit Ohrgeräuschen einstellen müssen, brauchen Sie möglicherweise eine Audiotherapie (→ Seite 140) oder einen mehrwöchigen Rehaaufenthalt, um die Krise zu überwinden. Auch später sind Rehamaßnahmen oft noch sinnvoll, und sie sind medizinisch unerlässlich, wenn Sie ein Cochlea-Implantat erhalten haben.

Nach den Vorschriften des Sozialgesetzbuchs gibt es zwei Möglichkeiten, eine Rehabilitationsmaßnahme zu erhalten:

- Sie beantragen unmittelbar nach einer Operation, wie der Implantation eines CI, oder nach einem schweren Hörsturz eine „Anschlussheilbehandlung", bei der Sie vom Krankenhaus direkt – mindestens binnen 14 Tagen – in die Rehabilitationseinrichtung gehen. In diesem Fall organisiert der Sozialdienst des Krankenhauses den Übergang.
- Oder Sie beantragen zu einem späteren Zeitpunkt eine medizinische Reha beziehungsweise eine Reha, die Ihre Arbeitskraft erhält oder verbessert. In diesem Fall sprach man früher von der Beantragung einer „Kur", heute spricht man von „Leistungen zur medizinischen Rehabilitation" oder „Leistungen zur beruflichen Rehabilitation". Die Dauer ist in der Regel auf drei bis vier Wochen beschränkt.

Anschlussheilbehandlungen und „Kuren" sind für Sie oft nicht zuzahlungsfrei. Die tägliche Zuzahlung hängt vom monatlichen Nettoeinkommen ab, ist aber zeitlich begrenzt. Erkundigen Sie sich bei dem zuständigen Rehabilitationsträger, zumal es die Möglichkeit der Befreiung gibt. Fragen Sie auch, ob Sie für die Fahrtkosten selbst aufkommen müssen.

Die „richtige" Reha finden

Je größer die Umstellungsprobleme sind, desto wichtiger ist die vielseitige Unterstützung durch erfahrene Mitarbeiter in einem

spezialisierten Rehazentrum. Ob Sie eine stationäre Rehabilitation benötigen, hängt neben der Stärke der Hörschädigung auch davon ab, wie groß die Anforderungen im Beruf sind, und ob die Hörminderung von heute auf morgen eingetreten ist. Dann haben Sie fern vom Alltag oft bessere Möglichkeiten, sich mit den neuen Anforderungen auseinander zu setzen.
Es gibt allerdings nur wenige Rehazentren, die sich auf Hörgeschädigte spezialisiert haben (→ Service, Seite 200 ff.). Das Ziel der Behandlung in diesen Einrichtungen ist nicht nur, Grundtechniken des Hörens zu vermitteln, die die Kommunikation erleichtern. Noch wichtiger sind die therapeutischen Angebote, die helfen sollen, das veränderte Leben anzunehmen.

Welcher Rehaträger?

- Wenden Sie sich an eine Servicestelle der Krankenversicherung, Berufsgenossenschaft, Rentenversicherung oder der Bundesagentur für Arbeit.
Die verschiedenen Rehaträger sind per Gesetz dazu verpflichtet, in jedem Einzelfall für Sie zu klären, welcher Rehaträger zuständig ist.
- Schauen Sie zum Beispiel unter dem Schlagwort Landesversicherungsanstalt für Angestellte (LVA), dann finden Sie im Telefonbuch die Adresse der zuständigen Servicestelle. Ab Oktober 2005 werden die LVA und die BfA als Deutsche Rentenversicherung zusammen gefasst (www.deutsche-rentenversicherung.de).

Um diese Ziele zu erreichen und die beruflichen Chancen zu wahren oder zu verbessern, wird in der Reha daran gearbeitet, mehr Selbstsicherheit zu gewinnen und auch nach außen umzusetzen, sich aktiv mit den Rahmenbedingungen der eigenen Lebens- und Arbeitswelt auseinander zu setzen, für sich neue Techniken und Strategien der Kommunikation zu finden.

Darüber hinaus erhalten Sie notwendiges Rüstzeug, um Ihren Arbeitplatz zu erhalten oder einen neuen zu finden, weitere Maßnahmen zu nutzen, die eine berufliche Wiedereingliederung erleichtern und Ihre Qualifikation steigern.

Dazu kommen ein gezieltes Verhaltenstraining, Entspannungstraining und die Verarbeitung von psychischen Problemen mit einem Therapeuten oder im Gesprächskreis. Je nach Bedarf werden Grundlagen der Sprechpflege durch Übung von Rhythmik und Artikulation vermittelt. Auch die sozialrechtliche Situation gehört zu den Themen.

Wenn Sie ein Rehazentrum auswählen, sollten Sie darauf achten, dass das Programm auf Ihr Problem zugeschnitten ist und zugleich möglichst viele verschiedene Aspekte berücksichtigt werden.

Zusätzlich gibt es Zentren, die sich auf die Rehabilitation von CI-Trägern konzentrieren (→ Adressen, Seite 220 ff.). Bei Hörgeschädigten mit einem Cochlea-Implantat muss das Hörtraining besonders intensiv sein und gehört zur medizinischen Nachsorge.

Bei Gehörlosen, die mit Gebärdensprache groß geworden sind, sind meist eine Erweiterung der Kenntnisse der deutschen Sprache und ihre Anwendung vorrangig.

Tinnituspatienten müssen vor allem lernen, sich von den Ohrgeräuschen abzulenken und zu entspannen, während es bei Schwindel darauf ankommt, gezielt den Gleichgewichtssinn zu trainieren.

Wer trägt die Kosten?

Entweder übernehmen die Krankenkassen die Kosten oder – etwa im Fall einer beruflichen Rehabilitation – die Rentenversicherungsträger. Auch die Berufsgenossenschaften, Hauptfürsorgestellen und Integrationsämter können im letztgenannten Fall zuständig sein. Eindeutig ist die Situation bei Rentnern, Hausfrauen und Jugendlichen: Bei ihnen ist die Krankenkasse der richtige Ansprechpartner.

Bei der Beantragung einer Rehabilitationsmaßnahme hilft in der Regel das Zentrum, das die Maßnahme durchführen würde. Informationen geben auch die Betroffenenorganisationen oder die Servicestellen (→ Seite 194) der Rehabilitationsträger.

Als Schwerbehinderung anerkannt

„Niemand darf wegen seiner Behinderung benachteiligt werden." Um diesen Satz wurde Artikel 3 des Grundgesetzes im Jahr 1994 erweitert. Die Ergänzung bedeutet unter anderem, dass Menschen mit einer Behinderung in Alltag und Beruf möglichst selbstständig zurecht kommen sollten. Das Gleichstellungsgesetz des Jahres 2002 macht mit diesem Prinzip Ernst. Die zentralen Gedanken, Vorschriften und Begriffe wie „Nachteilsausgleich" und „Barrierefreiheit" basieren auf dem Sozialgesetzbuch IX von 2001, in dem die Rehabilitation und Teilhabe behinderter Menschen neu geregelt wurden.

Dass Hörverluste ebenso schwere Einschränkungen mit sich bringen können wie zum Beispiel eine Gehbehinderung, wurde in der Vergangenheit oft übersehen. Aber ein Umdenken hat eingesetzt. Das versucht auch dieser Ratgeber zu zeigen.

Wer gilt als schwerbehindert?

Welche Erleichterungen, Vergünstigungen und Rechte Sie durch einen Hörverlust haben, hängt davon ab, ob Sie über einen Schwerbehindertenausweis verfügen oder einem Schwerbehinderten gleichgestellt sind und welche Eintragungen – in Form von Merkzeichen – in diesem Ausweis vorgenommen sind. Nicht jeder, der ein Anrecht hat, beantragt allerdings einen Schwerbehindertenausweis. Entweder weiß er nichts von seinem rechtmäßigen Anspruch, oder er empfindet ihn als diskriminierend, möchte nicht als „behindert" gelten.

Darüber hinaus befürchten Berufstätige manchmal, dass er ihnen eher schadet als nutzt. Der Grund: Wer einen Schwerbehindertenausweis besitzt, muss dies bei einer Bewerbung angeben, wenn er danach gefragt wird. Andernfalls macht er sich der arglistigen Täuschung schuldig und schafft damit einen Grund für die Anfechtung des Arbeitsvertrags. Eine Schwerbehinderung muss man allerdings nicht selbst ansprechen. Oft wird danach aber im Personalbogen gefragt, und dann ist eine wahrheitsgemäße Antwort zwingend. Im Gegensatz zur Frage nach einer Schwangerschaft ist diese Frage rechtlich auch zulässig.

Einen Antrag auf Feststellung einer Schwerbehinderung stellen Sie bei dem für Ihren Wohnort zuständigen Versorgungsamt. Voraussetzung ist, dass Ihre Teilhabe am Leben der Gesellschaft dauerhaft (über sechs Monate) und stärker als altersgemäß beeinträchtigt ist. Hörgeräte zu benötigen reicht also nicht, vielmehr muss die Behinderung unabhängig davon bestehen und eventuell auch durch andere Erkrankungen erheblich sein.

Für die Bewilligung wird ebenfalls berücksichtigt, ob Sie Begleiterkrankungen wie Schwindel oder Tinnitus haben. Außerdem spielen alle anderen Erkrankungen eine Rolle, zum Beispiel eine Gehbehinderung oder eine Herzerkrankung, denn eine Schwerbehinderung wird ganzheitlich festgestellt. Dazu werden die Beschwerden nicht einfach addiert, vielmehr wird versucht abzuschätzen, wie sich Ihre Behinderungen insgesamt in Alltag und Beruf auswirken.

Ob Sie einen Schwerbehindertenausweis erhalten, hängt vom Grad der Behinderung (GdB) ab. Ab 50 steht er Ihnen zu. Berufstätige können bei einem GdB 30 bis 40 einem Schwerbehinderten gleichgestellt werden, wenn sie dadurch den Arbeitsplatz behalten oder einen neuen erhalten. Besonders wichtig für die Bemessung des GdB sind die tonaudiometrischen Hörverluste bei 1 000, 2 000 und 3 000 Hertz, die auch vom HNO-Arzt ermittelt werden, wenn Sie Hörgeräte erhalten (→ Seite 45).

Außer dem Hörverlust wird bei der Feststellung des GdB Ihr Wort- und Zahlenverständnis berücksichtigt. Ausschlaggebend für die Bewilligung eines Antrags auf Schwerbehinderung sind die Angaben des Amtsarztes, den Sie aufsuchen müssen, sofern

Der Grad der Behinderung ergibt sich aus dem Hörverlust für beide Ohren

Rechtes Ohr	Hörverlust in Prozent	Linkes Ohr: Normalhörigkeit 0 – 20	Geringgradige Schwerhörigkeit 20 – 40	Mittelgradige Schwerhörigkeit 40 – 60	Hochgradige Schwerhörigkeit 60 – 80	An Taubheit grenzende Schwerhörigkeit 80 – 95	Taubheit 100
Normalhörigkeit	0 – 20	0	0	10	10	15	20
Geringgradige Schwerhörigkeit	20 – 40	0	15	20	20	30	30
Mittelgradige Schwerhörigkeit	40 – 60	10	20	30	30	40	40
Hochgradige Schwerhörigkeit	60 – 80	10	20	30	50	50	50
An Taubheit grenzende Schwerhörigkeit	80 – 95	15	30	45	55	70	70
Taubheit	100	20	30	40	50	70	80

Diagonale Markierungen: 10, 20, 40, 60, 80

- keine Berechtigung auf Schwerbehindertenausweis (gelb)
- verhandelbarer Anspruch auf Gleichstellung mit Schwerbehinderten im Beruf (hellblau)
- Berechtigung auf Schwerbehindertenausweis (dunkelblau)

vorhandene medizinische Unterlagen nicht ausreichen. Haben Sie mehrere Behinderungen, dann werden für das versorgungsmedizinische Gutachten die Bewertungen der verschiedenen Ärzte bewertet, nicht addiert!

Welche Auswirkung die jeweiligen Probleme auf den Grad der Behinderung haben, können Sie anhand der Tabelle (→ Seite 199) abschätzen.

Schwerbehindertenausweis und Nachteilsausgleich

Welche Erleichterungen Ihnen zustehen, wenn Sie als Schwerbehinderter anerkannt sind, hängt von dem festgestellten GdB und den eingetragenen Merkzeichen ab (Informationen entweder unter www.global-help.de oder beim Versorgungsamt).

Zu dem Nachteilsausgleich, auf den Schwerbehinderte Anspruch haben, gehört vor allem eine Minderung bei der Einkommen- und Lohnsteuer (Pauschbetrag unter Berücksichtigung des GdB), gegebenenfalls können weitere Belastungen geltend gemacht werden.

Ein Kürzel RF auf dem Schwerbehindertenausweis steht für Rundfunk. Es bedeutet, dass eine Befreiung von den Rundfunkgebühren bei der GEZ, 50656 Köln beantragt werden kann (Formulare gibt es auch bei Bürgerberatungsstellen im Bezirksamt oder beim Sozialamt). Auch einzelne Telefongesellschaften gewähren eine Kostenreduzierung, das hängt ab vom jeweiligen Unternehmen. Möglicherweise erhalten Sie weitere Vergünstigungen, wenn Sie Mitglied beim Deutschen Schwerhörigenbund oder einer anderen Betroffenenorganisation sind. Fragen Sie nach!

Abhängig von der Art der Schwerbehinderung und den Merkzeichen besteht eventuell ein Recht auf Ermäßigung bei der Kfz-Steuer, alternativ kann man beim Versorgungsamt einen Antrag auf „Freifahrt“ stellen. Wird diesem stattgegeben, können Sie mit einer kostenpflichtigen Wertmarke im Stadtgebiet und Umland (50 km Umkreis) kostenfrei mit öffentlichen Verkehrsmitteln oder der Bahn fahren.

Außerdem besteht im Rahmen des Nachteilsausgleichs für Schwerbehinderte der Anspruch auf fünf zusätzliche Urlaubstage. Voraussetzung sind ein GdB 50 und Berufstätigkeit mit einer Fünf-Tage-Woche.

Als Hörbehinderter können Sie bei Ihrer Krankenkasse für wichtige Gespräche mit dem Arzt eine Kommunikationshilfe beantragen. Für Behördengänge oder Gerichtsverfahren können Sie ebenfalls Kommunikationshilfe erhalten.

Die jeweiligen Institutionen sind in den meisten Bundesländern verpflichtet, dafür mit Unterstützung der Rehabilitationsträger (→ Seite 194) zu sorgen. Bei Gericht sollten Sie sich an den zuständigen Richter wenden, der dann über den Einsatz von Kommunikationshilfen entscheidet.

Ausmaß der Beschwerden und der daraus abgeleitete Grad der Behinderung (GdB)

Beschwerden	Grad der Behinderung (GdB)
Hörverlust (siehe Hörverlust und GdB; → Seite 197)	
- geringgradige Schwerhörigkeit links und rechts	10 bis 20
- hochgradige Schwerhörigkeit links und rechts	50
- Taubheit rechts und links	80
Schwindel	
- ohne wesentliche Folgen	0 bis 10
- mit leichten Folgen	20
- mit mittelgradigen Folgen	30 bis 40
Ohrgeräusche	
- ohne nennenswerte psychische Begleiterscheinungen	0 bis 10
- mit erheblichen psychovegetativen Begleiterscheinungen	20
- mit erheblichen psychischen Problemen (Depression)	30 bis 40
- mit schweren psychischen und sozialen Problemen	50
Menière-Krankheit	
- ein bis zwei Anfälle im Jahr	0 bis 10
- häufigere Anfälle je nach Schweregrad	20 bis 40
- mehrmals monatlich schwere Anfälle	50
Chronische Mittelohrentzündung	
- (ohne oder) nur einseitige zeitweise Sekretion	0
- einseitig dauernd oder beidseitig zeitweise Sekretion	10
- andauernd beidseitig Sekretion	20

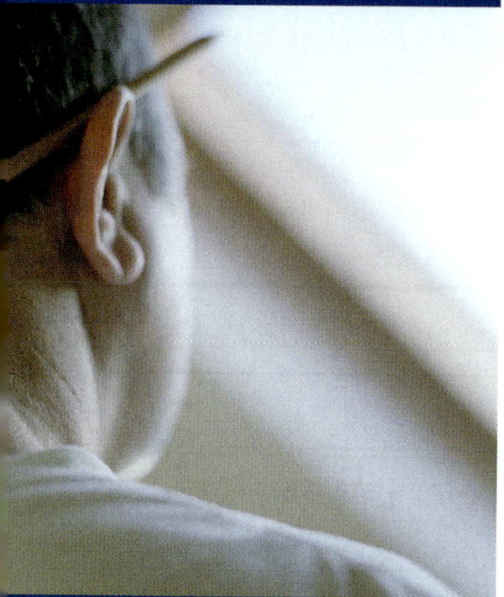

Fachliteratur

Blankenhahn, Rudolf: Hörgeräte-Ratgeber, Gustav Fischer Verlag, Stuttgart, 1993

Boenninghaus, Hans-Georg und Lenarz, Thomas: HNO, Springer Medizin Verlag, Heidelberg, 2005

Der Arzneimittelbrief: Infusionstherapie beim idiopathischen Hörsturz? Jg. 38, Dez. 2004

Eitner, Johannes: Zur Psychologie Hörbehinderter, Median Verlag, Heidelberg, 1996

Hellbrück, Jürgen und Ellermeier, Wolfgang: Hören, Physiologie, Psychologie und Pathologie, Hogrefe Verlag, Göttingen, 2004

Heinrichs, Felix: Technische Vermittlungsdienste für Hörgeschädigte in Deutschland, Magisterarbeit (Sonderpädagogik) München, 2004

Iezzoni, Lisa I. u.a.: Communication about health care, Annals of Internal Medicine, Bd. 40, Nr. 5, 2004

Jussen, Heribert und Claußen, W. Hartwig: Chancen für Hörgeschädigte, Ernst Reinhardt Verlag, München, 1991

Kießling, Jürgen: Keine Angst vor High-Tech im Ohr, HNO-Nachrichten Nr. 5, S. 37, 2002

Kießling, Jürgen: Technologische Trends, HNO-Nachrichten Nr. 2, S. 24, 2004

Krug, Erich: Charakter und Schwerhörigkeit (Bearbeitung W. Hartwig Claußen und Verena Fink), Edition Harmsen, Heidelberg, 1993:

Lenarz, Thomas (Hrsg.): Cochlea-Implantat – Ein praktischer Leitfaden, Springer, Berlin, 1998

Mrowiski, D. und Scholz, G: Audiometrie, Thieme Verlag, Stuttgart, 2002

Probst, Rudolf; Grevers, Gerhard; Iro, Heinrich: Hals-Nasen-Ohren-Heilkunde, Thieme Verlag, Stuttgart, 2000

Richtberg, Werner: Gegen Streß: Bagatellisierung, Ablenkung, Ersatzbefriedigung. Wege der Bewältigung von Schwerhörigkeit und Taubheit. Hörakustik 27 (7) S. 4–10, 1992

Richtberg, Werner: Was Schwerhörigkeit bedeutet. Schriften für den HNO-Arzt. Großburgwedel 1990

Richtberg, Werner: Wege zur Bewältigung von Schwerhörigkeit und Taubheit, Hörakustik 9, S. 4–8, 1988 und Vortrag HörBiz Berlin 2001: Wenn das Hören nachläßt

Tesch-Römer, Clemens: Schwerhörigkeit im Alter, Median-Verlag, 2001

Schmäl, Franck u.a.: Tipps und Tricks für den Hals-Nasen-Ohren-arzt, Springer, Heidelberg, 2001

Westhofen, Martin; Weber Christoph; Grzyke, Ulrich: Hals-Nasen-Ohrenheilkunde systematisch, UNI-MED Verlag, Bremen, 2001

Allgemeine Literatur

Beethoven, Ludwig van: Briefe über Kunst, Liebe und Freundschaft, Herder/Spektrum, Freiburg, 1992

Bircher-Müller, Ursula: Der schwerhörige Patient, Quintessenz-Verlag, München, 1997

Fleischer, Gerald (Hrsg.): Gut hören – heute und morgen, Median Verlag, Heidelberg, 2000

Hunning, Debbie: Living well with hearing loss. A guide for hearing-impaired and their families, Wiley, New York, 1992

Kisor, Henry: Henry. Die Geschichte eines Gehörlosen, Droemer/Th. Knaur, München, 1993

Kießling, Jürgen: Endlich wieder besser hören, Trias, Stuttgart, 2002

Lempert, Thomas: Wirksame Hilfe bei Schwindel, Trias, Stuttgart, 1999

Müller, Wenzel: Besser hören, S. Hirzel Verlag, Stuttgart, 2002

Olson, Wayn: Mayo Clinic on Hearing. Strategies for managing hearing loss, dizziness and other ear problems, Mayo Clinic, Rochester, 2003

Schaaf, Helmut und Nelting, Manfred: Wenn Geräusche zur Qual werden, Trias, Stuttgart, 2003

Seidler, Harald: Schwerhörigkeit: Ursachen, Diagnostik, Therapie, Hörgeräteversorgung, Kaden Verlag, Heidelberg, 1996

Tönnies, Sven; Dickerhof, Klaus (Hrsg.): Schwerhörigkeit, Tinnitus, Schwindel, Asanger Verlag, Heidelberg, Kröning, 2003

Adressen

Bundesarbeitsgemeinschaft Hörbehinderter Studenten und Absolventen e.V.
H. d. Hochstätte 2a
65239 Hochheim am Main
Tel. 0 61 46/83 55 37
Fax 0 61 46/83 55 38
www.bhsa.de

Deutsche Gesellschaft zur Förderung der Gehörlosen und Schwerhörigen e.V.
Paradeplatz 3
24768 Rendsburg
Tel. (STel) 0 43 31/58 97 22
Fax 043 31/58 97 45
www.deutsche-gesellschaft.de

Deutscher Arbeitsring Konzafür Lärmbekämpfung e.V.
Frankenstraße 25
40476 Düsseldorf
Fax 02 11/44 26 34
www.dalaerm.de

Deutscher Gehörlosen-Bund e.V.
Hasseer Straße 47
24113 Kiel
Tel. 04 31/6 43 44 68
Fax 04 31/6 43 44 93
Bildtelefon 04 31/64 34 656
www.gehoerlosen-bund.de

Deutscher Schwerhörigenbund e.V. (DSB)
Breite Straße 23
13187 Berlin
Tel 0 30/4 75 41 114
Fax 0 30/4 75 41 116
www.schwerhoerigkeit.de
www.schwerhoerigen-netz.de

Deutsche Tinnitus-Liga e.V.
Am Lohsiepen 18
42369 Wuppertal
Tel 02 02/24 65 20
Fax 02 02/24 65 220
www.tinnitus-liga.de

Deutsche Cochlear Implant Gesellschaft e.V.
Berliner Allee 13
89257 Illertissen
Tel. 0 73 03/39 55
Fax 0 73 03/4 39 98
Bildtel. 0 73 03/90 01 97
dcig@dcig.de
www.dcig.de

Deutsche Hörbehinderten Selbsthilfe (DHS) e.V.
Römerfeldstraße 21
50259 Pulheim
Fax 0 22 38/5 56 04
www.
hoerbehindertenselbsthilfe.de

Fördergemeinschaft Gutes Hören (FGH)
Untere Kanalstraße 1a
90530 Wendelstein
Tel. 0 91 29/55 57
Fax 0 91 29/97 79

Forum Besser Hören
Spadenteich 1
20099 Hamburg
Tel. 0 40/28 40 13 50
Fax 0 40/28 40 13 40

Hannoversche Cochlear-Implant-Gesellschaft (e.V.)
Calt-Neuberg-Straße 1
30625 Hannover
Tel. 05 11/5 32-66 03
Fax 05 11/5 32-32 93
info@hcig.de
www.hcig.de

HörBiz Berlin (Hörberatungs- und Informationszentrum)
Breite Straße 3
13187 Berlin
Tel 0 30/47 54 11 15
Fax 0 30/47 47 44 84
pankow@hoerbiz.info.de
oder
Sophie-Charlotten-Straße 23A
14059 Berlin
Tel. 0 30/32 60 23 75
Fax 0 30/32 60 23 76
charlottenburg@hoerbiz.info
www.hoerbiz.info

Lautsprecher aus! (e.V.), Pipedown
Dorfstraße 11
25482 Appen-Etz
pipedown@t-online.de
www.pipedown.de

Kliniken und Rehazentren

Bosenberg Kliniken Rehakliniken für HNO, Tinnitus, Schwindel und Hörgeschädigte
Am Bosenberg
66606 St. Wendel/Saar
Tel. 0 68 51/1 42 61
Fax 0 68 51/1 42 50
www.bosenberg-kliniken.de

Baumrainklinik Rehabilitationszentrum für Hörgeschädigte und Tinnitusbetroffene
Lerchenweg 8
57319 Bad Berleburg
Tel. 0 27 51/87 0
Fax 0 27 51/87 248
Freecall 0 800/7 24 08 00
www.baumrainklinik.de

Klinik – „Am Stiftsberg" Fachklinik für Hörbehinderte und Tinnituspatienten
Sebastian-Kneipp-Allee 7
87730 Bad Grönenbach
Tel. 0 83 34/9 81 500
Fax 0 83 34/9 81 599
Schreibtelefon 0 83 34/9 81 510
www.klinik-am-stiftsberg.de

Mutter-Kind-Klinik Zorge
Schlesierstraße 34
37449 Zorge
Tel. 0 55 86/96 87 0
Fax 0 55 86/96 87 687
Für Hörgeschädigte mit psychosomatischen oder Haut- und Stoffwechselerkrankungen
www.kur.org

Reha-Zentrum für Hörgeschädigte
Paradeplatz 3
24768 Rendsburg
Tel. und Schreibtelefon
0 43 31/58 97 0
Fax 0 43 31/58 97 45
www.hoergeschaedigt.de
Schwerpunkte: Verbesserung der Kommunikationsfähigkeit in Alltag und Beruf einschließlich psychischer Folgeprobleme. Ferner gibt es Kurse für Angehörige und Arbeitskollegen.

Tinnitus-Klinik
Große Allee 1–3
34454 Arolsen
Tel. 0 56 91/89 66
Fax 0 56 91/89 68 00
www.tinnitus-klinik.de

Wiehengebirgsklinik Holsing
Brunnenallee 3
32361 Preussisch Oldendorf/Holzhausen
Tel 0 57 41/2 75 446
Fax 05741/2 75 444
www.wiehengebirgsklinik.de
Hier werden hörgeschädigte Patienten mit orthopädischen Erkrankungen und der Tinnitus behandelt.

Stichwortverzeichnis

Herausgeber und Verlag

Stiftung Warentest
Lützowplatz 11–13
10785 Berlin
Tel. 0 30/26 31-0
Fax 0 30/26 31-25 25
www.stiftung-warentest.de

Vorstand:
Dr. jur. Werner Brinkmann

Weitere Mitglieder der Geschäftsleitung:
Hubertus Primus (Publikationen)
Dr.-Ing. Peter Sieber (Untersuchungen)

Verbraucherzentrale Nordrhein-Westfalen e.V.
Mintropstraße 27
40215 Düsseldorf
Tel. 0180 5/00 14 33
(12 Cent pro Minute aus dem Festnetz)
Fax 02 11/38 09-235
www.verbraucherzentrale-nrw.de

Vorstand:
Dr. Karl-Heinz Schaffartzik

Autorin
Dr. rer. nat. Elke Brüser

Lektorat
Uwe Meilahn (Leitung)
Heike Plank (Assistenz)
Verbraucherzentrale Nordrhein-Westfalen
Dr. Hannah Friege

Fachliche Beratung
• Heike Brückner, Hörgeräte-Akustikerin, Berlin;
• Prof. Dr. Gerd Glaeske, Universität Bremen, Institut für Public Health und Pflegeforschung (IPP); pharmafacts, Freiburg;
• Sabine Grehl, Sozialarbeiterin/ -pädagogin, Audiotherapeutin, Hörbehinderten Beratungs- und Informationszentrum Berlin (HörBIZ);
• Dr. Ulrich Hase, Deutsche Gesellschaft zur Förderung der Gehörlosen und Schwerhörigen, Landesbeauftragter für Menschen mit Behinderung beim Ministerium für Soziales, Gesundheit, Familie, Jugend und Senioren Schleswig-Holstein;
• Prof. Dr. Jürgen Kießling, Funktionsbereich Audiologie, Justus-Liebig-Universität, Gießen;
• Prof. Dr. Thomas Lenarz, Hals-Nasen-Ohrenklinik, Medizinische Hochschule, Hannover;
• Dipl.-Psych. Katharina Meeusen, psychologische Psychotherapeutin, Audiotherapeutin, Berlin;
• Dr. Harald Seidler, Deutscher Schwerhörigenbund, Neunkirchen;

Layout und Produktion
Bernhard Schwartze

Titel
Anne-Katrin Körbi

Illustrationen
Wissens-Design Berlin (S. 12, 13, 15, 16, 22, 24, 37, 40, 86, 129, 166, 167)
Bernhard Schwartze, Berlin (S. 45, 46, 105–108, 197)
DSB (S. 150)

Fotos
Getty Images Photonica/Neo Vision (S. 7);
~/Clarissa Lehy (S. 19); ~/Rayon (S. 31);
~/David Emmite (S. 39); ~/Sean Justice (S. 49);
~/Mark Donet (S. 109); ~/Phil Boorman (S. 143);
~/LaCoppola & Meier (S. 163);
~/Stewart Cohen (S. 185); ~/Tony Hopewel (S. 200);
Siemens, Erlangen (S. 74, 75, 81, 86)
Humantechnik (S. 155, 156, 161
Titelfoto
Photonica/Brad Wilson

Verlagsherstellung
Rita Brosius, Kerstin Uhlig

Litho
tiff.any, Berlin

Druck
Stürtz GmbH, Würzburg

Einzelbestellung in Deutschland
Stiftung Warentest
Vertrieb, Postfach 81 06 60, 70523 Stuttgart
Tel. 0 180 5/00 24 67
Fax 0 180 5/00 24 68
(jeweils 12 Cent pro Minute aus dem Festnetz)
www.stiftung-warentest.de

Redaktionsschluss: Juli 2005